胆膵内視鏡診療の実際

監修 中島　正継
編集 安田健治朗

標準的検査法 と 手技のコツ

日本メディカルセンター

■ 監　修
中島　正継　京都第二赤十字病院院長
■ 編　集
安田健治朗　京都第二赤十字病院消化器科部長

■ 執　筆（執筆順）
安田健治朗　京都第二赤十字病院消化器科部長
田中　幸子　大阪府立成人病センター検診部長
稲見　晃一　順天堂大学医学部附属順天堂医院消化器内科
須山　正文　順天堂大学医学部附属順天堂医院消化器内科先任准教授
伊藤　　啓　仙台市医療センター仙台オープン病院消化器内科医長
藤田　直孝　仙台市医療センター仙台オープン病院副院長/消化器内科主任部長
野田　　裕　仙台市医療センター仙台オープン病院消化器内科部長
向井　秀一　淀川キリスト教病院消化器病センター長・消化器内科部長
渡辺　明彦　淀川キリスト教病院消化器病センター・消化器内科副部長
菅原　　淳　淀川キリスト教病院消化器病センター・消化器内科副部長
今津　博雄　東京慈恵会医科大学内視鏡科講師
田尻　久雄　東京慈恵会医科大学内科学講座消化器・肝臓内科教授
長谷部　修　長野市民病院副院長/消化器科統括科長
越知　泰英　長野市民病院消化器科科長
真口　宏介　手稲渓仁会病院消化器病センター長
高橋　邦幸　手稲渓仁会病院消化器病センター主任医長
小山内　学　手稲渓仁会病院消化器病センター主任医長
木田　光広　北里大学東病院消化器内科講師
宮澤　志朗　北里大学東病院消化器内科
今泉　　弘　北里大学東病院消化器内科
入澤　篤志　福島県立医科大学医学部内科学第二講座准教授
安田　一朗　岐阜大学医学部附属病院第一内科講師
長川　達哉　札幌厚生病院第2消化器科部長
須賀　俊博　札幌厚生病院院長
有坂　好史　大阪医科大学第二内科講師
増田　大介　大阪医科大学第二内科
小倉　　健　大阪医科大学第二内科
糸井　隆夫　東京医科大学消化器内科講師
祖父尼　淳　東京医科大学消化器内科
糸川　文英　東京医科大学消化器内科
服部　昌志　藤田保健衛生大学坂文種報徳會病院消化器内科講師
乾　　和郎　藤田保健衛生大学坂文種報徳會病院消化器内科教授
三好　広尚　藤田保健衛生大学坂文種報徳會病院消化器内科講師
五十嵐良典　東邦大学医療センター大森病院消化器内科教授
辻野　　武　東京大学医学部消化器内科
伊佐山浩通　東京大学医学部消化器内科
小俣　政男　東京大学医学部消化器内科教授
宇野　耕治　京都第二赤十字病院消化器科副部長

森川　宗一郎	京都第二赤十字病院消化器科	
良沢　昭銘	山口大学大学院消化器病態内科学講師	
岩野　博俊	山口大学大学院消化器病態内科学	
坂井田　功	山口大学大学院消化器病態内科学教授	
花田　敬士	JA広島厚生連尾道総合病院内視鏡センター主任部長	
飯星　知博	JA広島厚生連尾道総合病院内視鏡センター部長	
石井　康隆	JA広島厚生連尾道総合病院内視鏡センター	
中泉　明彦	京都大学大学院医学研究科人間健康科学系専攻教授	
高野　保名	大阪府立成人病センター消化器検診科副部長	
上原　宏之	大阪府立成人病センター肝胆膵内科副部長	
潟沼　朗生	手稲渓仁会病院消化器病センター主任医長	
原　太郎	千葉県がんセンター消化器内科内視鏡部長	
山口　武人	千葉県がんセンター消化器内科診療部長	
石原　武	千葉大学大学院医学研究院腫瘍内科学	
岡崎　和一	関西医科大学内科学第三講座主任教授	
内田　一茂	関西医科大学内科学第三講座講師	
高岡　亮	関西医科大学内科学第三講座講師	
田中　聖人	京都第二赤十字病院消化器科副部長	
中島　正継	京都第二赤十字病院院長	
笹平　直樹	東京大学医学部消化器内科	
岡部　義信	久留米大学医学部内科学講座消化器内科部門	
加治　亮平	久留米大学医学部内科学講座消化器内科部門	
石田　祐介	久留米大学医学部内科学講座消化器内科部門	
塩屋　正道	高山赤十字病院消化器科/内科	
岩田　圭介	岐阜市民病院消化器内科医長	
加藤　博也	岡山大学大学院医歯薬学総合研究科消化器・肝臓内科	
河本　博文	岡山大学大学院医歯薬学総合研究科消化器・肝臓内科	
伊藤　彰浩	名古屋大学大学院医学系研究科消化器内科学	
廣岡　芳樹	名古屋大学医学部附属病院光学医療診療部講師	
後藤　秀実	名古屋大学大学院医学系研究科消化器内科学教授	
土屋　貴愛	東京医科大学消化器内科	
栗原　俊夫	東京医科大学消化器内科	
原　和生	愛知県がんセンター中央病院消化器内科部医長/名古屋大学大学院医学系研究科消化器内科	
山雄　健次	愛知県がんセンター中央病院消化器内科部長	
北野　雅之	近畿大学医学部消化器内科准教授	
坂本　洋城	近畿大学医学部消化器内科	
工藤　正俊	近畿大学医学部消化器内科教授	

表紙・カバー写真提供

① 原　太郎, 他（185頁）
② 加藤博也, 他（234頁）
③ 入澤篤志　　　（79頁）
④ 安田一朗　　　（93頁）

序　文

　筆者が1967年に医科大学を卒業して母校の内科学教室に入局した頃に，胃癌術後10年目の黄疸患者を担当したことがある．正確な診断に基づく適切な治療方針を決めるべく，多くの先輩に相談するとともに，参考書や文献を懸命に模索した．種々の画像診断法の発達した今日であれば，直ちに病態と原因を正確に診断し，内視鏡治療を含む然るべき治療や処置を速やかに行えたはずである．しかしながら，当時は胆膵領域の画像診断法は経口的胆嚢造影法と経静脈的胆道造影法くらいしかなく，消化器内視鏡検査もいわゆる胃カメラは普及しつつあったが，ファイバースコープは導入されてはいなかった．したがって，黄疸を主訴とする当該患者に対しては血液検査所見から閉塞性黄疸を疑うのみであり，正確な診断や適切な治療の手段に乏しく，あまりの無力さに随分と悔しい思いをしたことが今でも強い印象として残っている．筆者が消化器病学を専攻し，とくに胆膵領域の内視鏡診療の開発と普及をライフワークにしたのは，このことが最大のきっかけとなったと言っても過言ではない．

　胆膵領域の画像診断法の目覚しい発展は，1960年代後半頃の経皮経肝的胆道造影法（PTC）と内視鏡的逆行性胆膵管造影法（ERCP）の開発に始まるが，筆者も1969年には出張先の病院で文献を参考に独自にPTCによる胆膵疾患の診断に取り組み，1970年に大学に復帰した後にこの手技の普及に努めたことがある．また，大学では同時に側視型十二指腸ファイバースコープの開発にも携わったが，この関連でERCPの習熟に寝食を忘れて没頭したことが懐かしい．これらのことがきっかけとなって，1973年の内視鏡的乳頭括約筋切開術（EST）や1975年の親子方式経口的胆膵管内視鏡検査法（PCPS）の開発にも携われたのであり，胆膵領域の内視鏡診療の黎明期に居合わせたことは大変に幸運であった．

　このような時代から40年近くを経た今日では，胆膵領域における画像診断法や内視鏡法は目覚しく発展しており，これらを組み合わせた診断と治療体系はほぼ確立されたと言っても過言ではない．しかしながら，胆膵領域は解剖学的にも生理学的にも複雑であるために，消化管領域や肝臓領域に比べて診療方法（手技）が多岐・多彩におよび，偶発症の頻度も高く，その内容も重篤化しやすいとされている．したがって，胆膵疾患の診療に従事する場合には，疾病に関する知識や診療手技の十分な習得はもちろんのこと，インフォームド・コンセントや偶発症に対する予防対策も万全にしておく必要がある．

このたび，安田健治朗部長（京都第二赤十字病院消化器科）の編集で本書が企画されたが，胆膵領域の診療に関する最先端の知識や手技を取得する良い機会になればと期待しています．本企画が具体化された頃のJDDW 2008（品川，東京）において，第76回日本消化器内視鏡学会総会を担当させて頂いたが，本総会を盛り上げて下さった多くの方々にも執筆して頂いたことを大変に嬉しく思っており，本書を第76回日本消化器内視鏡学会総会記念として上梓させて頂ければ幸甚です．

　2009年4月

京都第二赤十字病院
院長　中島　正継

目　次

I. 総　論

[総説]

- 胆膵画像診断法 ── 考え方と選択　　　　　　　　　　　　　　安田健治朗　13
- 胆膵画像診断の実際 ── US　　　　　　　　　　　　　　　　　田中幸子　17
- 胆膵画像診断の実際 ── CT，MRI（MRCP）　　　　　　稲見晃一，須山正文　23
- 胆膵疾患診療における内視鏡的手法の役割　　　　　伊藤　啓，藤田直孝，野田　裕　35
- 胆膵内視鏡 ── インフォームド・コンセントとリスクマネージメント
  　　　　　　　　　　　　　　　　　　　向井秀一，渡辺明彦，菅原　淳　41
- 胆膵内視鏡教育　　　　　　　　　　　　　　　　　　今津博雄，田尻久雄　49

[検査・治療手技の標準とコツ]

- ERCP 検査の実際 ── 標準手技と診断のコツ　　　　　　長谷部修，越知泰英　55
  　ERCP の実際とコツ／56
  　胆管造影困難例の工夫／58

- ERCP 関連手技の実際 ── 生検・細胞診から EST・EPBD・EPST まで
  　　　　　　　　　　　　　　　　　　　真口宏介，高橋邦幸，小山内学　63

- 胆膵 EUS 画像診断の実際 ── 標準走査と診断
  　　　　　　　　　　　　　　　　　　　木田光広，宮澤志朗，今泉　弘　71

- 膵胆道病変の EUS-FNA 診断の実際 ── 標準手技　　　　　　　　　入澤篤志　79
  　EUS-FNA 手技の実際／82

II. 各　論

[胆道]

- **ERCPによる胆道癌診断**　　安田一朗　89
  - ブラッシング細胞診と生検／92

- **EUS・IDUSによる胆道腫瘍診断**　　長川達哉，須賀俊博　97
  - EUS・IDUSによる胆管癌の診断／100

- **経乳頭的胆嚢・胆管鏡診断**　　有坂好史，増田大介，小倉　健　105
  - 経乳頭的胆管鏡検査手技の実際とコツ／106

- **経皮的胆管鏡による診断と治療**　　糸井隆夫，祖父尼淳，糸川文英　113
  - PTBDルート作製／114
  - PTCS手技の実際とコツ／116

- **経皮的胆嚢鏡と胆嚢EUS診断**　　服部昌志，乾　和郎，三好広尚　125
  - PTCCSによる胆嚢疾患の診断と治療の実際／126
  - 胆嚢EUS診断の実際／128

- **ESTによる胆道結石治療のコツ**　　五十嵐良典　131
  - 内視鏡的乳頭切開術（EST）の実際とコツ／132
  - 内視鏡的採石・砕石の実際とコツ／134
  - 採石・砕石時のトラブルシューティング／136

- **EPBDによる胆道結石治療のコツ**　　辻野　武，伊佐山浩通，小俣政男　139
  - 内視鏡的乳頭バルーン拡張術（EPBD）の実際とコツ／140
  - EPBDによる切石の実際とコツ／142

- **術後消化管における結石治療の工夫**　　宇野耕治，森川宗一郎，安田健治朗　147
  - 胃切除後症例の総胆管結石症に対する経乳頭的治療の実際／148

- **胆道ステントの実際**　　良沢昭銘，岩野博俊，坂井田功　153
  - 胆道ステントの実際とコツ／156

[膵臓]

■ 内視鏡による慢性膵炎の早期診断 — ERCP から EUS まで
花田敬士, 飯星知博, 石井康隆　161

■ 膵管癌の鑑別診断 — ERCP から EUS まで
中泉明彦, 高野保名, 上原宏之　167

- ERCP と経乳頭的生検法／168
- EUS と EUS-FNA／172

■ 囊胞性膵病変診断
潟沼朗生, 真口宏介, 高橋邦幸　175

- 囊胞性病変に対する鑑別診断／176

■ 経乳頭的膵管鏡診断
原 太郎, 山口武人, 石原 武　181

- IPMN の病理組織学的分類と POPS 所見／184

■ 自己免疫性膵炎の内視鏡診断 — ERCP から EUS-FNA まで
岡崎和一, 内田一茂, 高岡 亮　191

- ERCP による自己免疫性膵炎の診断／194
- EUS および EUS-FNA による自己免疫性膵炎の診断／196

■ 内視鏡的膵石治療の現状
田中聖人, 中島正継, 安田健治朗　201

- 付加手技におけるコツ／204
- 切石に伴うコツ／206

■ 膵管ステントの実際
笹平直樹, 辻野 武, 伊佐山浩通　213

- 膵管狭窄に対する治療目的の膵管ステントの実際／214
- ERCP 後膵炎予防のための膵管ステントの実際／216

■ 経乳頭的膵仮性囊胞ドレナージと EUS 下ドレナージの実際
岡部義信, 加治亮平, 石田祐介　219

- 経乳頭的膵仮性囊胞ドレナージ手技の実際とコツ／220
- EUS ガイド下膵仮性囊胞ドレナージ手技の実際とコツ／222

■ 膵癌に対する EUS-FNI による腹腔神経叢ブロック
塩屋正道, 安田一朗, 岩田圭介　227

- EUS-CPB/CPN の実際／230

［乳頭部］

- ■ 乳頭部腫瘍の診断　　　　　　　　　　　　　　加藤博也，河本博文　233
- ■ 乳頭部腫瘍の内視鏡治療　　　　　　　　伊藤彰浩，廣岡芳樹，後藤秀実　241
  　内視鏡的十二指腸乳頭切除術の実際／242

［最近の話題］

- ■ NBIを用いた電子胆膵管鏡　　　　　　　糸井隆夫，土屋貴愛，栗原俊夫　247
  　NBIを用いた電子胆膵管鏡診断の実際／250
- ■ EUS-FNAを用いた胆管ドレナージ　　　　原　和生，山雄健次，後藤秀実　254
  　EUS-CDSの方法／256
- ■ 造影EUSによる膵疾患診断　　　　　　　北野雅之，坂本洋城，工藤正俊　259
  　造影ハーモニックEUSによる膵病変の観察の実際／264
- ■ 膵疾患に対するEUS下エラストグラフィー診断の可能性
  　　　　　　　　　　　　　　　　　　　　廣岡芳樹，伊藤彰浩，後藤秀実　268

略語・用語一覧　………　276
索　引　………………　278

コラム　　　　　　　　　　　　　　　　　　　　　　　　　　　　安田健治朗

1. "美しいERCP"　………　124
2. どんどん広がるERCP　………　146
3. IDUSは胆膵内視鏡に必要か？　………　166
4. EUSは小膵癌診断の救世主であったか？　………　190
5. 拡げようEUS-FNAの輪　………　200
6. それでも胆膵内視鏡が好きだ　………　275

Ⅰ. 総　　論

総　説……………………………………　13
検査・治療手技の標準とコツ………　55

I 総論：[総説]

胆膵画像診断法 —— 考え方と選択

　胆膵疾患の診断は画像診断法を中心に多様である．胆膵領域は胆嚢，胆管を併せた胆道と，膵臓，乳頭部を併せてそれぞれ性格の異なる臓器であるため，各臓器にふさわしい検査法が求められるのだが，一般には胆膵の検査法はひとまとめにされることが多い．その病態はそれぞれの領域で急性・慢性の炎症，良性・悪性の腫瘍のほか，結石と結石に伴う変化に大別され，緊急処置の要否，組織診断の要否など，その性格はさまざまである．

　この稿では日常臨床における胆膵領域へのアプローチ法とその選択を中心に述べたいと思う．

自他覚症状

　胆膵疾患の患者はたいていの場合なんらかの症状を訴えて病院を受診することが多い．もちろん，症状なく，検診で指摘された場合やたまたまほかの症状で受診した際に施行された腹部超音波検査などで指摘されることも多い．

　胆膵疾患の診断は症状からでも対象を絞りやすい．たとえば，飲酒や脂肪食後の心窩部痛や背部痛なら，急性膵炎や慢性膵炎の急性増悪を疑い，右季肋部痛なら，胆嚢，胆管結石を考え，また，心窩部痛や右季肋部痛と発熱，黄疸があれば化膿性胆管炎を，無症状の黄疸と，腫大した肝臓や胆嚢が触知されれば膵頭部癌や胆管癌を念頭において検査を進めるなど，診断への道筋を立てやすい領域といえる．

　ただし，自他覚症状の有無にかかわらず，また，血液検査の結果にかかわらず腹部超音波検査を行えば，病変の診断が可能であったり，検査の進め方を示してくれる．ここで，次にどの検査を行わなければならないか，緊急の処置が必要か否かを判断しなければならない．CA19-9，CEA，エラスターゼⅠなどの腫瘍マーカーは，膵胆道の悪性腫瘍診断の傍証にはなるが，小病変では必ずしも陽性とならず，また，陽性例のすべてが悪性腫瘍ともいえないなど限界も多い．そのため胆膵腫瘍の診断は画像診断に加え組織診断を行うことが不可欠といえる．

検査を進める前提として

　画像診断法は簡単なものから始め，適応を考慮しながら精密検査へと進むのが原則である．一方で，近年騒がしくなってきた医療経済を踏まえた検査法の選択，言い換えればDPC（diagnosis procedure combination）に対応した検査法の選択も重要となっている．しかしながら，胆嚢病変，胆管病変，膵病変の診断のアプローチはそれぞれ異なるものであるし，結石と腫瘍の診断に求められる検査法は自ずと異なるものである．また，胆管結石の除去術としてEST-L（EST下の切石術）やPTCS-L（PTCS下の切石術），さらには胆道ドレナージ術としてERBD（経乳頭的ドレナージ術）やPTBD（経

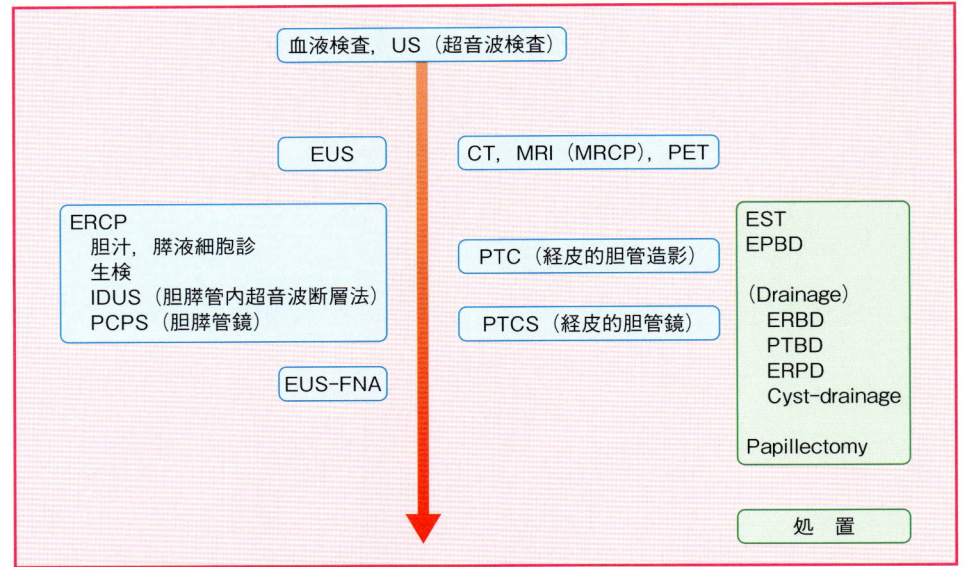

図1 胆膵疾患の診断過程

皮的ドレナージ術）があり診断から治療が可能である．胆囊炎や胆管炎に加え閉塞性黄疸例では診断と同時に内視鏡的治療まで重複なく行うことができる．

　検査法としては US, EUS（内視鏡的超音波断層法），IDUS（管腔内超音波断層法），CT, MRI はそれぞれ，超音波，X線，核磁気による実質断層法であり，MRCP, ERCP, PTC（経皮的胆管造影）は胆管腔描出，造影法であり，PCS（経口的胆管鏡，胆囊鏡），PTCCS（経皮的胆囊鏡），PTCS（経皮的胆管鏡）は内視鏡検査である．また，近年普及してきた PET 検査（ポジトロン断層法）は生体機能観察断層法であり癌の診断にも用いられている．さらに，胆汁，膵液の細胞診や経乳頭的な胆膵管内生検に加え，EUS 下穿刺細胞診（EUS-FNA）によって行われる．

　図1に一般的な検査法とその診断の流れを示す．検査法（診断法）の流れは病態，症例によって異なるものになることは改めて述べるまでもないが，最善の選択肢は何かを常に考えていることが重要である．

スクリーニング検査

　膵胆道疾患のスクリーニングとなる画像診断法は腹部超音波検査（US）を挙げることができるが，CT や MRI もスクリーニング検査として，かつ，胆囊・胆管結石，胆道閉塞，膵腫瘍の存在診断で最終診断法となりうる．

検査法の選択

1．胆囊結石

　どの検査法を用いても診断できる．問題は，どの画像診断法で急性胆囊炎や慢性胆囊炎を確実に診断できるか．急性胆囊炎と診断された場合に保存的療法を選択するか，経乳頭的に胆囊ドレナージに挑戦するか，経皮的に穿刺吸引するかを決めなければならない．この際には血液検査，画像診断法を踏まえたうえで他の検査法を選択しうる．

2．胆管結石

　症状と血液検査で胆管結石の推定可能である

が，US 検査では必ずしも診断できない場合がある．治療を前提とした ERCP を行うか，MRCP で確認してからにするかは意見の分かれるところであろう．ただし，急性化膿性胆管炎を併発している場合には治療を前提とした ERCP を行わなければならない．

この際，EST または EPBD 下に結石除去を行うか，抗凝固剤の併用や全身状態のリスクで切開術ができない場合にはステント留置で胆管結石の嵌頓を解除する処置にとどめる．経乳頭的にアプローチできない場合には経皮的胆管ドレナージが必要となる．

3．膵　石

体外衝撃波砕石法（ESWL）の普及によって内視鏡補助による膵管内結石の治療が可能となってきたが，ERCP を基本に診断から治療がなされている．

4．急性膵炎と慢性膵炎

CT や MRI，US などの実質断層法によって診断が行われるが，軽度の慢性膵炎の診断は簡単ではない．近年増加の自己免疫性膵炎の診断は何がもっとも効果的かについては一定の同意が求められる項目である．

5．胆　嚢　癌

US，CT，MRI，EUS によって画像診断ができるが，組織診断は，ERCP 下の胆汁細胞診が必要である．最近ではカニューラを直接胆嚢内に入れて胆汁細胞診を行う場合も増えてきているが，この手技は必ずしも成功するとはいえず，標準的手技というには時期尚早と考える．

6．胆　管　癌

たいていの場合，血液検査で胆道系酵素の異常を示すため，胆管疾患へのアプローチを外すことはない．それでは，病変の存在診断から質的診断，組織診断，進展度診断への過程はどうすれば理論的か．進行胆管癌の存在診断は US，CT，MRI（MRCP）をはじめどの検査法でも指摘できる．組織診断は ERCP や PTCS 下の生検や細胞診が診断の鍵を握るが，腫瘍の水平方向への広がりは，経乳頭的，経皮的胆管鏡が，垂直方向への広がりは IDUS が有効である．

7．膵　腫　瘍

大きな病変の診断は難しいものではない．US，CT，MRI，EUS などたいていの画像診断法によって診断される．ところが，早期（小さな）膵管癌を拾い上げることは簡単ではない．膵腫瘍診断のポイントは病変を指摘することと，病変の組織診断を行いその進展度を判定することに集約される．どの診断法が確実に病変を指摘できるか，進展度を判定する検査法はどれか，そして組織診断は，膵液細胞診か，経乳頭的生検か，EUS-FNA か，その適応と限界は，などを議論して一定の基準を設けることが重要である．

また，囊胞性膵腫瘍の診断，膵島細胞腫に加え，自己免疫性膵炎や限局性膵炎の鑑別は必ずしも容易ではない．各種画像診断法の診断能と限界を知ることが，膵腫瘍の診断にとっては何より大切であることを認識して検査を行うことが望まれる．

8．乳頭部腫瘍

基本的に乳頭部腫瘍は消化管癌の診断と同じレベルで論じることが可能であるが，進展度診断は簡単ではなく，内視鏡治療の適応を検討する際にも問題となる．

治療を前提とした診断法

　ERCPは引き続いて施行可能なEST，EPBDなどの治療効果手技への基本手技として高いレベルでの診断から緊急治療を含めた処置が可能である．また，EUSでも画像診断からEUS-FNAによる組織診断を可能とする検査法である．

おわりに

　胆膵疾患の診断は，消化管病変の診断に比べ明らかに多岐にわたる画像診断法を駆使することによって可能となる．DPCによる診療を前提に最短の距離で確実に病変を診断し，治療に繋ぐことができる検査法の組み合わせはいかにあるべきか．各種の検査法の診断能と意味を理解したうえでその合理的な組み合わせを考えることが，胆膵疾患の診療に不可欠であることを念頭において臨床に当たっていただきたい．

〈安田健治朗〉

I 総論：[総説]

胆膵画像診断の実際
——US

　胆膵領域の診療においては，超音波検査で初めて病変を指摘することが少なくない．超音波検査は簡便な装置でリアルタイムに画像を表示でき，放射線被曝もなく安全なので，スクリーニングでもベッドサイドでも容易に実施できる診断法である．主治医が自分で気軽に検査を行えば，病態の変化を迅速に把握でき，必要なインターベンション処置にも機敏に対応することが可能となる．ただし，本法は空間分解能は優れているが骨や空気の後方に音波が届かないという弱点があり，診断能は検者の技量や注意力に依存する面がある．

　本書は内視鏡診断のための書物ではあるが，胆膵領域を専門とする医師にとって不可欠な診療手技である超音波診断法についても十分に習熟していただきたいと思う．

超音波診断装置の機能と設定

　胆膵領域の小病変や微細異常の観察・診断のためには深部に存在する病変をも明瞭に画像化できる高分解能で深部到達度のよい装置が必要であり，以下の機能を有するものが望ましい．ただし，装置を適切な条件に設定し機能を十分に活用するためには，超音波診断法についての基礎知識が必要である．なお，超音波画像は断層像を静止画で記録する場合が多いので，3次元情報を少しでも含めるために，病変部は直交する2断面の画像を記録するよう心がけたい．また，保管された画像の客観的評価のためにもボディーマークを正しく表示することが必要である．

- コンベックスプローブ：体表よりも深部で観察領域が拡がるので肋骨弓の後方なども観察ができる．
- シネメモリ：消化管ガスの移動に伴って一瞬のみ観察できた画像をも呼び出して静止画として記録できる．
- カラードプラ：胆管と門脈，膵管や囊胞と血管との区別に必要である．また，多血性腫瘍（内分泌腫瘍など）と乏血性腫瘍（膵癌など）との鑑別のための情報が得られる．
- ティッシュハーモニック：ノイズを除去した鮮明な画像が得られるので，肥満者など，膵描出の困難な被検者の検査には必須である．

胆道の超音波診断

　胆道は肝外においては，肝門部から膵内を通り十二指腸乳頭に至る管とその途中に分岐している袋状の胆囊からなる．

1．標準的走査法
1）胆囊の描出

　胆囊は肝右葉と左葉内側（S4）との境界をなす胆囊窩に存在する長径6～7cm程度の囊胞状の臓器であり，通常，右肋骨弓下付近を走査すると囊状の無エコー域として描出される．

描出されない場合は，①食後で収縮している，②肝不全で胆汁分泌が低下し，萎縮している，③胆嚢内に胆泥が充満し囊胞状に見えない，④充実性腫瘍により内腔が占拠されている，⑤下垂胆嚢のため囊状ではなく管状に見えている，⑥胆嚢摘出術後，などを考慮する必要がある．胆嚢が描出できれば，頸部から底部までしっかりと観察する．

2）胆管の描出

肝外胆管は肝門部では門脈本管のすぐ腹側に沿って認められ，"逆くの字型"に走行する．膵内では膵の背側寄りを走行し，主膵管と合流し，やがて十二指腸乳頭に開口する．肝外胆管の描出に際しては十二指腸のガスが妨げとなることが多い．体位変換（左側臥位）や圧迫，ガスの通過を待つなどして対応する．管の太さの正常上限は左右肝管が 3 mm 程度，総胆管で 7 mm 以上が軽度拡張，11 mm 以上が拡張とされている．

2．異常所見

胆道は胆汁の排出ルートであり管腔臓器である．したがって画像診断における異常所見として，①管の拡張，狭窄，②管内の異物の存在，③壁の肥厚・隆起，が取り上げられる．

1）管の拡張，狭窄

管の拡張を認める場合には，①胆管結石，②原発性胆管拡張症，③下流側の腫瘍による閉塞（十二指腸乳頭部腫瘍，膵頭部腫瘍，胆管腫瘍）などの可能性を考慮し，拡張した胆管を下流側に追跡して閉塞部位の確認および鑑別診断を進める．①の場合には管内に異物像（結石や胆泥）を認め，その下流側にも拡張を認める（図1）．②の場合には拡張はなだらかに収束することが多い．③の場合には胆管は腫瘤により狭窄あるいは途絶している．

2）異　　物

管腔内に異物を認める場合には，結石や胆泥と腫瘍との鑑別が必要である．体位変換による可動性の有無，石灰化の有無，血流画像診断による染影の有無が鑑別のポイントとなる．

3）壁肥厚と隆起

壁肥厚のおもな原因としては，慢性炎症と腫

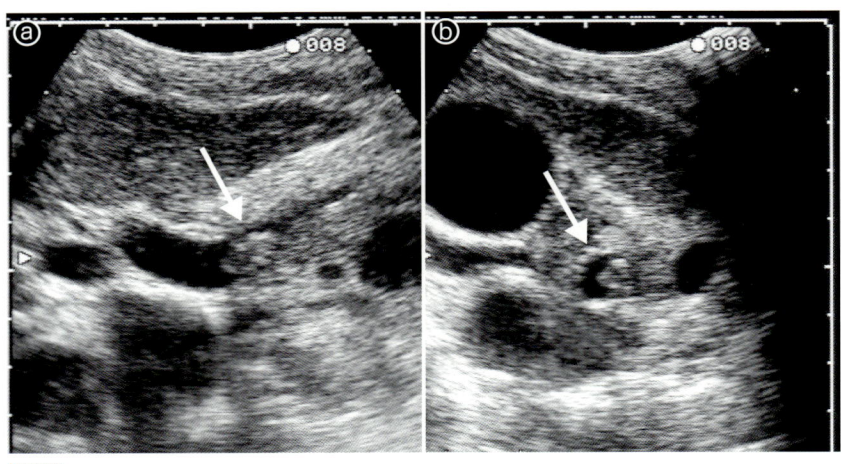

図1 総胆管結石
 a：総胆管長軸像
 b：横断像
　14 mm 径と拡張した総胆管を下流側に追跡すると，膵内胆管内に壁からは遊離して，音響陰影を伴う 8 mm 大の高輝度結石像を認めた．胆管内腔は閉塞の下流側まで描出可能であった．

瘍が考えられる．胆管では胆管炎と胆管癌の鑑別，胆嚢では慢性肉芽腫性胆嚢炎や胆嚢腺筋腫症，胆嚢腺腫と胆嚢癌との鑑別である．一般に肥厚面の整・不整や隆起の形状・大きさが良悪性の鑑別点となるが，画像診断にて困難な例も少なくない．

膵の超音波診断

膵臓は胃の背側の後腹膜腔に存在する．頭部は十二指腸下降脚に連なり，尾部は脾門部付近に達する厚み 2 cm 程度の細長い臓器である．膵の長軸に沿って，中心部に主膵管が走行し，近傍には腹腔動脈，総肝動脈，脾動脈，上腸間膜動脈，胃十二指腸動脈，上腸間膜静脈，門脈など，腹部の重要な血管が走行している．

1．標準的走査法（図 2）

膵臓は消化管ガスの影響により超音波で全域を観察することが難しいことが多い．しかし，半座位（肝臓を下垂，腹壁の緊張を除く）や飲水（胃内を液体で満たす）などの工夫でより多くの情報を得ることができる．

膵臓の描出には，まず正中矢状方向の走査で肝下面，大動脈，胃に囲まれて存在する膵体部の位置を確認する．プローブを膵長軸方向に回転させ膵体部の長軸像を観察する．プローブを膵長軸に沿って被検者の右方へ移動し頭部を観察する．主膵管は上腸間膜静脈（SMV）のすぐ右で背側下方に屈曲し Wilsung 管となり S 字状に乳頭に向かうことが多い．副膵管（Santorini 管）の開口部は主膵管よりもやや腹側上方に位置し，体部主膵管の走行をまっすぐに右へ辿ると描出される．主膵管を乳頭部付近まで観察した後，プローブを被検者の足のほうに移動さ

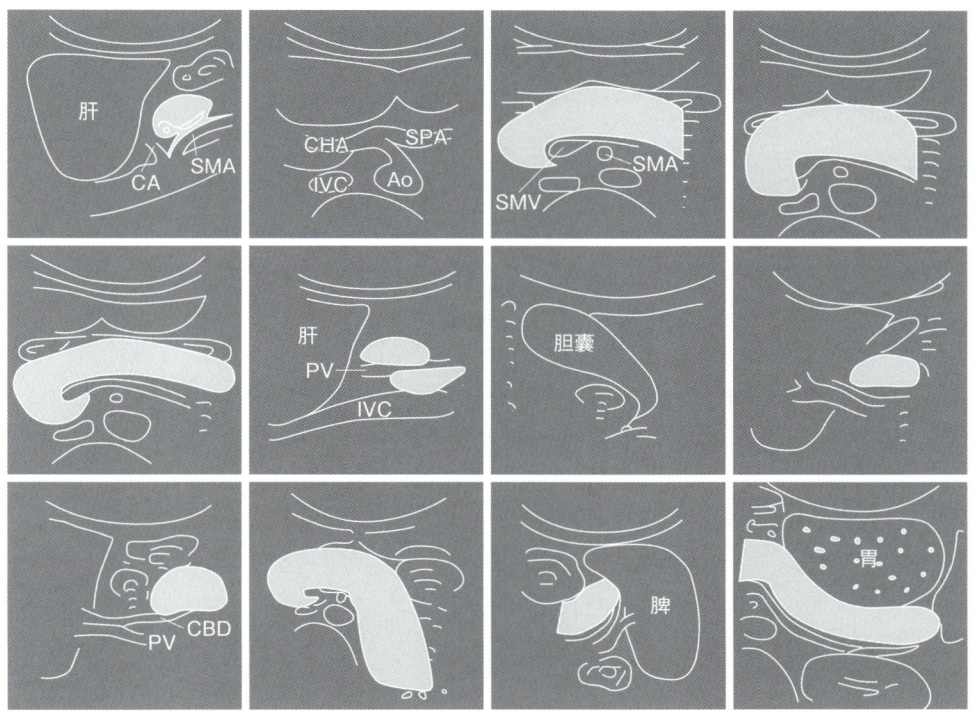

図 2 超音波による膵臓描出マニュアル：大阪府立成人病センター方式

〔文献 2）より引用〕

せ，SMVの背側に位置する膵鈎部を観察する．
　次に体部から尾部への観察を行う．尾部先端は通常，肋骨弓下から観察できないことが多いので左肋間走査で脾動静脈（SPA，SPV）の腹側に沿って存在する膵尾部を観察する（図3a）．脾門部でのSPA，SPVはカラードプラで観察すると容易に同定できる．脾腫のない被検者で胃や大腸脾彎曲と重なり膵尾部が明瞭に描出し難い場合もあるが，大きな腫瘤がないことを確認するだけでも有用といえる．さらに，液体を350ml程度摂取させ左肋弓下にプローブを置いて上方にプローブを傾けると膵体部から尾部まで連続して観察することができる例が多い（図3b）．
　検査に際しとくに注意を要するのが膵鈎部である．鈎部は発生学的には腹側膵原基に由来し，膵頭部の背側寄りでSMVと下大静脈（IVC）の間を下方に突出している．この部位の腫瘍は膵頭部に進展するまで閉塞性黄疸をきたさないので診断が遅れることが多い．超音波検査にても体部から連続した膵長軸像では鈎部の下端が盲点となりやすいので，必ず，門脈の走行に沿った矢状方向走査で鈎部の全景および，門脈，IVCとの関係を十分に観察するよう心がける必要がある（図4）．

2．異常所見
1）限局性病変
　膵に限局性病変が認められれば，とりあえず精査が必要である．充実性病変の超音波による精査には造影エコー検査が有用である．

a．低エコー域
　2cmまでの比較的小さな膵管癌は通常，内部エコー均一な低エコー腫瘤像として描出され

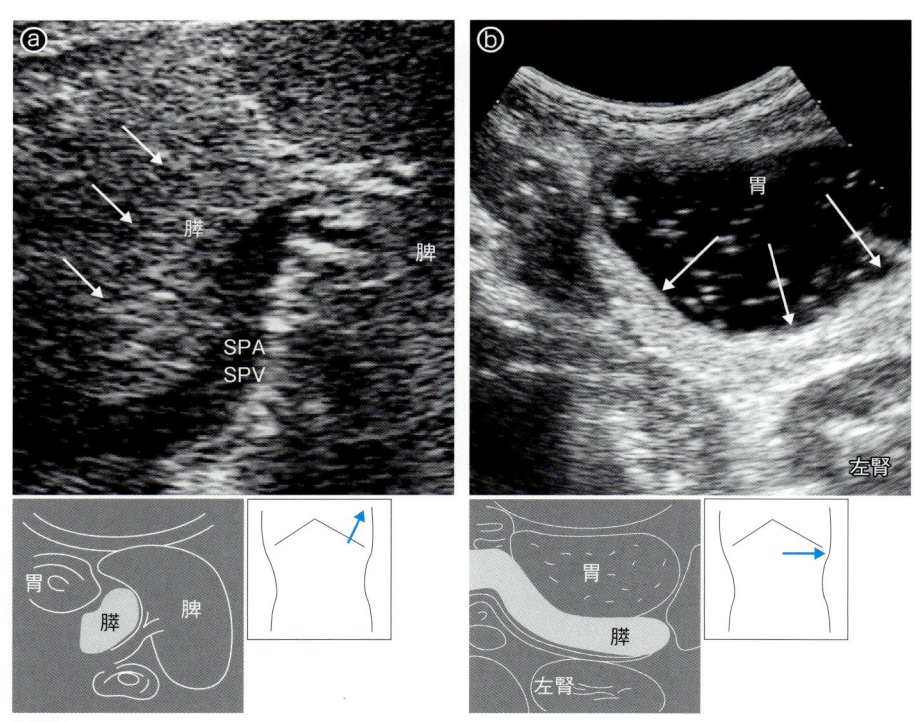

図3 膵尾部の描出
a：左肋間走査
b：飲用物摂取による左肋弓下走査

る．膵管癌以外に膵内分泌腫瘍，膵腺房細胞癌，転移性膵腫瘍，腫瘤形成性膵炎なども低エコー腫瘤像として描出される．腫瘤内を貫通する主膵管の像（penetrating duct sign）が認められれば膵癌の可能性は低いと考えられている（図5）．

b．高エコー域

膵管癌が高エコー像を呈することはきわめてまれである．脂肪腫ないし限局性脂肪沈着などのほか，漿液性嚢胞腺腫（serous cystadenoma）などの小さな嚢胞の集合が全体として高エコーに描出されることがある．

c．高・低・無エコーの混在域

腫瘍の種類にかかわらず，腫瘍が大きくなると内部に出血，壊死による高エコー域，融解壊死や貯留嚢胞による無エコー域を伴い，全体として複雑で粗な内部エコー像を呈してくる．融解壊死は，solid-pseudopapillary tumor や膵腺扁平上皮癌などでよく認められ膵管癌ではまれである．

d．無エコー域（嚢胞像）

嚢胞像を示す限局性病変には，仮性嚢胞，単純性嚢胞，漿液性嚢胞腺腫，粘液性嚢胞腺腫（癌），膵管内乳頭状粘液腺腫（癌）（分枝型）な

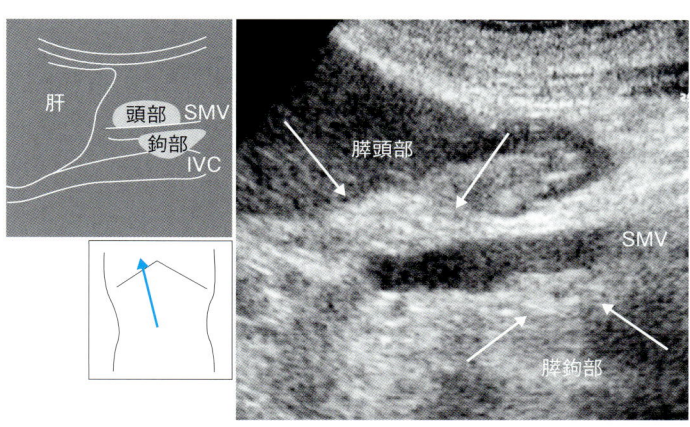

図4 矢状方向での膵鈎部の描出

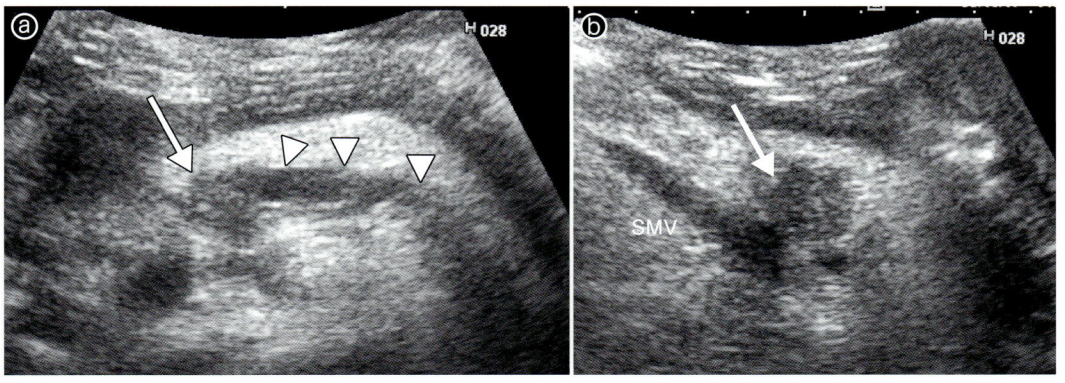

図5 膵癌
a：膵長軸像
b：膵頭部矢状方向断面像
　膵頭部に16 mm大の低エコー腫瘤像（矢印）を認める．主膵管（矢頭）は腫瘍により閉塞し，尾側で6 mm径と拡張している．造影エコーでは，周囲膵実質に比べHypo-vascularであった．明らかな門脈浸潤を認めない．

どがある．外形，隔壁の有無，主膵管との交通の有無，嚢胞内結節の有無などが鑑別点となる．

2）膵管拡張

主膵管が腫瘍により閉塞すると上流側の拡張が起こる．したがって，拡張した管腔を下流側に追跡し，狭窄あるいは閉塞の部位とその原因となっている腫瘤像を検索する必要がある．このような間接所見は小さな膵腫瘍そのものを発見するよりも容易に検出できるので，小膵癌発見の端緒となることが多く重要である．また，主膵管拡張や分枝の拡張とみられる膵嚢胞の存在は膵癌発症の高危険因子であることが最近わかってきた．したがってこのような症例についてはその時点で腫瘍を認めなくても引き続き経過観察の必要がある．

3）リンパ節腫大

総肝動脈周囲リンパ節（8番）や脾動脈周囲リンパ節（11番）の扁平な腫大は，慢性膵炎やB・C型の慢性ウイルス性肝障害の患者でよく認められる．長径が20 mmを超えていても厚みが5 mm以下であれば炎症性リンパ節腫大の可能性が高い．逆に長径，短径比が1に近い類球形のものは10 mm程度でも転移性リンパ節腫大の可能性が高い．悪性リンパ腫では腫大リンパ節が多発することが多い．膵癌の進展に伴うリンパ節転移は膵頭部癌ではまず，膵頭部周囲に，膵体尾部癌では総肝動脈，脾動脈周囲，脾門部に起こってくる．

4）その他

総胆管および膵周囲の血管の異常，膵周囲のリンパ節腫大なども膵の病変を示唆する間接所見として重要である．

膵に隣接する大血管には動脈系としては腹腔動脈，総肝動脈，脾動脈，上腸間膜動脈，胃十二指腸動脈など，門脈系としては門脈，上腸間膜静脈，脾静脈が挙げられる．動脈系への浸潤があれば手術は行われない．門脈浸潤の場合には日本では門脈合併切除を含めた手術を行う場合もある．

参考文献

1) 日本超音波医学会 編：新超音波医学 2巻 消化器．2000，医学書院，東京
2) 竹原靖明 監：US スクリーニング．2008，医学書院，東京
3) 日本医師会 編：実践エコー診断．2001，医学書院，東京
4) 福田順子，仲尾美穂，田中幸子：超音波でここまで判る膵がん診療―膵を十分に観察するために．Modern Physician 2005；25：1189-1193
5) 高倉玲奈，田中幸子：超音波でここまで判る膵がん診療―充実性腫瘤像を示す膵限局性病変．Modern Physician 2005；25：1039-1044
6) 三栖弘三，宮崎さや子，高倉玲奈，他：超音波でここまで判る膵がん診療：膵の造影超音波検査の方法とコツ．Modern Physician 2007；27：575-581
7) 高倉玲奈，吉岡二三，田中幸子：超音波でここまで判る膵がん診療―膵腫瘍の造影超音波検査所見．Modern Physician 2007；27：753-758
8) 田中幸子，高倉玲奈：症候からみた腹部エコー検査のこつ―黄疸．消化器画像 2004；6：113-117
9) Tanaka S, Nakaizumi A, Ioka T, et al：Periodic ultrasonography checkup for the early detection of pancreatic cancer. Pancreas 2004；28：268-272
10) 吉岡二三，田中幸子：超音波による膵がん局所進達度診断のために（正常編）．Modern Physician 2006；26：888-896

（田中幸子）

I 総論：[総説]

胆膵画像診断の実際
——CT，MRI（MRCP）

　胆膵疾患では，各種診断方法の進歩により多くの疾患で診断能が向上している．さらにMRCPの出現による診断目的のERCP施行数の減少や，多検出器CTによる撮影法の進歩に伴う血管造影検査の減少など，非侵襲的な検査の進歩により検査法の選択が変化してきている．各検査法の利点と欠点を理解したうえで，適切な検査法を選択していくことが重要となってきている．この項ではCTとMRI（MRCP）の概要と，各疾患の特徴的な所見を述べる．

CTの現状

　近年登場した多検出器CT（multi-detector-row CT；MDCT）により高い時間分解能および空間分解能が得られるようになった．64列のMDCTにおいては上腹部の撮影は2～5秒程度を要するのみで，多相撮影が可能となった．一方，撮像タイミングのずれによる必要な時相の撮影が不能となる危険を伴うため，正確な撮影タイミングを得る必要がある．ボーラストラッキング法は大動脈などに関心領域（ROI）を設定し，リアルタイムで造影剤の到達をモニタリングし撮影開始をはかる方法であるが，これを利用して理想的なタイミングでの撮影が可能である[1,2]．

　シングルスライスのCTでは体軸方向への空間分解能が横断面方向に比べ劣っていたが，MDCTは体軸方向と横断方向とで等しい等方向性画素サイズで得られ，任意の断面で劣化の少ない画像を再構成できるようになってきた．画像の再構成方法として，多断面再構成（multi-planar reformation；MPR）法，ボリュームレンダリング（volume rendering；VR）法，minimum intensity projection（MinIP）法がある[3]．MPR法はヘリカル撮影により得られたボリュームデータをさまざまな方向から再構成し画像化する方法で，矢状断，冠状断，前頭断に加え，任意の断面の画像情報が得られる（図1a）．これにより，脈管や各臓器と腫瘍の位置関係や，腫瘍の脈管内進展の評価が容易になってきた．VR法は得られた脈管などの情報を3次元化して描出し，解剖学的で立体的な評価が可能である（図1b，c）．digital subtraction angiography（DSA）による血管描出能には劣るものの，おもだった血管の走行や分枝の評価が可能である．腫瘤像と動脈像や門脈像を重ね合わせることで，立体的な位置関係を確認することができる．MinIP法はボリュームデータにROIを設定し，そのなかでもっとも低いCT値をもつボクセルを特定の平面に投影する方法である．拡張した胆管などの水濃度に近いCT値の低い情報が強調され，MR-colangiopancreatography（MRCP）のような膵胆管像が描出される．

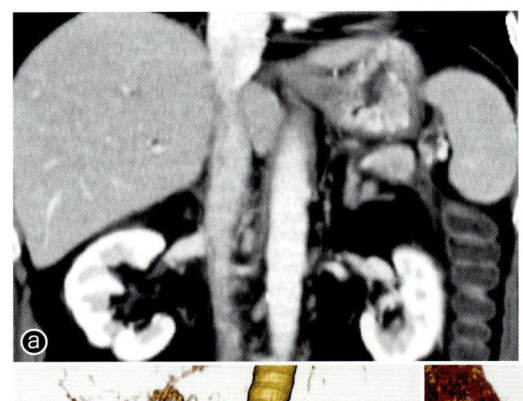
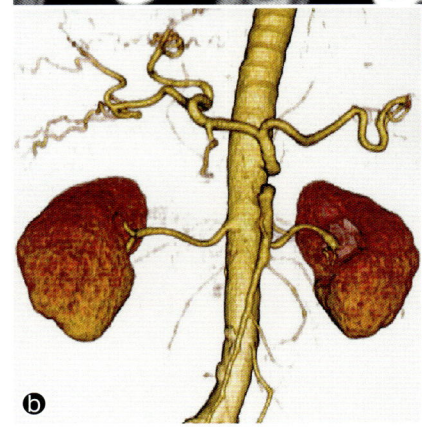
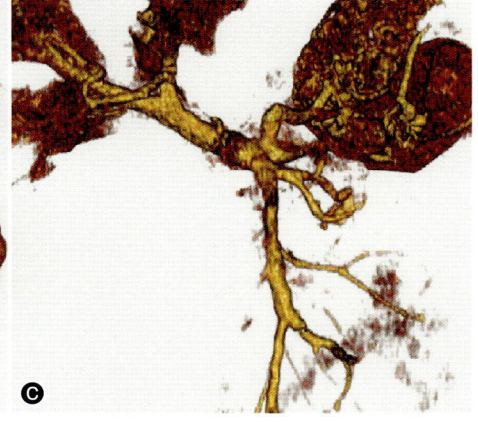

図1 正常CT像
a：大動脈と下大静脈に沿ったレベルでのMPR像．
b：VR法による動脈像．
c：VR法による門脈像．

MRIの現状

　MRIは核磁気共鳴現象を利用し生体を画像化する方法で，形態診断と質的診断が可能である．胆膵領域で多く利用される撮像法は，T1強調画像ではconventional spin echo（CSE）法，gradient echo（GRE）法がある．従来のCSE法に比べ，GRE法では短時間での撮像が可能であり，さらにparallel imaging法は複数の受信コイルが利用される高速撮像法で分解能に優れた3次元画像が得られる[4]．T2強調画像ではCSE法，fast spin echo（FSE）法があり，FSE法ではCSE法に比べ撮像時間が短く，アーチファクトの少ない画像が得られる．T2強調画像では脂肪抑制を併用すると肝腫瘍においては背景肝とのコントラストが強くなり，存在および質的診断が容易になる．

　造影検査ではガドリニウム（Gd）が一般的に使用されている．Gdは細胞外液性の造影剤で，T1短縮効果を有しており，脂肪抑制を併用したT1強調画像で撮像される．parallel imaging法を用いることで，多時相撮像が可能である[5]．肝実質病変ではGd-EOB-DTPAなどの肝細胞特異的造影剤や，網内系に取り込まれ肝のKupffer細胞が消失した腫瘍を検出可能なsuper-paramagnetic iron oxide（SPIO）などが利用できる[6,7]．

　MRCPは胆管や膵管の管腔の水成分を描出する手法である．MRCPは脂肪抑制を併用した強いT2強調像で撮像する．撮像方法にはsingle sliceの2D法とmulti sliceの3D法があり，2D法では厚いスライス幅で1回の呼吸停止下に2～4秒程度で撮像でき，呼吸や腸管の蠕動のアーチファクトが少なく空間分解能の高い画像が得られる[8]．3Dでは高い画像コントラストとスライス方向の分解能を得られるが，

時間を要するため motion artifact により画像が劣化することがあり，呼吸同期法や間欠的な呼吸停止法を併用する必要がある．消化管の水が高信号となり膵胆管像と重なり問題となるため，高濃度の ferric ammonium citrate（フェリセルツ®）を検査前に投与することで消化管内の水成分のＴ２短縮効果により，明瞭な膵胆管像を得ることができる[9]．正常膵管の描出率は Wirsung 管 100%，Santorini 管 93%，体尾部主膵管 100%，膵頭部分枝膵管 83%で，正常胆道の描出率は右肝管 98%，左肝管 100%，上部胆管 100%，中部胆管 100%，下部胆管 100%，胆嚢管 92%，胆嚢 100%，膵胆管合流部 98%である[10]．上部胆管では肝動脈が胆管と直行して走行するため肝動脈による圧排や flow void 現象により胆管の偽狭窄や偽欠損を生じることがあり読影に注意を要する．

膵疾患におけるCT，MRI（MRCP）

1．膵管癒合不全

膵の発生過程で腹側膵管と背側膵管の正常な癒合が行われず，両膵管の交通がみられない先天異常をいう．完全に交通がみられない膵管非癒合と，わずかに細い分枝により交通がみられる膵管不完全癒合に分けられる．副乳頭からの膵液流出不良により，背側膵の膵炎を合併することがある．図２に MRCP 像を示す．

2．急性膵炎

膵内で膵酵素が活性化され膵および周辺臓器や遠隔重要臓器の障害を引き起こす病態である．原因はアルコールや胆石によるものが多い．造影 CT で壊死巣の有無を確認すること，grading を行うことが重要である．図３に CT 像を示す．

3．慢性膵炎

膵臓の内部に不規則な線維化，細胞浸潤，実質の脱落，肉芽組織などの面性変化が生じ膵臓の外分泌，内分泌機能の低下を伴う病態である．原因はアルコール性がもっとも多い．図４にCT，MRCP 像を示す．

4．仮性膵囊胞

仮性膵嚢胞とは嚢胞の内面を上皮で裏打ちされていない嚢胞で，慢性膵炎や急性膵炎，外傷

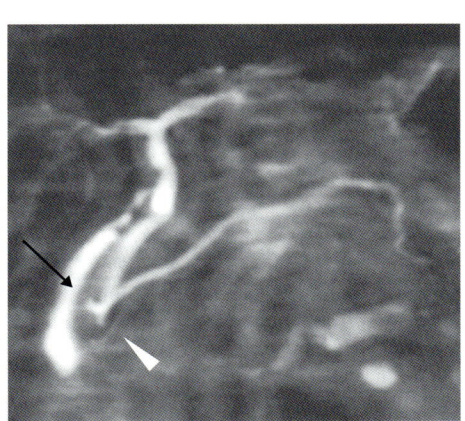

図２ 膵管癒合不全の MRCP 像
主膵管は矢印の示す副乳頭へ開口し，胆管と短小な腹側膵管が矢頭の示す主乳頭へ開口する．

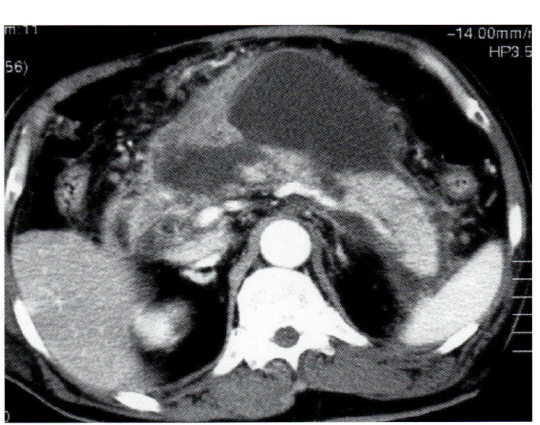

図３ 急性膵炎の CT 像
膵周囲に effusion を認め，膵体部腹側に仮性膵嚢胞を形成している．明らかな壊死巣は認めていない．

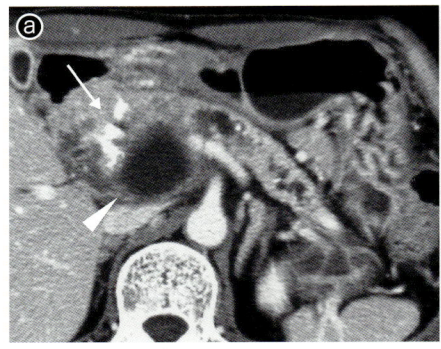 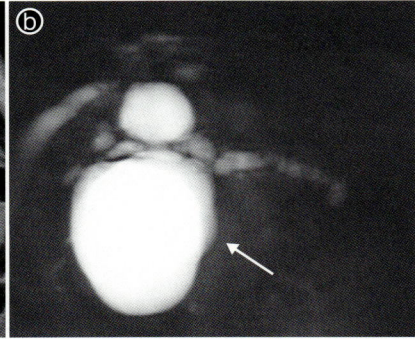

図4 慢性膵炎，仮性膵囊胞
a：CT像．主膵管の拡張と実質の石灰化（矢印）を認める．膵頭部に仮性膵囊胞を認める（矢頭）．
b：MRCP像．主膵管の不整な拡張と分枝膵管の拡張，CTにも描出されている仮性膵囊胞が描出されている（矢印）．

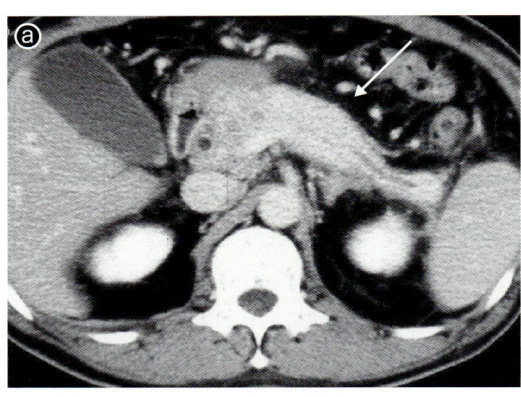 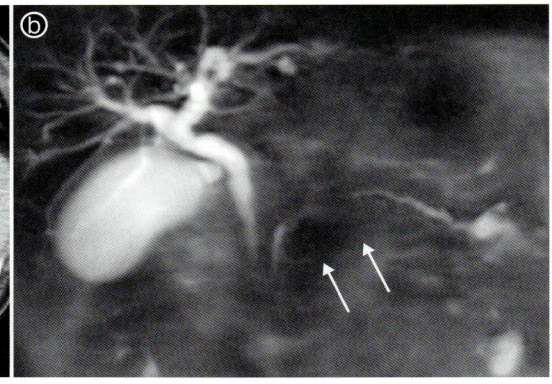

図5 自己免疫性膵炎
a：CT像．膵体部に実質の濃染を認める（矢印）．
b：MRCP像．膵体部に限局した膵管の狭細像を認める（矢印）．尾側の膵管は慢性膵炎や膵癌などの拡張に比べ，顕著ではない．

などによりできる．経過中に消長し，自然消失することもある一方，増大や出血，感染，消化管穿破することもある．図3と図4に，それぞれ急性膵炎と慢性膵炎に合併した仮性囊胞を示す．

5．自己免疫性膵炎

IgG4関連の自己免疫性疾患の一病型で，膵の腫大と膵管の狭細像を認める．組織学的にはリンパ球が集簇し，治療にはステロイドが用いられる．唾液腺炎や後腹膜線維症，硬化性胆管炎，シェーグレン症候群などの合併を認めることがある．膵のソーセージ様腫大と膵管の狭細像が特徴的である．図5にCT像とMRCP像を示す．

6．単純性囊胞，貯留性囊胞，先天性囊胞

非腫瘍性真性囊胞で，囊胞内面を上皮で裏打ちされているもの．膵管の閉塞機転が確認されている場合には貯留性囊胞，先天性が確認された場合には先天性囊胞，成因不明の場合には単純性囊胞と診断する．一般的に単房性，孤立性である．図6にCT像とMRCP像を示す．

7．intraductal papillary mucinous neoplasm of the pancreas (IPMN)

膵管内に発育する乳頭状で粘液産生性の新生物をいう．主膵管および分枝膵管は粘液の貯留のためさまざまな程度で拡張する．病変の主座により主膵管型，分枝型，混合型に分類される．

胆膵画像診断の実際 —— CT, MRI (MRCP)

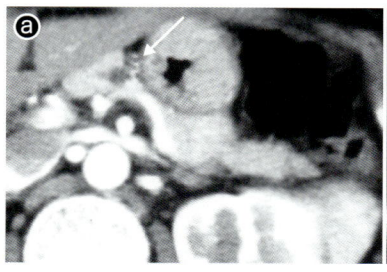
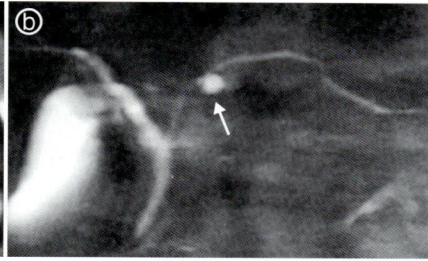

図6 単純性膵囊胞
a：CT像．膵体部の矢印で示す部位に単房性で円形の囊胞を認める．
b：MRCP像．膵体部に円形の囊胞を認める（矢印）．

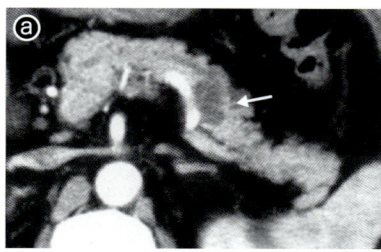
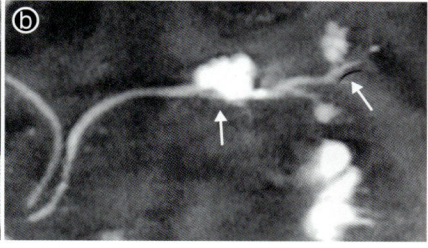
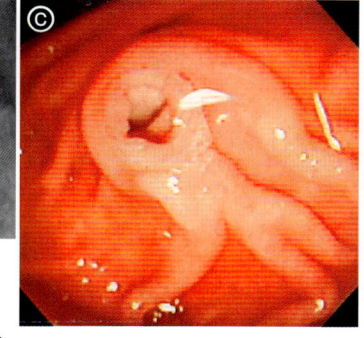

図7 IPMN
a：CT像．膵体部に分葉状の囊胞を認める（矢印）．
b：MRCP像．膵体部および尾部に分葉状の囊胞を認める．cyst by cyst, grape likeの形態を呈する（矢印）．
c：内視鏡像．Vater乳頭開口部の開大と，粘液の流出を認める．

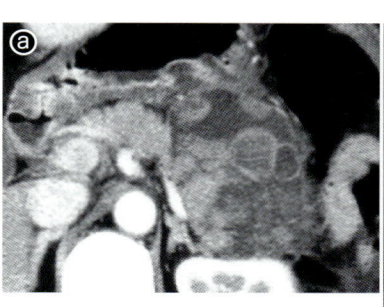
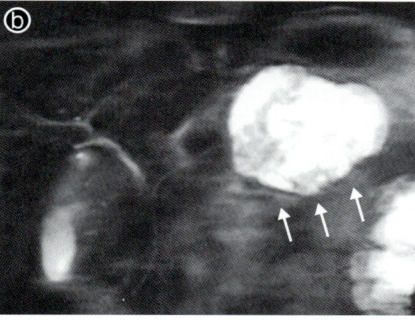

図8 MCN
a：CT像．膵尾部に囊胞を認める．囊胞は被膜を伴い，cyst in cyst, mural noduleの形態を呈する．
b：MRCP像．CTで確認された結節性病変はfilling defectとして描出されている（矢印）．症例によっては，粘液の粘稠度の違いを反映して，MRCPで囊胞ごとに信号強度が異なって描出される．

分枝型ではぶどうの房状の囊胞が特徴的である．囊胞径や主膵管径，囊胞内の結節性病変を診断することが重要である．図7にCT像とMRCP像，内視鏡像を示す．

8. mucinous cystic neoplasm of the pancreas (MCN)

上皮下に卵巣様間質を伴う囊胞性新生物である．頻度は女性に多く，体尾部に好発する．囊胞を覆う上皮はさまざまな程度で乳頭状増殖を呈する．囊胞は共通の被膜を有し，囊胞は通常隔壁があり，囊胞内囊胞の形態をとる．囊胞内にはさまざまな粘稠度の粘液が貯留する．図8にCT像とMRCP像を示す．

9. serous cystic neoplasm of the pancreas (SCN)

小囊胞の集簇した腫瘍で，一部に大きな囊胞

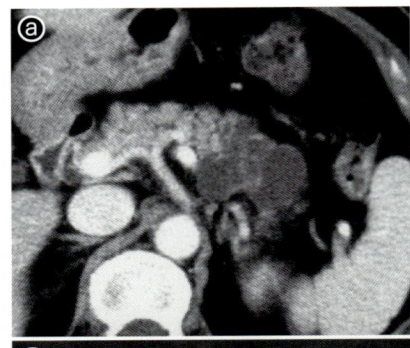

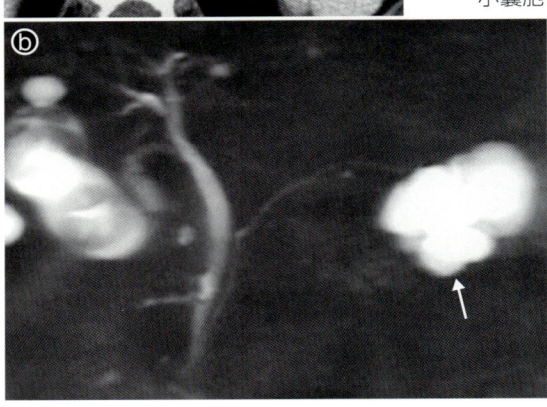

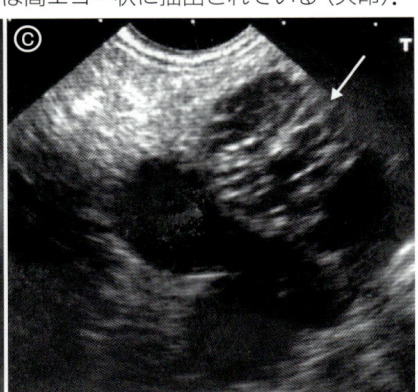

図9 SCN
a：CT像．膵尾部に大小の囊胞の集簇を認める．
b：MRCP像．膵尾部に囊胞の集簇を認める（矢印）．
c：超音波内視鏡像．囊胞の集簇を認める．中心部の小囊胞は高エコー状に描出されている（矢印）．

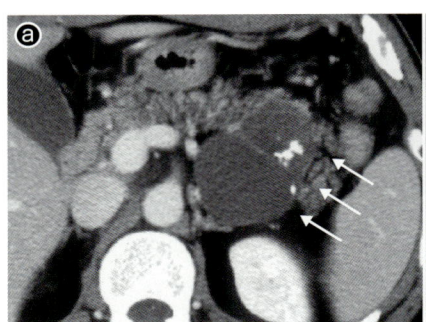

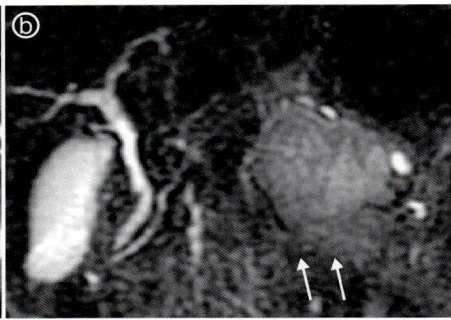

図10 SPT
a：CT像．膵尾部に囊胞性成分と石灰化を伴う造影効果の乏しい腫瘍を認める（矢印）．
b：MRCP像．主膵管は腫瘍により頭側へ圧排され，囊胞成分は内部の壊死物質により信号強度が低下している（矢印）．

を呈することや，極小囊胞が集簇し固形腫瘍様を呈することがある．この場合，超音波では高エコーを，MRIではT2強調でstrong high intensityを呈する．囊胞の内容液は漿液性である．図9にCT像とMRCP像，超音波内視鏡像を示す．

10．solid-pseudopapillary tumor (SPT)

若年者に好発する腫瘍で，比較的大きい状態で診断されることが多い．比較的造影効果に乏しいことが多い腫瘍で，線維性被膜を有することが多く，出血壊死や石灰化に伴って囊胞成分が出現する．図10にCT像とMRCP像を示す．

11．膵　癌
1）膵管癌

膵管上皮から発生する癌で，膵癌の80～90％を占める．浸潤性に発育し予後は不良である．典型例では乏血性で辺縁が不整な腫瘍である．膵管癌の90％近くは主膵管の狭窄と尾側膵管

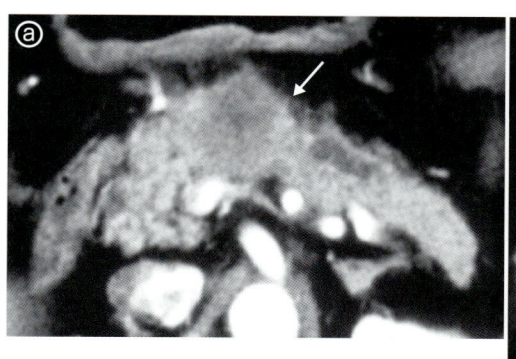
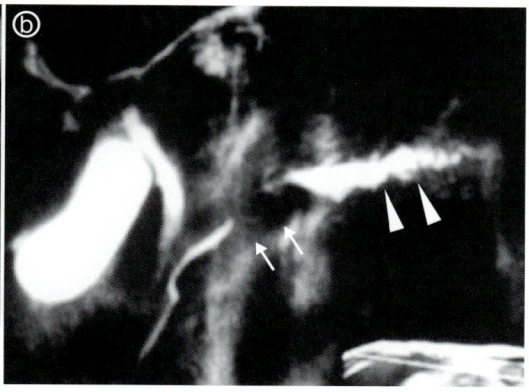

図 11 膵癌
膵管癌の典型例を呈示する．
a：CT 像．膵体部に淡染の不整な腫瘍を認め，尾側の膵管の拡張を認める（矢印）．
b：MRCP 像．膵体部の膵管狭窄（矢印）と尾側膵管の拡張を認める（矢頭）．

の拡張を伴うが，いわゆる膵野型膵癌やSantorini 管，膵鉤部分枝膵管原発の膵管癌では特徴的な膵管像を呈さないので注意を要する．図 11 に CT 像と MRCP 像を示す．

2）その他の膵癌

膵腺房細胞癌や内分泌腫瘍，粘液癌，未分化癌，リンパ腫，転移性膵腫瘍などがある．それぞれの腫瘍同士や，膵管癌などとの鑑別が困難な場合がある．

胆道疾患における CT，MRI（MRCP）

1．膵胆管合流異常

解剖学的に膵管と胆管が十二指腸壁外で合流する先天性の奇形をいう．機能的に十二指腸乳頭括約筋の作用が合流部に及ばないため膵液と胆汁の相互逆流が起こり，胆道では胆管拡張や胆管炎，胆石，胆嚢癌，胆管癌を，膵臓では膵炎や膵石症を引き起こす．MRCP 像と ERCP 像を図 12 に呈示する．

2．occult pancreato-biliary reflex (OPBR)

解剖学的には十二指腸壁内で膵胆管が合流す

るものの，括約筋の機能不全のため膵液の胆汁中への逆流を引き起こす．胆嚢癌の危険因子と考えられている．確定診断は胆汁中の膵酵素値の測定であるが，セクレパン負荷 MRCP にてスクリーニングすることができる．共通管が長い，高位合流に多いとする報告もある．図 13 にセクレパン負荷 MRCP を示す．

3．胆 石 症

胆石症はその存在部位により胆嚢結石，胆管結石，肝内結石に分けられる．また，その主成分によりコレステロール結石，色素石，混合石，混成石に分けられる．図 14 に CT 像と MRCP 像を示す．

4．胆嚢腺筋症

組織学的に胆嚢壁における Rokitansky-Aschoff sinus（RAS）の増殖性変化と，それに伴う胆嚢粘膜の増殖と筋層の肥厚を基本形態とする病変である．病変の主座により限局型，分節型，びまん型に分類される．図 15 に限局型の胆嚢腺筋症の CT 像と MRCP 像を示す．

5．胆 嚢 癌

胆嚢上皮原発の悪性腫瘍で，乳頭型，結節型，

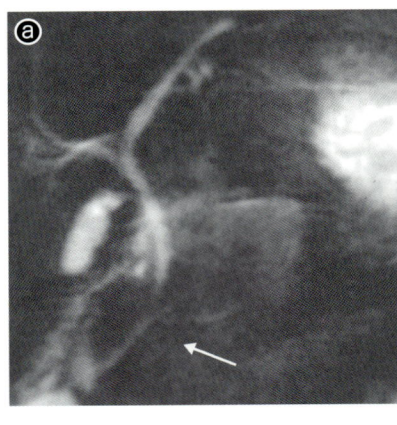
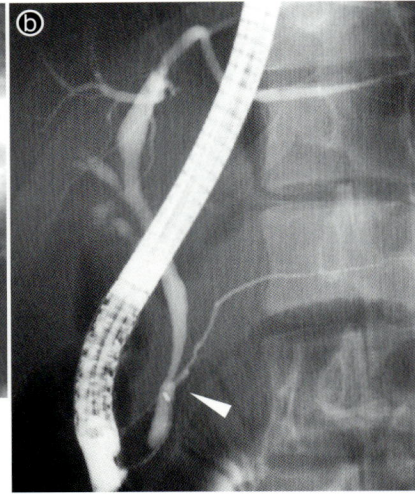

図12 膵胆管合流異常
a：MRCP像．矢印部で膵胆管の合流がある．
b：ERCP像．矢頭部で合流があり，十二指腸の括約筋の及ばない部位での合流である．

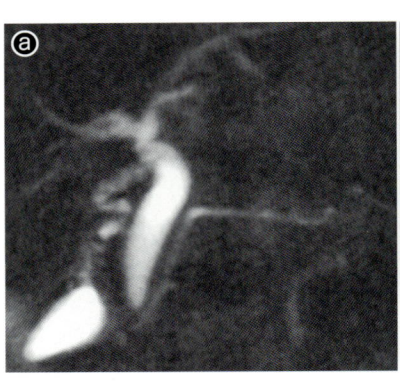
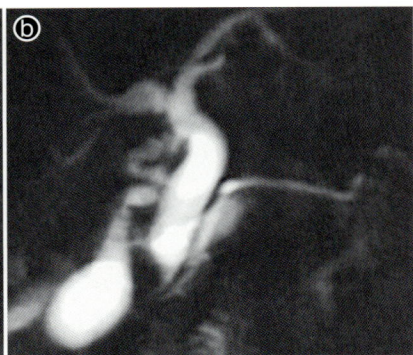

図13 OPBRのセクレパン負荷MRCP
a：負荷前．正常の膵胆管像である．
b：負荷後．膵液の十二指腸への流出はなく，膵液の胆管への逆流を反映し，胆管と胆嚢の拡張を認める．

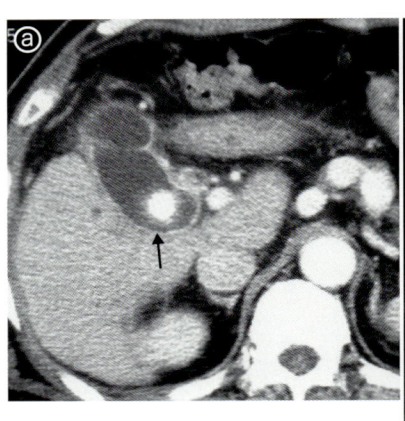
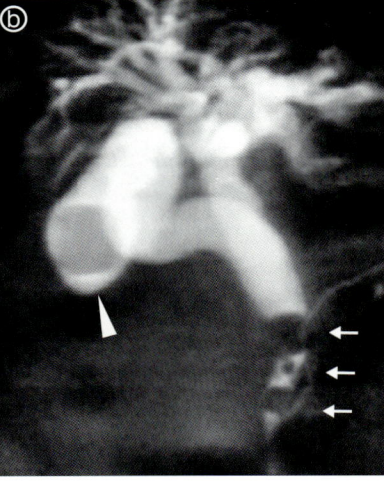

図14 胆石症，総胆管結石症
a：CT像．胆嚢内にX線陽性の結石を認める（矢印）．
b：MRCP像．胆嚢内に一つ（矢頭），総胆管内に三つ，円形のfilling defectを認める（矢印）．

平坦型，充満型，塊状型，その他の型に分類される．結節型胆嚢癌のCT像とMRCP像を図16に示す．

6．乳頭部癌

乳頭部胆管，乳頭部膵管，共通管部，大十二指腸を総称して乳頭部とし，同部位に発生する

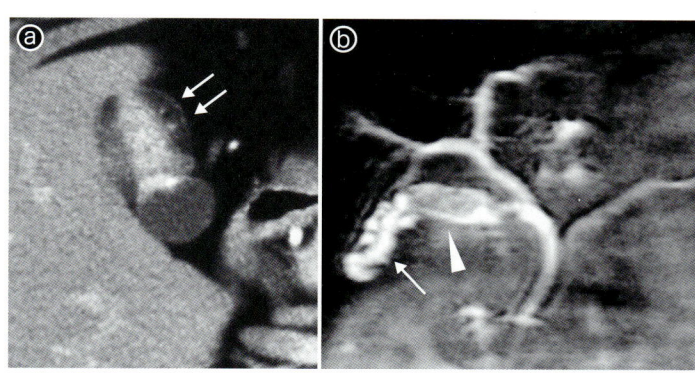

図15 胆嚢腺筋症
a：CT像．胆嚢底部に胆嚢壁の肥厚と，壁内に造影効果のない低吸収域を認める（矢印）．
b：MRCP像．胆嚢内腔は圧排され（矢頭），底部側にRASを認める（矢印）．

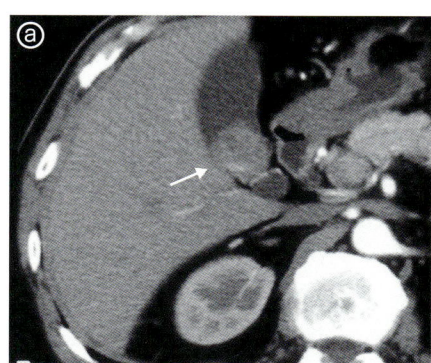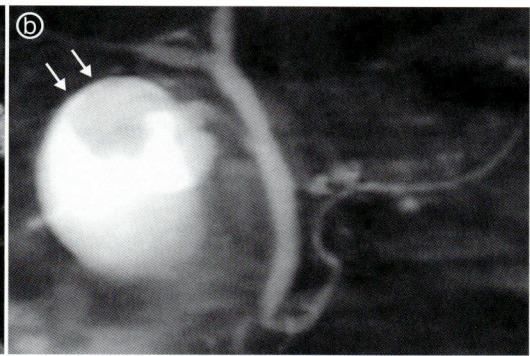

図16 胆嚢癌
a：CT像．胆嚢頸部に造影効果を伴う腫瘍を認める（矢印）．
b：MRCP像．胆嚢頸部にやや不整な円形のfilling defectを認める（矢印）．

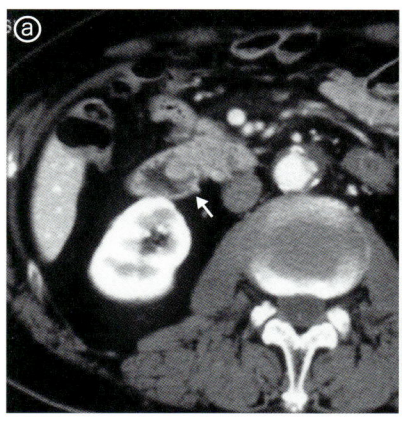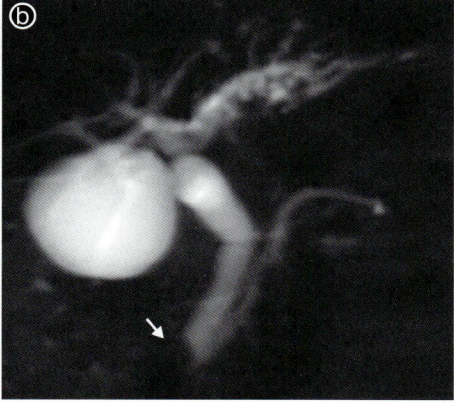

図17 乳頭部癌
a：CT像．十二指腸下降脚に突出する腫瘍を認める（矢印）．
b：MRCP像．共通管と下部胆管に欠損像を認める（矢印）．膵胆管の拡張を認める．

癌腫を乳頭部癌という．非露出腫瘤型，露出腫瘤型，腫瘤潰瘍型，潰瘍腫瘤型，潰瘍型，その他の型に分けられる．図17にCT像とMRCP像を示す．

7. 胆管癌

上部胆管，中部胆管，下部胆管に発生する癌で，乳頭型，結節型，平坦型，その他の型に分けられる．乳頭型や結節型では表層拡大進展を呈することがある．悪性胆管狭窄ではV字狭窄を呈することが多い．図18に平坦型のCT像とMRCP像を示す．

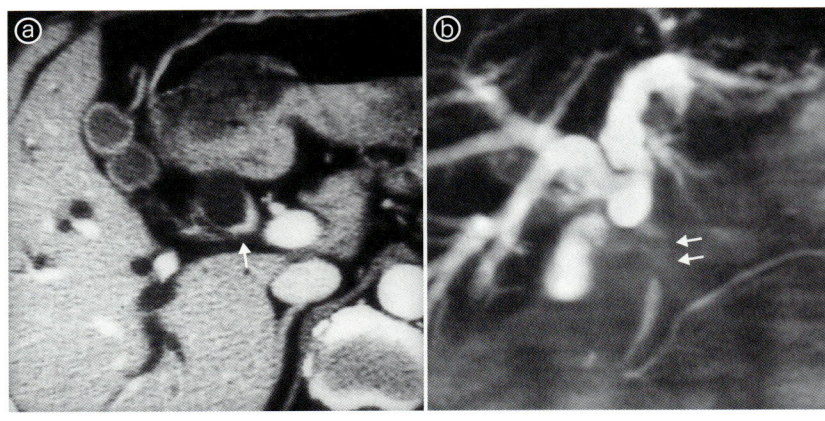

図18 胆管癌
a：CT像．狭窄した胆管の頭側のスライスで，矢印部に胆管の限局した肥厚を認める．
b：MRCP像．中部から上部胆管の狭窄を認める（矢印）．

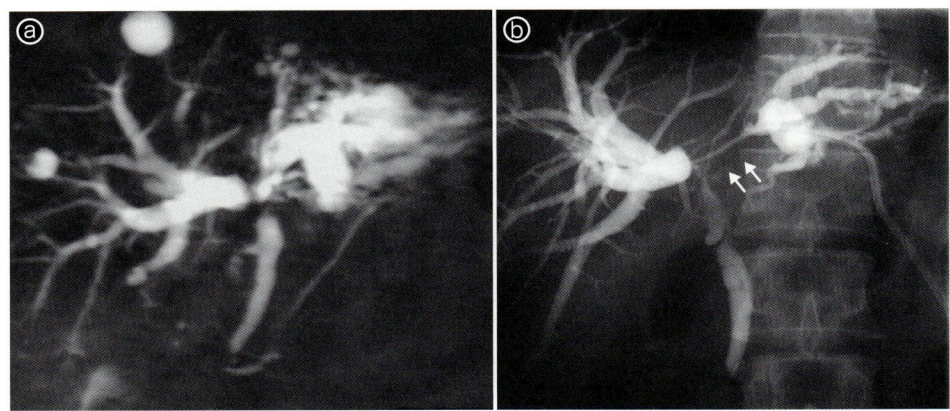

図19 肝門部胆管癌
a：MRCP像．肝門部に狭窄を認める．
b：胆道直接造影像．B3よりドレナージチューブを挿入し撮影されている．左肝管を主座に肝門部胆管の狭窄を認める（矢印）．

8．肝門部胆管癌

肝管，肝門部胆管上皮に発生する癌である．平坦浸潤型，結節浸潤型，結節膨張型，乳頭浸潤型と乳頭膨張型に分けられる．なき別れの胆管が多い場合や区域性胆管炎を併発する場合，ドレナージの前後でMRCPなどを用いて拡張胆管を確認することは有用である．図19に平坦浸潤型のMRCP像と胆道直接造影像を示す．

9．肝内胆管癌

肝内胆管から発生する癌で，肝門部胆管癌は除外される．腫瘤形成型，胆管浸潤型，胆管内発育型，分類不能型に分けられる．図20に胆管内発育型（胆管IPMN）のCT像とMRCP像を示す．

10．原発性硬化性胆管炎

肝外，肝内胆管のびまん性線維性狭窄による慢性胆汁うっ滞をきたし，胆汁性肝硬変に進展する予後不良な疾患である．胆管癌やIgG4関連の自己免疫疾患などによる二次性の硬化性胆管炎との鑑別が重要である．病変の数が複数であることがあり，IgG4関連の硬化性胆管炎に比べ，上部胆管もしくは肝内胆管に病変を認めることが多い．図21にMRCP像を示す．

図20 肝内胆管癌

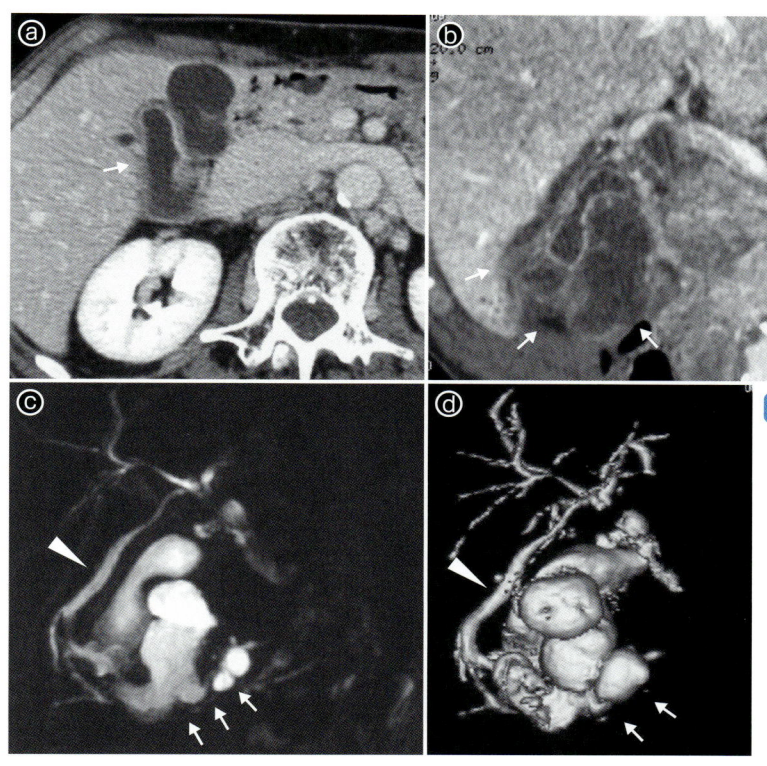

a：CT像．胆嚢の肝側から背側にかけて壁肥厚を伴う嚢胞性病変を認める（矢印）．
b：CT-MPR像．胆嚢を取り囲むように分葉状の嚢胞性病変を認める（矢印）．
c：2D-MRCP像．副肝管（矢頭）から連続して末梢側に分葉状の嚢胞性病変を認める（矢印）．
d：3D-MRCP像．副肝管（矢頭）から発生した嚢胞性病変が胆嚢を取り囲むようにcyst by cystの形態を呈している（矢印）．

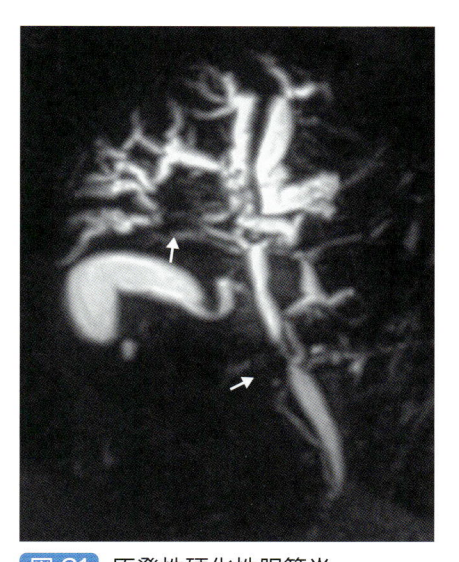

図21 原発性硬化性胆管炎

MRCP像．中部胆管と右肝内胆管とに，非連続性に狭窄像を認める（矢印）．

おわりに

この項ではCTとMRI（MRCP）の概要と，胆膵の代表的な疾患のCTとMRI（MRCP）像について述べた．CTやMRI（MRCP）の普及と発達により，診断目的のERCPや血管造影の減少が顕著となってきている．しかし，侵襲のある検査が正しい診断のために必要な場合も数多く存在し，その診断方法の選択や，胆膵道のドレナージや腫瘍生検などの処置や手術法の選択を適切に行うために，CTやMRI（MRCP）を理解する必要がある．CTやMRIの撮像法を理解し，各疾患の特徴を十分に把握することは，疾患の診断と治療の戦略を立てるうえで重要である．

文 献

1) Murakami T, Kim T, Takamura M, et al：Hypervascular hepatocellular carcinoma：Detection with double arterial phase multidetector row helical CT. Radiology 2001；218：763-767
2) 近藤浩史，兼松雅之，柘植祐介，他：MDCTによる肝の最新診断．臨床画像 2007；23：850-858
3) 佐藤次郎，大友 邦：CTの進歩と臨床応用．肝胆膵 2007；55：555-561
4) 小原 真：新しい高速撮像法；parallel imaging. Parallel imagingの概要．臨床画像 2003；9：848-857
5) Ito K, Fujita T, Shimizu A, et al：Multiarterial phase dynamic MRI of small early enhanceing hepatic lesions in cirrhosis or chronic hepatitis：differentiating between hypervascular hepatocellular carcinomas and pseudolesions. AJR Am J Roentgenol 2004；183：699-705
6) Stark DD, Weissleder R, Elizoudo G, et al：Superparamagnetic iron oxide：clinical application as a contrast agent for MR imaging of the liver. Radiology 2004；168：297-301
7) 吉川宏起，嶋田守男，井上優介：肝特異性造影剤の特徴と最新動向．谷本伸弘 編著：肝の最新MRI. 2004, 49-59, 金原出版，東京
8) Sai J, Ariyama J, Suyama M, et al：Breath-hold MR cholangiopancreatography with fast advanced spin echo technique. HPB Surgery 1996；9：433
9) 高原太郎，差益光明，野坂俊介，他：陰性造影剤としての高濃度フェリセルツを用いたMR cholangiographyの画質改善．日本医放会誌 1995；55：697-699
10) 崔 仁煥：胆道癌の早期診断に対する磁気共鳴画像による膵胆道投影法の検討．胆道 1997；11：151-157

（稲見晃一，須山正文）

I 総論：[総説]

胆膵疾患診療における内視鏡的手法の役割

内視鏡検査の開発により，消化器疾患に対する診断・治療が飛躍的に進歩した．内視鏡的止血術や内視鏡的粘膜切除術，内視鏡的粘膜下層剥離術など消化管疾患に対する内視鏡治療は，外科治療の一部を置き換え標準的治療法として確立している．胆膵領域の内視鏡診断や治療の進歩も目覚ましく，X線や超音波的手法との融合により，数多くの関連手技が生まれている．胆膵領域は原因疾患も良性悪性それぞれさまざまあるものの，一般診療の消化器疾患のなかで遭遇する頻度は高くない．どの領域の疾患にもあてはまるが，適切に治療法を選択するためには，的確に診断することが肝要である．胆膵疾患に関するガイドラインも提唱されているが[1]~[3]，診断法，治療法ともにエビデンスの蓄積が不十分な部分もいまだ存在する．胆膵疾患に対する内視鏡手技は，技術習得に時間を要する手法も多く，難易度の高い手技は high volume center での実施が望まれる．本稿では，胆膵疾患診療における内視鏡的手法の現在の役割について概説する．なお，本稿はきわめて多領域にわたるため，紙面の都合で引用文献の大部分は割愛させていただいた．

胆膵疾患の診断

近年注目されている自己免疫性膵炎や胆管粘液産生性腫瘍は，一般病院で診断することはきわめてまれで，日常臨床では表1に示すような疾患が遭遇する可能性の高いものとして挙げられる．2006年の部位別癌死亡率では膵癌は男性5位，女性6位で，胆嚢・胆管癌では，男性9位，女性7位と報告されている[4]．膵癌を筆頭にこの領域の癌はいまだに予後不良であり，治療成績の著しい向上は達成されていない．胆膵疾患を疑った場合には，癌の可能性について検討が必要である．

症状のない検診やスクリーニングでは，画像診断として腹部エコー検査（US）が施行されることが多い．USは，簡便で低侵襲性ではあるが，術者や機器，被検者依存の検査であり，胆嚢病変の拾い上げには有用であるが早期の膵癌

表1 日常診療で遭遇する胆膵疾患

胆道疾患
胆嚢結石
胆嚢ポリープ
胆嚢腺筋腫症
急性胆嚢炎
胆嚢癌
胆管結石
急性胆管炎
胆管癌
胆管細胞癌
十二指腸乳頭部腺腫（癌）

膵疾患
急性膵炎
慢性膵炎
膵癌
膵嚢胞性疾患

や胆管癌に対しては有用性が確立していない．MRCP，拡散強調画像（DWI），PET（positron emission tomography）などが期待されているが，低い疾患頻度，偽陽性の問題を考慮すると，現時点では費用対効果比が低いと推定される．

胆膵疾患の症状には，黄疸，腹痛（背部痛），発熱，嘔気などがある．画像診断として，一般的に US が最初に推奨される[2),3)]．診断が確定した場合，胆膵疾患を疑う間接所見（胆管拡張，膵管拡張，胆嚢腫大など）がみられた場合には，必要な追加検査を行い治療方針を決定する．血液検査所見で胆膵疾患が疑われる場合にも精査が必要である．用いられる診断手法には，USのほか，CT，MRI（MRCP，DWI），PET，超音波内視鏡検査（EUS），内視鏡的逆行性胆道膵管造影検査（ERCP），血管造影検査など多数ある．

診断に際しては侵襲性の低いものから選択するが，あまり診断精度が低いと効率が悪く，偽陰性（例：癌を癌でないと診断すること）になる可能性がある．一方で，診断精度は高いが，侵襲性も高い手技は適応を十分吟味する必要がある．また，安易な経過観察は，切除可能な癌を切除不能へと進行させる可能性もあり避けるべきである．

胆膵疾患の治療法は，内視鏡的治療法，外科的治療法があり，それらが適切な選択のもと実施されることが求められる．この点に関しては施設間で異なることから，自施設の各種検査法の診断精度と侵襲性，偶発症発生率，治療成績などを常に把握して，施設内でもっとも効率と成績の良好な診療を提供することとともに，high volume center などの他施設と連携し，よりよい診療を提供するべきである．

胆膵疾患に対する内視鏡的手法

1．EUS 関連手技

胆膵診断に対する EUS 関連手技の役割は，①質的診断，②癌の進展度診断，③治療への応用，に分けられる．EUS による観察は，内視鏡挿入という侵襲性は有するものの，経消化管的に胆膵領域の詳細な観察が可能で，偶発症発生率も低い．消化管の空気や内容物の影響が少なく，近年，電子走査式 EUS も実用化されカラードプラやパワードプラ，THE（ティッシュハーモニックエコー）機能も使用可能となった．EUS には，観察を目的とするラジアル走査式（EUS 2000，GF-UE260-AL5：Olympus 社製など），穿刺や治療を主たる目的とするコンベックス型（GF-UCT240AL-5：Olympus 社製など）がある（図1）．

一般的に胆膵疾患に対する EUS は習得にある程度の経験数が必要とされ，標準的描出法などを参考に十分にトレーニングを行い，適切な

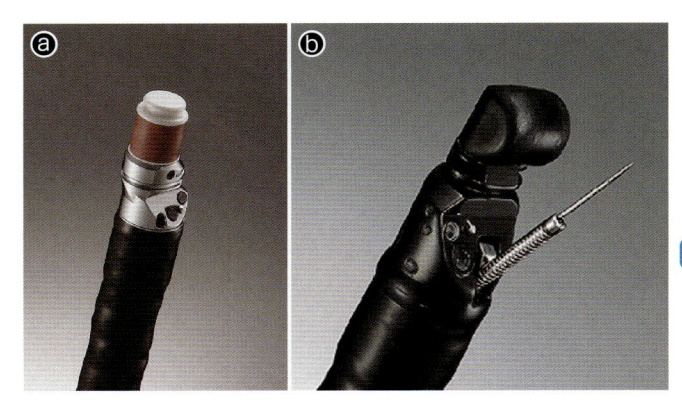

図1 超音波内視鏡スコープ
a：電子ラジアル走査式（GF-UE260-AL5：Olympus 社製）
b：コンベックス型（GF-UCT240AL-5：Olympus 社製など）

描出が行えるようになってから，穿刺や治療の習得を目指すべきである[5],[6]．

EUSでは，胆囊病変（壁肥厚，隆起性病変），胆管病変（拡張，狭窄），膵病変（腫瘤，囊胞，膵管拡張）の質的診断が可能である．胆囊や胆管の小結石の検出力や膵病変の描出には優れた検査法であるが，肝門部胆管は観察困難な場合が多い．膵腫瘍の質的診断能は十分でないため後述の病理学的検索が有用とされている．胆囊癌，胆管癌，膵癌，膵管内乳頭粘液性腫瘍，十二指腸乳頭部癌を疑った場合には，引き続き局所の進展度診断を行う．リンパ節の腫大の描出は可能であるが，転移の有無の診断はいまだ確立されていない．

コンベックス型EUSの登場により，膵腫瘍に対し超音波内視鏡下穿刺吸引細胞診（EUS-FNA）の有用性，安全性が報告され，欧米の主要施設では標準的な手技として普及している．近年，膵管内乳頭粘液性腫瘍などの膵囊胞や胆管狭窄，十二指腸乳頭部腫瘍，胆囊隆起性病変の良悪性診断を目的に実施した報告もみられている．

EUS下穿刺の手技は，表2に示すように胆管/膵管造影や胆管/膵管/胆囊ドレナージに応用され，有用性や安全性が検討されている（図2）．

表2 EUS関連手技

胆道疾患
超音波内視鏡下穿刺吸引細胞診（EUS-FNA）
EUS下胆管造影
EUS下胆管ドレナージ術（ESBD）
EUS下胆囊ドレナージ術（ESGBD）

膵疾患
EUS-FNA
EUS下膵囊胞ドレナージ術
EUS下膵管ドレナージ術（ESPD）
腹腔神経叢ブロック

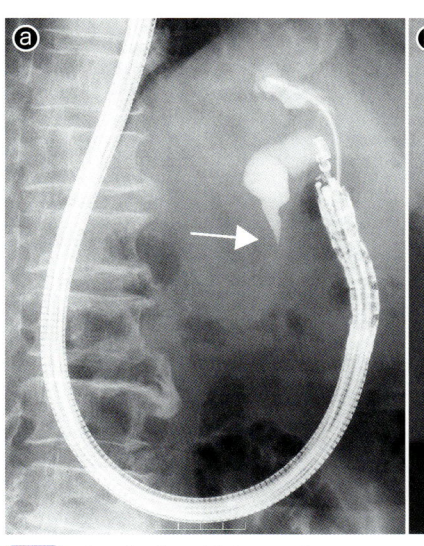

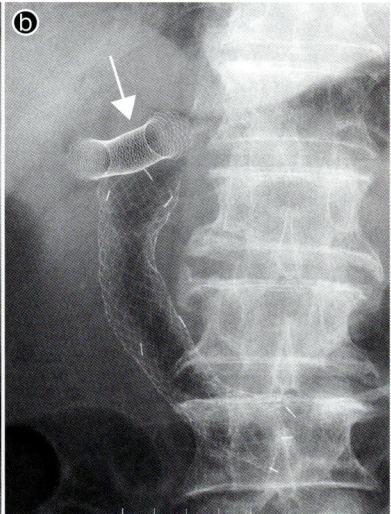

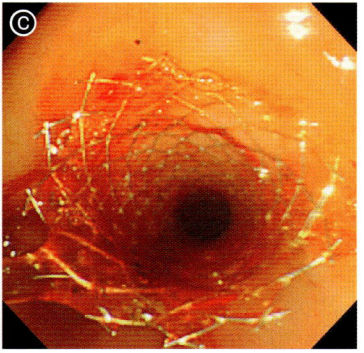

図2 膵頭部癌に対するESBD
　a，b：X線像．癌の十二指腸狭窄により経乳頭的アプローチが不可能であった．EUS下に肝外胆管を穿刺し，胆管造影にて下部胆管に狭窄像を認めた（a：矢印）．瘻孔部をバルーンで拡張しCovered Wallstent™を留置した（b：矢印）．
　c：胃内視鏡像．stentが観察される．

2. ERCP 関連手技

ERCP は，1969 年に大井ら，高木らにより開発され，胆膵領域ではもっとも重要な検査法として位置づけられている．胆管や膵管の造影を目的とした診断的手法から，きわめて多くの関連手技が実用化されている（表 3）．

診断的手法として，胆汁や膵液を採取し細胞診や遺伝子解析，また生検鉗子を用いた組織採取による病理学的検索が可能である．管腔内超音波検査（IDUS）では，経乳頭的に細径超音波プローブを胆管に挿入して行う．胆管癌の進展度診断，胆管結石の有無の診断，十二指腸乳頭部腫瘍の進展度診断に有用と報告されている．膵管 IDUS は，膵管内乳頭粘液性腫瘍（IPMN）の診断に有用である．主膵管型では，腫瘍の存在診断，良悪性鑑別診断，進展度診断に有用で，切除線の決定に重要な情報を提供する．良悪性の鑑別診断では乳頭状隆起の高さが重要である．分枝型 IPMN では，腫瘍の主膵管への進展

の有無が把握可能であるが，主病変の観察は時に困難である．十二指腸乳頭部腫瘍に対しては，消化管診断で有用性が報告されている Narrow Band Imaging（NBI）を用いた拡大内視鏡による診断法が試みられている．

親子方式で胆管（胆嚢）や膵管に子スコープを挿入することで直接胆管内・膵管内の病変を観察することが可能である．従来の胆道ファイバースコープに代わり胆道ビデオスコープ（CHF-B 260，CHF-BP 260：Olympus 社製）が開発され，画像解像度は格段に進歩している．NBI を併用することで，腫瘍表面の性状や腫瘍血管が詳細に観察可能となり胆管癌や IPMN の進展度診断に有用とされている（図 3）．従来の方法では内視鏡医が 2 人必要であったが，術者 1 人で行う胆道鏡検査（SpyGrass Direct Visualization System：Microvasive Endoscopy, Boston Scientific Corp., Natick, Mass）も欧米で実用化され，有用性が検討されている（図 4）．

ERCP 関連手技は，内視鏡手技のなかで偶発症発生率が比較的高い．とくに膵炎はもっとも重要な偶発症で，適切な対策（予防，早期診断，治療）が必須である．膵炎の高危険群に対し，予防を目的とした膵管ステント留置術が行われている（図 5）．そのほかの偶発症として出血，穿孔，感染症などがあり，注意を要する．

3. 各疾患に対する ERCP を用いた内視鏡治療

胆管結石に対する内視鏡治療は，内視鏡的乳頭括約筋切開術（EST）の登場により外科的治療法を完全に凌駕した．EST による結石除去後の再発が問題とされ，乳頭機能を温存するという立場より内視鏡的乳頭拡張術（EPBD）が開発された．EST との比較試験により EPBD は，やや低い截石成功率と，偶発症でもっとも重要な膵炎の発症率が高いことが明らかにされてい

表 3　ERCP 関連手技

胆道疾患
胆道造影
胆汁採取
胆管生検
管腔内超音波検査（IDUS）
経口胆管鏡（POCS）
内視鏡的乳頭括約筋切開術（EST）
内視鏡的乳頭拡張術（EPBD）
内視鏡的胆管ドレナージ術（EBD）
経鼻胆管ドレナージ術（ENBD）
経鼻胆嚢ドレナージ術（ENGBD）
乳頭切除術

膵　疾　患
膵管造影
膵液採取
膵管生検
管腔内超音波検査（IDUS）
経口膵管鏡（POPS）
膵管口切開術
膵管ステント留置術（経鼻膵管ドレナージ術）

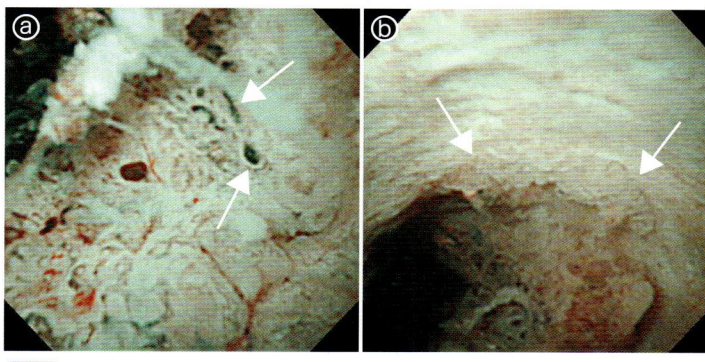

図3 胆管癌の NBI 併用 POCS 像
a：胆管内に乳頭状の腫瘤を認め，拡張蛇行した腫瘍血管（矢印）がみられた．
b：主病巣に連続し側方進展（矢印）が境界明瞭に描出された．

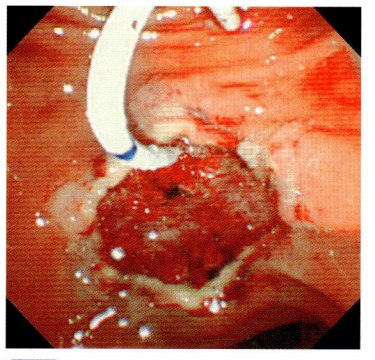

図5
早期十二指腸乳頭部癌に対し，乳頭切除術施行後，膵管ステント（Pit-stent：カテックス社製）を留置した．

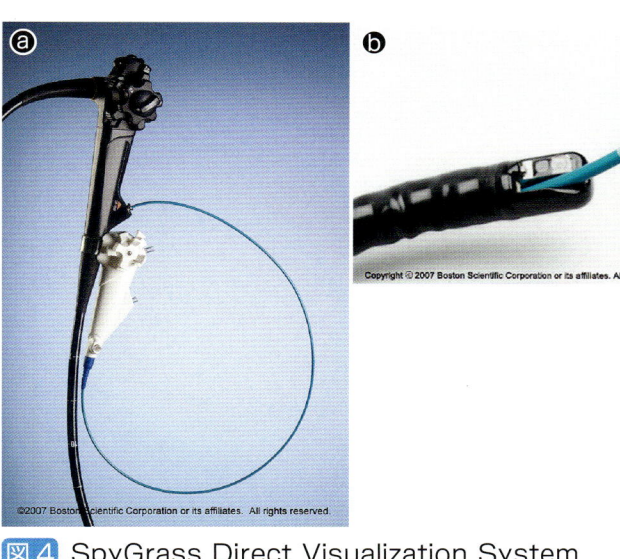

図4 SpyGrass Direct Visualization System
（Microvasive Endoscopy, Boston Scientific Corp., Natick, Mass）

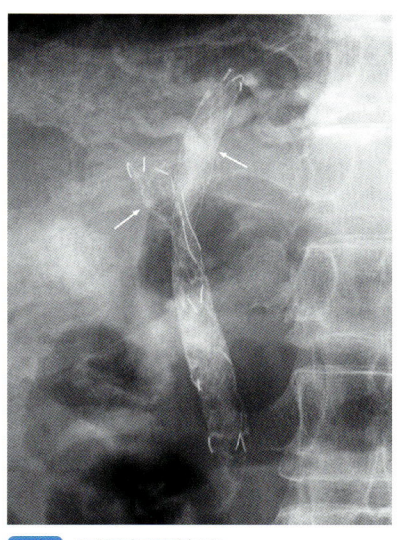

図6 肝門部胆管癌
両側肝内胆管に金属ステント（Niti-S stent：テウンメディカル社製）（矢印）を一期的に留置した．

る[7]．現在，巨大胆管結石を対象に EST と large balloon を用いた EPBD を組み合わせた一期的な截石法が開発され，臨床応用されている．

閉塞性黄疸では，急性胆管炎を併発していることもあり，迅速な原因疾患の特定と適切な胆道ドレナージ術が求められる．現在，急性胆管炎に対する胆道ドレナージ術として，経皮的ドレナージ術より経乳頭的ドレナージ術が推奨されている[1]．非切除例に用いる stent には plastic stent や metal stent などさまざまなものが存在する．とくに metal stent の発展，改良は目覚ましく，肝門部胆管狭窄に対し一期的に2本の stent が挿入可能なものも実用化されている（図6）．経皮的ドレナージ術が困難な急性胆嚢炎に対して経乳頭的にドレナージを行う方法も有用とされている．

慢性膵炎に対する内視鏡治療は，食事療法や薬物療法で改善のない疼痛を有する例が適応である．膵管ステント留置術は，膵頭部主膵管の狭窄および尾側の拡張に対して，ESWL（体外衝撃波結石破砕術）を併用した内視鏡的結石除去術は主膵管内結石に対して行われる．膵管ドレナージ術として，外科治療は内視鏡治療に比較し有効性が高い[8]．ESWL単独治療は，膵石症に対する第一選択の治療法として推奨されている[9]．治療効果が不十分な場合には内視鏡治療の併用を考慮する．

内視鏡的乳頭切除術の適応は，胆管膵管進展のない十二指腸乳頭部腺腫である．十二指腸乳頭部腫瘍の内視鏡治療では十分なセーフティーマージンをとって切除することが困難であり，その治療成績はほかの消化管の粘膜切除術に比較し低い．一方で偶発症発生率は高く，high volume centerでの実施が望ましい状況である．十二指腸乳頭部癌に対する局所切除の是非についてはいまだ結論がでていないが，理論的には，胆管膵管への進展がなく粘膜に限局する癌であればリンパ節転移の可能性はきわめて少ないため，局所切除が可能と報告されている．

4．そのほかの内視鏡的手法

経皮的ルートを用いて胆管鏡や胆嚢鏡を行い，結石の治療を行う方法がある．胆管癌に対する進展度診断に有用であるが，経皮経肝胆道ドレナージ（PTBD）作製による偶発症や瘻孔部再発の問題がある．

親子方式でなく細径のスコープを直接胆管内に挿入する方法の有用性が報告されている．良質な胆管の内視鏡像が得られ，4方向のアングル操作や吸引，送水も容易で，鉗子孔も大きいことから処置能も向上しており，期待される手技である．

近年，消化管や腟などから腹腔内に内視鏡を挿入し，胆嚢，脾臓，虫垂に対する手術を行うNOTES（natural orifice translumenal endoscopic surgery）という新たな手法が登場し，欧米を中心に研究が進められている．

文　献

1）高田忠敬 編：急性胆管炎・胆嚢炎の診療ガイドライン（第1版）．2005，医学図書出版，東京
2）高田忠敬 編：エビデンスに基づいた胆道癌診療ガイドライン（第1版）．2007，医学図書出版，東京
3）田中雅夫 編：科学的根拠に基づく膵癌診療ガイドライン2006年版．2006，金原出版，東京
4）加藤抱一 編：がんの統計'08．がん研究振興財団
5）膵・胆道領域の標準的描出法に関する検討会 編：超音波内視鏡による膵・胆道領域の標準的描出法．2003，オリンパスメディカルシステムズ
6）超音波内視鏡下穿刺術標準化検討委員会 編：超音波内視鏡下穿刺術のためのコンベックス型超音波内視鏡による標準的描出法．2006，オリンパスメディカルシステムズ
7）Weinberg BM, Shindy W, Lo S：Endoscopic balloon sphincter dilation (sphincteroplasty) versus sphincterotomy for common bile duct stones. Cochrane Database Syst Rev 2006；18：CD004890
8）Cahen DL, Gouma DJ, Nio Y, et al：Endoscopic versus surgical drainage of the pancreatic duct in chronic pancreatitis. N Engl J Med 2007；356：676-684
9）Dumonceau JM, Costamagna G, Tringali A, et al：Treatment for painful calcified chronic pancreatitis：extracorporeal shock wave lithotripsy versus endoscopic therapy. A randomized controlled trial. Gut 2007；56：545-552

（伊藤　啓，藤田直孝，野田　裕）

I 総論：[総説]
胆膵内視鏡
——インフォームド・コンセントとリスクマネージメント

インフォームド・コンセント

1．インフォームド・コンセントの成立と内容

侵襲性・危険性のある医療行為や予定された範囲を超える医療行為では，十分なインフォームド・コンセントが不可欠であり，胆膵内視鏡検査・治療はまさに該当する．

インフォームド・コンセントの成立には，①患者の同意能力，②患者への十分な説明，③患者による説明の理解，④患者の自発的な同意，を満たすことが求められている．

患者の同意能力がない場合には，家族などから同意を得なければならない．緊急事態でも同意を得る努力を行い，その経過と結果をカルテに記録する．

インフォームド・コンセントの内容としては，表1のごとく，患者の病名・病態および検査・治療の目的・必要性のみならず，次のようなことがあげられる．

表1 インフォームド・コンセントの内容

1. 患者の病名・病態
2. 検査・治療の目的・必要性
3. 検査・治療の具体的内容・方法
4. 検査・治療の期待される効果
5. 検査・治療の予想される偶発症
6. 代替可能な医療との比較
7. 検査・治療を受けない場合の予後

検査・治療の具体的内容・方法および期待される効果について，胆膵内視鏡では術中に新たに必要となる手技も多く，術前に想定される行為はインフォームド・コンセントが必要である．1回の手技では終了できないこともあり，複数回の検査・治療にも言及する．

予想される偶発症に関しては，発生頻度が比較的高いもの，発生頻度は低いものの生命に危険を及ぼす可能性があるものを説明する．発生頻度・死亡頻度については，学会のガイドラインに示されているように，全国集計が指標となる．しかしながら，すべて報告されているわけではないので，自己施設の成績も示し適宜更新していくべきである．新しい医療については，現時点ではわからない偶発症が発生する危険性についても説明する．なお，偶発症が発生した場合には，早急に病態，治療方針，予後などを含むインフォームド・コンセントが必要となるのはいうまでもない．

また，経皮経肝的治療・外科的治療などの代替可能な医療があれば，それらの有用性・危険性を比較する．

インフォームド・コンセントの結果，提示した検査・治療を受けない場合には，セカンドオピニオンという選択肢があることや予後についても説明する[1]．

2．説明・同意書と個人情報保護

分厚い説明文書を明示し，時間をかけてインフォームド・コンセントを行い，同意書を得るのが望ましいのかもしれないが，多忙な現場では非現実的である．

したがって，ポイントを押さえた説明・同意書を作成する（図1，2）．検査・治療の説明，偶発症の発生頻度・死亡頻度の記載，患者・家族・医師の署名が必要であり，双方（患者・家族用，カルテ用）に残す．

患者・家族へ病名・病態や検査・治療方法を図示しながら口頭によりわかりやすく説明のうえ，同意書を取得し，内容はカルテにも記録する．

方　法
内視鏡的胆膵管造影検査は、内視鏡により十二指腸の胆汁・膵液の出口から胆管・胆のう・膵管に造影剤を注入し、異常があるかどうかを詳しく調べる検査です。必要に応じて、①胆汁・膵液や病変の一部を取って、細胞や組織を検査することもあります。②結石の除去や胆汁・膵液の流出障害を改善させる治療を施行することもあります。

偶発症
1. のどの麻酔薬や消化管の動きを抑える薬により、あるいは検査を楽に受けていただくため鎮痛・鎮静剤を使用する場合に、むかつきやふらつきが生じることがあります。きわめてまれにショックや呼吸不全などが起こる（0.006％）ことがあり、死亡頻度は0.0001％と報告されています。
2. 当院では、最近の約4年間に、急性膵炎（2.89％）・急性胆管炎（0.70％）・急性胆嚢炎（0.20％）・出血（0.30％）が起こったことがあり、まれに穿孔（消化管や胆膵管にあながあく）などの危険もあります。これらは重症化することもあり、最近10年間の死亡頻度は0.027％（重症急性膵炎による）でした。
3. 細心の注意を払って検査・治療していますが、万一、偶発症が生じた場合は、適切な内科的治療あるいは止血処置・輸血・外科的治療などの緊急処置により対処いたします。

検査・治療により得られた個人情報は厳重に保護されます。医療の発展を目的とした研究により学会・論文で報告される場合でも、個人情報は厳守されます。

同意された後でも、検査・治療が開始されるまではいつでも撤回することができます。

私は、上記について説明しました。
　　　　　　　　　　　　　　　　　　　　　　　年　　月　　日

　　　医師署名_____
　　　（同席者署名_____）

私は、現在の病状、検査・治療の必要性、起こりうる偶発症など、上記について説明を受け、十分に理解したうえで、検査・治療を受けることを同意しました。
　　　　　　　　　　　　　　　　　　　　　　　年　　月　　日

　　　患者ID
　　　患者署名_____

　　　家族（親権者）署名_____
　　　　　　　　　　（患者との続柄：　　　　　）

図1 内視鏡的胆膵管造影検査（ERCP）（説明・同意書）

個人情報保護の観点からは，検査・治療により得られたプライバシー（個人情報）はすべて厳重に守られること，医療の発展を目的とした研究のために学会や論文に報告される可能性がある場合でも個人を特定される情報は使用されないことを説明し，同意を得る．

また，同意後も，検査・治療が開始されるまでは自由に撤回できること，同意しない場合でも診療上の不利益は受けないことについてもインフォームド・コンセントが望まれる[1〜4]．

方　法

胆汁や膵液が十二指腸に流れ出る部位を乳頭部と言います。内視鏡により乳頭部の出口を広げる治療法には、電気メスにより切開する内視鏡的乳頭括約筋切開術とバルーンをふくらませる内視鏡的乳頭バルーン拡張術があります。この治療は胆管や膵管に造影剤を注入する検査後に行い、同時に、胆管や膵管内の結石を除去する治療や、胆汁や膵液の流出障害を改善させる治療も施行します。

偶発症

1. のどの麻酔薬や消化管の動きを抑える薬により、あるいは検査を楽に受けていただくため鎮痛・鎮静剤を使用する場合に、むかつきやふらつきが生じることがあります。きわめてまれにショックや呼吸不全などが起こる（0.006%）ことがあり、死亡頻度は0.0001%と報告されています。
2. 当院では、最近の約4年間に、急性膵炎(2.74%)・出血(1.37%)・急性胆管炎(1.14%)・急性胆嚢炎（0.91%)・穿孔（消化管や胆膵管にあながあく)（0.91%）が起こったことがあります。これらは重症化することもあり、最近10年間の死亡頻度は0.027%（重症急性膵炎による）でした。
3. 細心の注意を払って治療していますが、万一、偶発症が生じた場合は、適切な内科的治療あるいは止血処置・輸血・外科的治療などの緊急処置により対処いたします。

検査・治療により得られた個人情報は厳重に保護されます。医療の発展を目的とした研究により学会・論文で報告される場合でも、個人情報は厳守されます。

同意された後でも、検査・治療が開始されるまではいつでも撤回することができます。

私は、上記について説明しました。
　　　　　　　　　　　　　　　　　　　　　　　　　　　年　　　月　　　日

　　　医師署名 _____
　　　（同席者署名_____）

私は、現在の病状、検査・治療の必要性、起こりうる偶発症など、上記について説明を受け、十分に理解したうえで、検査・治療を受けることを同意しました。
　　　　　　　　　　　　　　　　　　　　　　　　　　　年　　　月　　　日

　　　患者ＩＤ
　　　患者署名 _____

　　　家族(親権者)署名_____
　　　　　　　　　　（患者との続柄：　　　　　）

図2 内視鏡的乳頭括約筋切開術(EST)・乳頭バルーン拡張術(EPBD)（説明・同意書）

リスクマネージメント

1. システムの整備

リスクマネージメントとは，最近ではセーフティマネージメントともいわれ，質の高い医療を安全に提供することを目的とした広範囲な概念であり，いかなる状況下においても決断実行できる表2のようなシステムの整備が必要である[3]。

表2 システムの整備

1. 診断・治療方針を検討・確認する．
2. インフォームド・コンセントのうえ，クリニカルパスを活用し，術前準備や患者管理を標準化する．
3. 患者の状態を把握し，術者・助手・看護師・コメディカルと連携する．
4. 手技の教育・熟練をはかり，偶発症の早期発見と対策に習熟する．
5. 外科や放射線科など関連各科と連携し，重症例はICU管理とする．

2. 術前準備

1）適応と禁忌

胆膵内視鏡検査・治療は，入院にて施行するべきであり，適応や方針は，患者の病態や現時点での医療水準および各施設の医療レベルに応じて，的確かつ合理的に決定されなければならない．不明瞭・不透明な要素があれば，カンファレンスなどにより検討・確認し，内容はカルテに記録する．

禁忌には，全身状態が極端に不良な例とヨードアレルギーのアナフィラキシーショック既往例があげられる．軽い蕁麻疹程度の既往では，術前からのステロイド投与や造影剤の使用量をおさえるなどの慎重な対応により施行可能である．

急性膵炎をはじめ強い炎症を生じている病態において，増悪させる危険性がある例は禁忌となる．しかし，総胆管結石の嵌頓による胆石膵炎や急性閉塞性化膿性胆管炎などでは，緊急内視鏡治療の適応となる[3~7]。

2）問診と病状の把握

既往歴や合併症の有無，抗血栓薬（抗凝固薬・抗血小板薬）の有無，咽頭麻酔薬・鎮静薬・鎮痛薬・鎮痙薬・造影剤・抗潰瘍薬・抗菌薬・蛋白分解酵素阻害薬などの薬剤アレルギーの有無を確認する．

また，心電図，胸腹部X線，感染症（HBs-Ag，HCV-Ab），凝固機能，血液型などもチェックし，呼吸・循環状態をはじめ病状の把握に努める．

3）使用機材・X線被曝対策・緊急時対応

十二指腸スコープ，内視鏡システム，患者監視装置，各種処置具，造影剤など目的に応じた機材をすべて準備し，効率よく配置する．各種処置具は，術中に不潔にならないように処置台や収納袋を備える．

患者および術者・助手のX線被曝対策も重要である．照射野や照射時間を最小限にとどめ，術者・助手には防護衣，甲状腺防護，眼鏡などの顔面防護および防護衝立を使用する．

病態や偶発症などにより術中に急変する危険性もあるため，救急カートを準備し，院内や部署での手順を確認する[3]。

3. 患者管理

1）術前管理

クリニカルパス（患者用・医療者用）を作成し，患者・医師・看護師・コメディカルが流れを共有化することが重要である（図3，4）[2~4]。患者の理解を得て不安を和らげるには，病棟看護師からのパンフレットを用いたオリエンテーションも有効である（図5）。

当日は，病棟から血管確保のうえ，輸液・蛋白分解酵素阻害薬を開始する．X線TV室への搬入時に，リストバンドやフルネーム・ID番号

胆膵内視鏡 ── インフォームド・コンセントとリスクマネージメント

日付	月 日（入院） 検査前日 入院〜検査前日	月 日 検査当日 術前	月 日 検査当日 術中	月 日 検査当日 術後	月 日 検査1日目 入院3日目	月 日 検査2日目 入院4日目	月 日 検査3日目 入院5日目
アウトカム	①検査の同意を得る 不安なく検査を受けてもらう	①左と同じ	②安全に施行 異常の早期発見	③偶発症防止の行動をとる 膵炎が出現しない 腹膜炎・穿孔の徴候がない	③左と同じ ④食事摂取後も問題が生じない		
食事	21時より絶食 水分のみ可	朝6時より絶飲		3時間後の血液検査の結果 主治医許可であれば飲水可 タ方より低脂肪流動食開始	緊急血液検査の結果 主治医許可であれば 昼より低脂肪IIB 5分粥食	低脂肪IIB 全粥食	検査前の食事に戻る
安静度	院内フリー			床上安静2時間（状態安定すれば車椅子やベッドサイドトイレ）、その後トイレ歩行可	もとの安静度に戻る		
清潔	入浴可					シャワー可	入浴可
内視鏡まとめ			検査時間　　　分 ドルミカム使用量　　mg スタドール使用量　　mg 呼吸抑制・酸素増量　有・無 血圧低下・輸液反射　有・無 誤嚥　　　　　　　有・無 迷走神経反射　　　有・無 その他　　　　　　有・無				
看護支援 グラフィックチャート	Vital 1検	Vital 1検	Vitalモニター （経時記録参照）	Vital（帰室時・30分後・180分後・120分後・60分後） 腹部所見 腹痛・嘔気・嘔吐	Vital 3検 腹部所見 腹痛・嘔気・嘔吐		
薬剤　注射		持続点滴 ①ソリューゲンF 500ml	術前〜術後 ｛側管ブサン（10）4V ｛5%ブドウ糖250ml/4時間	｛②ビソラック M 500ml ｛③3号ビシナルク500ml 1A ｛タガメット（200）1A ｛④3号ビシナルク500ml 1A ｛タガメット（200）1A ｛側管セフメタゾン1g 生食100ml/検査後・タ	｛①ビソラック M 500ml ｛ブサン（10）2V ｛5%ブドウ糖20ml ｛②3号ビシナルク500ml 1A ｛タガメット（200）1A ｛側管セフメタゾン1g 生食100ml/朝・タ		
内服				3時間後採血I, アミラーゼ	緊急Aセット、血糖		
検査　血液検査	□感染・血型・凝固機能						
放射線	□胸腹部 XP						
心電図	□心電図						
内視鏡			ERCP				
確認項目	□糖尿病 □不整脈 □前立腺肥大症 □抗凝固・抗血小板剤 □その他疾患等（　　） □ERCP同意書 □感染症の有無を検査室に連絡 □義歯、時計、指輪 ヘアピンの取り外し	□IDカードの持参		□末梢持続点滴は昼までで以後ヘパリンロック可			
説明							
指示							
その他							
バリアンス	有　無	有　無	有　無	有　無	有　無	有　無	有　無

図3　クリニカルパス ERCP（午前）

46　Ⅰ　総論［総説］

日付	月 日 治療前日（入院） 入院〜治療前日	月 日 治療当日 術前	月 日 治療当日 術中	月 日 治療当日 術後	月 日 治療1日目 入院3日目	月 日 治療2日目 入院4日目	月 日 治療3日目 入院5日目	月 日 治療4日目 入院6日目	月 日 治療5日目 入院7日目	月 日 治療6日目 入院8日目
アウトカム	①治療の同意を得る不安なく治療を受けてもらう	①左と同じ	②安全に施行異常の早期発見	③偶発症防止の行動をとる 膵炎・出血が出現しない 腹膜炎・穿孔の徴候がない	③左と同じ ④食事摂取後も問題が生じない					
食事	院内フリー	朝透明流動飲食 以後絶飲食		3時間後の血液検査の結果 治医許可あれば昼より低脂肪流動食開始 夕より低脂肪ⅡA 3分粥	低脂肪ⅡA 5分粥食	低脂肪ⅡA 全粥食	検査前の食事に戻る		
安静度	入浴可			床上安静3時間（状態安定すればサイドレ椅子ベッドサイドトイレ）、その後トイレ歩行可	もとの安静度に戻る					
清潔						シャワー可	入浴可			
内視鏡器具まとめ			治療時間　　　分 ドルミカム使用量　　mg スコポラン使用量　　mg 嘔気・嘔吐　有　無 血圧低下・徐脈　有　無 誤嚥　　　　　有　無 迷走神経反射　有　無 その他							
看護支援グラフィックチャート	Vital 1 検	Vital 1 検	Vital モニター (経時記録参照)	Vital（帰室時・30分後・60分後・120分後・180分後） 腹部所見 腹痛・嘔気・嘔吐	Vital 3 検 腹部所見 腹痛・嘔気・嘔吐					
薬剤　注射	持続点滴 ①ソリューゲンF 500ml		術前〜術後 { 膵セクメタジン1g 5%ブドウ糖250ml/4時間	{③3号ビシナルク500ml アドナ(20) 1A 膵セクメタジン1g 生食20ml/検査後	{①ビシラックM 500ml ブサン(10) 2V アドナ(20) 1A 5%ブドウ糖20ml ②3号ビシナルク500ml 膵セクメタジン1g 生食100ml/朝・夕 膵オメプラール(20) 1A 生食20ml/朝・夕	{①ビシラックM 500ml ブサン(10) 2V アドナ(20) 1A 5%ブドウ糖20ml 膵セクメタジン1g 生食100ml/朝 膵オメプラール(20) 1A 1T朝後	{3号ビシナルク500ml アドナ(20) 1A 膵セクメタジン1g 生食100ml/朝	{3号ビシナルク500ml アドナ(20) 1A		
内服					□末梢持続点滴は昼まで以後ヘパリンロック可	オメプラール(20)					
検査 血液検査	□感染・血型・凝固機能			緊急Aセット、血糖						
放射線	□胸腹部XP			3時腋血I、アミラーゼ						
心電図	□心電図									
内視鏡			ERCP関連手技							
確認項目	□糖尿病 □不整脈 □前立腺肥大症 □抗凝固・抗血小板剤 □その他疾患等（　　　） □ERCP同意書 □感染症の有無を検査室に連絡 □義歯、時計、指輪ヘアピンの取り外し	□IDカードの持参								
説明										
指示										
その他										
バリアンス	有　無	有　無	有　無	有　無	有　無	有　無	有　無	有　無	有　無	有　無

図4　クリニカルパス EST・EPBD（午後）

により患者本人の確認を行い，病棟看護師からTV室看護師へ情報を伝達する[3]．

2）術中管理

a．基本姿勢

心構えとして，無理せず，丁寧かつ安全な操作を心がける．とくに，乳頭が変形するような挿管操作は乳頭浮腫をきたし，急性膵炎の原因となるため注意を要する．また，患者の状態を適切に判断し，検査は30分以内，治療は60分以内を目安に施行する[3,7]．

b．前処置

患者の緊張をほぐし，前処置へ入る．咽頭麻酔後，患者監視装置を装着する．患者の苦痛軽減のため，sedationを施行する．通常，鎮静薬と鎮痛薬を併用し，高齢者などでは減量する．呼吸抑制と血圧低下の危険性を考慮し，経鼻の酸素投与（2 l/min）を行い，拮抗薬も準備する[3]〜[7]．

鎮痙薬には臭化ブチルスコポラミンを用いるが，高齢者・循環器系疾患・前立腺肥大・緑内障などの患者にはグルカゴンを使用する．

c．術中記録

検査・治療は，術者・助手の医師2名（緊急時など状況により医師3名）で行う．操作室にて待機する看護師は，患者を観察しながら患者監視装置によりバイタルサインを確認し，スコープ挿入・膵胆管造影・各種治療・スコープ抜去などを経時的に記録する．常に患者の状態を把握し，異常があれば術者・助手・看護師・技師と連携のうえ対処する[3]．

d．呼吸抑制・血圧低下・体動対策

原則的には酸素飽和度が93％より下がらな

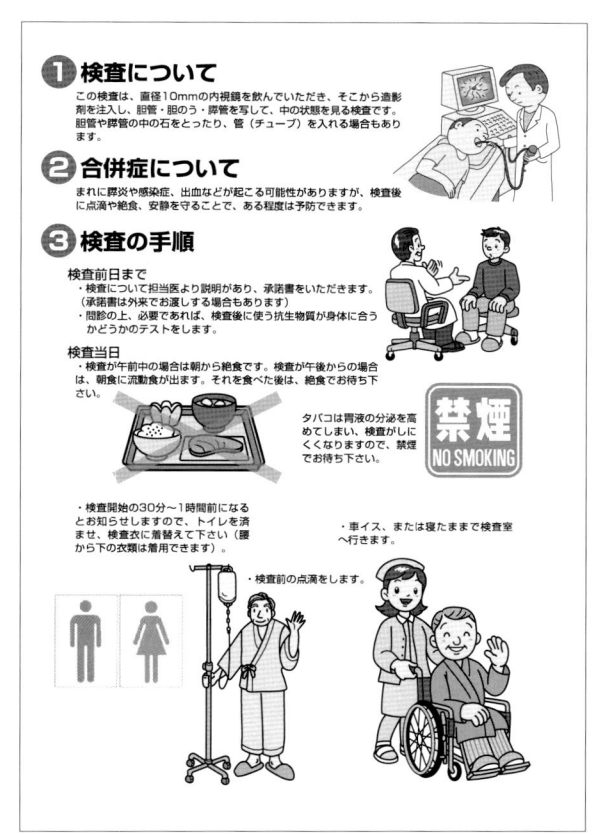

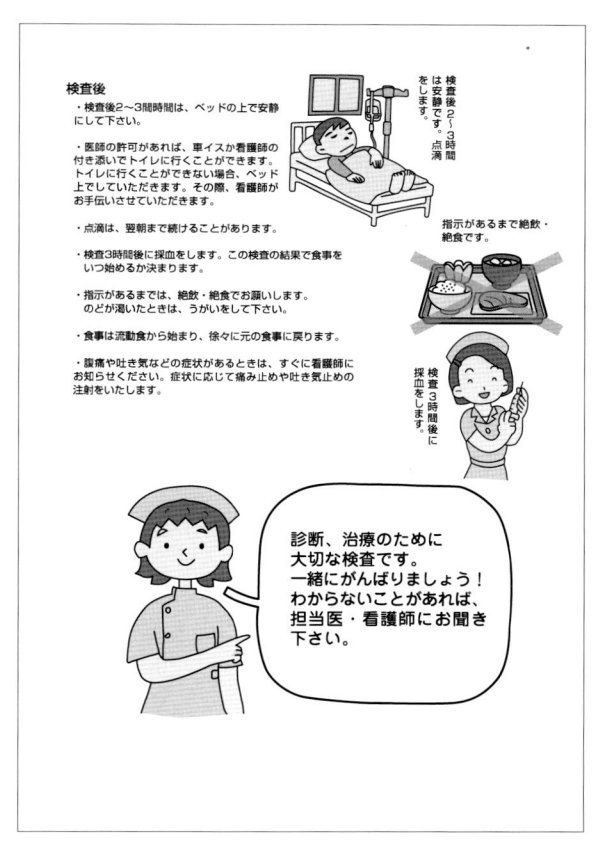

図5　パンフレットを用いた説明

いように酸素投与を適時増減し，血圧低下がみられるときには点滴速度を加減する．改善しなければ拮抗薬を使用し，悪化すれば検査を中止し，患者の状態改善を最優先する．

鎮静薬と鎮痛薬を併用する sedation 下では，自己抑制の消失から体動することがある．対策として，①鎮静薬の追加によりコントロールする，②拮抗薬により覚醒させ，励ましながら施行するなど状態に応じて選択する[3]．

3）術後管理

a．終了直後

乳頭浮腫対策として，エピネフリン添加生理食塩水を乳頭に散布する．ただし，効果に関しては議論のあるところである．

スコープ抜去後は，患者の安静，拮抗薬投与，バイタルサインチェック，患者への問いかけによる意識レベルや上腹部痛の有無，腹部所見の有無，X線撮影にて右腎周囲などの腹腔内遊離ガス像の有無などの確認を行う[3]．

b．帰室後

術者・TV室看護師から担当医・病棟看護師へ申し送られる内容により，症状，腹部所見，バイタルサイン（帰室時・30・60・120・180分後）などを慎重に観察する．

標準化された輸液・蛋白分解酵素阻害薬・抗潰瘍薬・抗菌薬などを投与する．蛋白分解酵素阻害薬には血中半減期があるため，血中濃度を考慮して術前から術後の持続投与や急速静注が必要である．また，3時間後に血液検査（白血球・アミラーゼなど）を行い，腹部症状や所見に応じた安静度や食事制限などの患者管理が重要である[1]〜[7]．

文　献

1）小越和栄，多田正大，熊井浩一郎，他：消化器内視鏡リスクマネージメント．Gastroenterol Endosc 2004；46：2600-2609
2）安田健治朗：ERCP から EST・EPBD の基礎と応用―リスクマネージメントの観点から．岡崎和一編：胆膵内視鏡治療の基本手技―困難例への対処とこつ（改訂第2版）．2007, 2-13, 診断と治療社, 東京
3）向井秀一，五十嵐良典，木田光広：ERCP ガイドライン．日本消化器内視鏡学会卒後教育委員会編：消化器内視鏡ガイドライン（第3版）．2006, 105-119, 医学書院, 東京
4）五十嵐良典，久保田佳嗣，向井秀一：ERCP ガイドライン．日本消化器内視鏡学会卒後教育委員会編：消化器内視鏡ガイドライン（第2版）．2002, 94-108, 医学書院, 東京
5）中島正継，安田健治朗，趙　栄済，他：診断法としての ERCP の今日的意義．消化器内視鏡　1998；10：1377-1385
6）金子栄蔵，小越和栄，明石隆吉，他：内視鏡的逆行性膵胆管造影検査（ERCP）の偶発症防止のための指針．Gastroenterol Endosc 2000；42：2294-2301
7）向井秀一：ERCP の基本手技と困難例に対する対応―胆管への選択的挿管を中心に．岡崎和一編：胆膵内視鏡治療の基本手技―困難例への対処とこつ（改訂第2版）．2007, 66-73, 診断と治療社, 東京

（向井秀一，渡辺明彦，菅原　淳）

I 総論：[総説]

胆膵内視鏡教育

近年，CTやMRIといった胆膵領域の画像診断の目覚ましい進歩により，胆膵疾患に対する胆膵内視鏡の役割は大きく変化し，より低侵襲で高精度なCT, MRIの必要性が高まり，侵襲的な胆膵内視鏡すなわちERCPが診断的手技として用いられることは少なくなってきた．その反面，処置具の開発などにより，安全な治療的ERCPが比較的容易に行えるようになったため，ERCPが治療手技として用いられることが増加している．また，比較的低侵襲な胆膵内視鏡すなわちEUSにおいては，電子ラジアル型EUSの開発やコンベックス型EUSの普及により，FNAを含むEUSを用いた診断・治療手技の必要性が高まりつつある．

このように胆膵内視鏡は大きくERCPとEUSの2本柱からなっており，胆膵疾患に対する診療で欠かすことのできない手技である．また，胆膵内視鏡，とくにERCPは消化器内視鏡のなかでももっとも偶発症の多い検査・治療手技であり[1]，ERCP後急性膵炎は致命的となることもありうる．さらにこれらの偶発症の発生率は術者の経験症例数と密接に関係していることも指摘されている[2]~[4]．昨今の医療界を取り巻く諸事情を考慮すれば，いかに胆膵内視鏡の偶発症を防ぎながら，胆膵内視鏡医を教育，育成していくかが指導医たちに課された重要な課題である．

本稿では東京慈恵会医科大学の胆膵内視鏡の教育システムを紹介し，効果的な胆膵内視鏡教育について述べたい．

東京慈恵会医科大学の研修システム（胆膵内視鏡研修を受ける前に）

当院の研修システムで内視鏡科の胆膵内視鏡研修を受けるためには，当院での2年間のスーパーローテート研修を受けた後，消化器肝臓内科のレジデントとして3年間の研修を修了，もしくは当院の研修システムに準じた研修を修了しなくてはならない．

具体的には当院での研修は卒後1年次に内科系（消化器・肝臓，循環器，呼吸器，血液，糖尿病・代謝内分泌，腎臓・高血圧，リウマチ・膠原病，神経内科のうち3科を選択），外科系（消化器，肝胆膵，呼吸・乳腺，血管，小児外科のうち1科を選択），麻酔科の研修を行う．2年次には小児科，産婦人科，精神科，地域医療研修を行い，これら必修の研修のほかに研修科を自由に選択できる期間が与えられる．この自由選択期間に内視鏡科研修を選択した場合，3カ月の研修期間中に200例以上の上部消化管内視鏡検査を行い，上部消化管内視鏡に関して指導医の監督を必要としないレベルに達することができる．胆膵内視鏡研修を志す研修医の多くが，スーパーローテート研修2年次に内視鏡科研修を選択している．

2年間のスーパーローテート研修の後は，消化器肝臓内科のレジデントとなり3年間の専門

研修を行い，大学病院消化器肝臓内科，関連施設，内視鏡科，救急部などをローテートしながら，消化器内科医に必要な基本的な手技（腹部US，上部消化管内視鏡検査，腹部CTの読影，など）を研修する．少なくともこの期間内に上部内視鏡検査を一人で行えるレベルに達しておくことが望ましい．

胆膵内視鏡研修に進むためには，少なくとも，以上の研修を修了しておかなくてはならない．もちろん，他院で卒後の研修を受ける研修医も多く，当院の研修システムに準じた研修を修了していれば，当科での胆膵内視鏡研修を受けることができる．

胆膵内視鏡研修

1．胆膵内視鏡研修を受ける資格

当科での胆膵内視鏡研修を受けるためには，① 上記研修を修了していること，② 上部消化管内視鏡検査が指導医の監督なしで行えること，が必要である．これらの条件を挙げる理由はいくつかある．胆膵内視鏡研修は内視鏡を行う前から始まり，内視鏡が終わってからも続く．胆膵内視鏡前の患者の病態の把握なしに胆膵内視鏡を行うことは許されない．

また，当科は内視鏡科のため直接，患者の主治医になることはないが，仮に主治医ではないからといって胆膵内視鏡後にその後の治療や経過観察にまったく関わらないのは好ましくない．このためには腹部USやCTの読影を行う能力が必要であり，また原疾患や併存疾患についても胆膵内視鏡以外の診断・治療法を含め理解していなくてはならない．また，術中管理として，モニタリングや薬物投与など，緊急対応ができる必要がある．さらに，もっとも重要なのは患者とのコミュニケーションである．これらのことをすべて完璧にこなす必要はないが，少なくとも，患者の病態に対する内視鏡以外の診療にも積極的に取り組む姿勢は必要であり，通常のローテート研修で上記のような技術，姿勢は身につくはずである．

また，ERCPは側視鏡，EUSは斜視鏡であるため，通常の上部消化管内視鏡検査に精通しないと，その扱いは難しい．当院の研修システムでは初期の2年次の研修中に上部消化管内視鏡検査が指導医の監督なしで行えるレベルに到達することが可能であるが，5年の初期・後期研修の終了後にそのレベルに到達していなくてもよい．その場合，当科で再度，上部消化管内視鏡検査のトレーニングを受けてもらうが，ほぼ2カ月，200例の上部消化管内視鏡検査を行った時点で多くが目標のレベルに到達することができる．

2．胆膵内視鏡研修の実際

当科には4名の胆膵内視鏡の指導医がおり，東京慈恵会医科大学本院と二つの分院で胆膵内視鏡の指導を行い，年間約1,000件のERCP（90％が治療内視鏡）と300件のEUSを行っている．それぞれの病院で1～2名の胆膵内視鏡研修医がいるが，十分な症例が研修医に割り当てられるようになっている．当科での胆膵内視鏡の研修期間はとくに設けてはいないが，治療内視鏡まで行うようになれるには少なくとも2年以上の研修期間が必要である．胆膵内視鏡研修期間中は上下部内視鏡の研修も同時に続ける．以下に当科の胆膵内視鏡研修の実際について各ステップの到達目標を中心に述べる．

1）ERCP研修（図1）

第一ステップ　第二助手

まず，最初の30例は第二助手として第一助手の介助を行う．この期間に，ERCP中の適切な麻酔管理，内視鏡機器や処置具の準備，使用法について学ぶ．

第二ステップ　第一助手

第二助手として，第一助手の介助がスムーズ

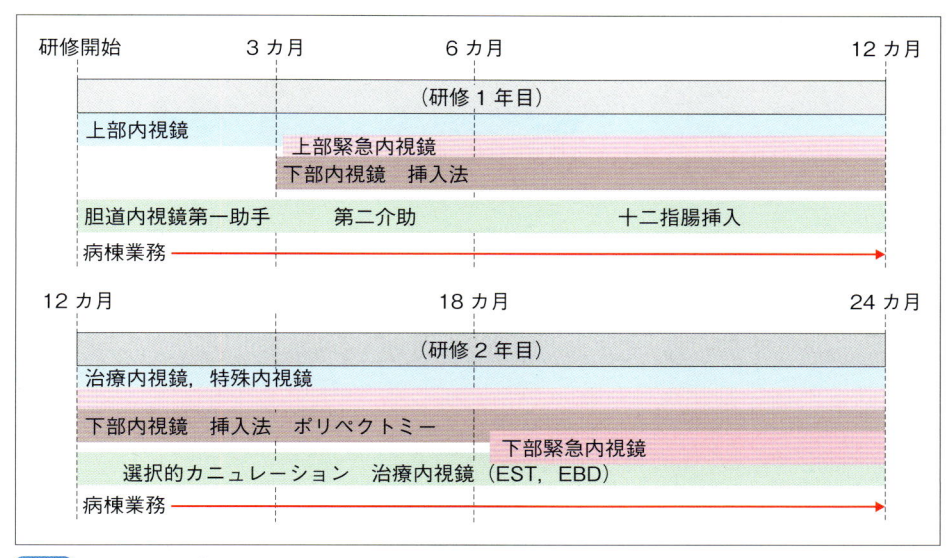

図1 ERCP 研修システム

に行えるようになれば，第一助手として実際の術者の介助を30例行う．この期間にガイドワイヤーの操作，ステント，機械的砕石具などの処置具の操作を正しく行えるようにする．さらに，どのような病態にはどの処置具が適しているのか，ある処置具がうまくいかない場合は次にどのような処置具を使うのかを正しく理解し，指導医である術者と同じストラテジーを組み立てられるようになるのが望ましい．

このなかでガイドワイヤー操作の難易度がもっとも高く，30例の第一助手を行ってもすべての種類のガイドワイヤー操作をマスターできるわけではない．次のステップである内視鏡挿入を開始しても乳頭を正面視したのちは，術者と交替し，そのまま第一助手を行い，引き続きガイドワイヤー操作など，処置具の操作の研修を行う．

第三ステップ 挿入から乳頭正面視

術者の介助がスムーズに行えるようになれば実際に内視鏡の挿入を始める．このステップからは指導医による Hands-on トレーニングが中心になる．このステップの目標はスコープを十二指腸下行脚まで挿入し，スコープをストレッチした状態で乳頭を正面視することである．明確な経験症例数を設けず，安全かつスムーズな挿入，安定した正面視ができるまでは次のステップに進ませないようにしている．

第四ステップ 選択的カニュレーション

EST 後やステント交換時など比較的やさしい乳頭からカニュレーションを開始する．基本的なカニュレーションの方法や，困難例に対する工夫法にはいくつかのパターンがあり，すべて Hands-on にて指導しているが，次のステップにいくためにすべてをマスターする必要はない．少なくとも正確な乳頭正面視からのカニュレーションと胆管深部挿管が85％以上の確率でできるようになれば治療内視鏡の研修を開始する．85％以上の成功率に達するには，もちろん個人差があるが，約200例の ERCP を経験する必要があり[5]，ここまでくるのに18カ月から24カ月を要する．

第五ステップ 治療内視鏡

正確な選択的カニュレーションが可能になれば，治療内視鏡研修を開始する．比較的容易なプラスチックステント留置，ENBD 留置から始め，EPBD，EST まで修得する．これらの治療

内視鏡は難易度が高く，偶発症が発生しやすい．しかし，カニュレーションまでのステップでスコープの確実な操作が行えるようになっていれば，その分，上達も早い．

このステップでの研修は決して急ぐことのないよう，スコープやカニューレを自在に操れるようカニュレーションまでのステップに十分な研修時間をとるようにしている．

> その他　カンファレンス

定期的に肝胆膵外科，消化器肝臓内科，内視鏡科の合同カンファレンスを行い，自分が施行した症例のプレゼンテーションを行い，手技後の治療，経過観察に主治医とともに積極的に加わるようにしている．

2）EUS研修

EUSスコープの先端硬性部分が長く，消化管穿孔などの偶発症を起こしやすいために，EUS研修はERCPスコープの挿入がスムーズに行えるようになってから開始する．また，EUS研修を開始する前に腹部超音波検査をマスターしておくことが薦められる．これはEUSが内視鏡の操作のみならず，得られる画像をリアルタイムで読影する技術が必要とされる検査だからである．EUSスコープの操作がいくら上手くても，今，描出されている臓器が何であるか理解できなければ，なんの意味ももたない検査となってしまう．日々のEUS指導において，内視鏡操作よりもEUSで得られる画像，解剖を理解させることに，より時間を費やすことも珍しくない．

さて，EUSスコープにはラジアルタイプとコンベックスタイプの2種類がある．研修を開始する場合，どちらのタイプのスコープから始めるかという問題がある．胆膵領域に限った場合，どちらもスクリーニング検査において同等の能力を有しているが，EUS-FNAに代表される穿刺による診断・治療手技はコンベックスタイプのEUSスコープを用いないと行えない．とな

ると，EUS研修はコンベックスタイプだけで十分であるということになる．しかし，コンベックスタイプは本邦では普及に至っておらず，たとえば当科でコンベックスタイプEUSの研修を受けても，その後，コンベックスタイプEUSのある施設で働くとはかぎらない．したがって，当科ではラジアルタイプEUSの研修からスタートさせている．さらにラジアルタイプEUSで得られる画像は腹部CT画像に近く，コンベックスタイプに比べ理解しやすい．ラジアルタイプのEUSに慣れてからコンベックスタイプEUSの研修に入ったほうが，上達が早い．

実際のEUS研修はERCP研修と並行して行われる．胃内操作による描出の研修から始め，解剖を理解し，目的の臓器を安定して描出できるようになれば，ショートポジションによる十二指腸操作そしてロングポジションによる十二指腸操作の研修へと進むようにしている．目標症例数は設けていないが，ラジアル，コンベックスタイプとも指導医のもと70〜100例くらいこなせば，当科で行っている標準的な描出法をマスターすることができ，EUSを指導医の監督なしで行えるレベルに達する．

3）Computer simulationと学習用DVD

当科ではイスラエルの航空機用simulatorメーカーであるSimbionix社が開発したcomputer simulator（GI Mentor）を導入している．ERCP用には内視鏡画像と透視画像の両方を同時に表示できる特徴的な2画面構成をもち，総胆管結石症など10症例を搭載している．また，数種類のアクセサリーを用いてESTやステント留置などの処置が可能である．EUS用にはラジアルタイプ，コンベックスタイプの2種類のEUS画像を搭載し，EUSの先端の位置を示す3次元解剖とEUS画面がリアルタイムで表示される．これらは高価ではあるが，初心者にとってERCPテクニックに慣れ，EUSの解剖を理解するのに役立つ．

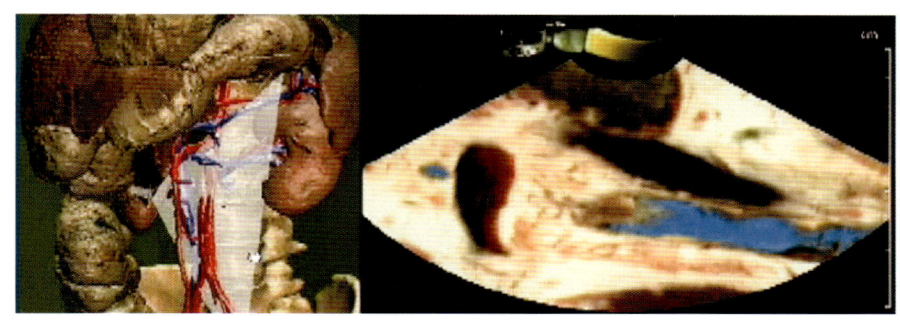

図2 EUS meets VOXEL-MAN

さらにEUSに関してはさまざまな学習用DVDやビデオが作られている。とくに、ドイツで開発された"EUS meets VOXEL-MAN"[6]は実際の人間を用いた解剖の3DアトラスにEUSの画像を組み合わせたもので、パソコン画面でEUSのトランスデューサーを動かすとどのようなEUS画面になるかを3Dアトラスが示す仕組みになっており、コンベックスタイプEUSの解剖を理解するうえで非常に役立つ（図2）。当科でもこのDVDを積極的に利用している。

効果的な胆膵内視鏡教育とは

当院の胆膵内視鏡教育の実際を紹介したが、当院では経験的に大まかな目安はあるものの、具体的な研修期間や目標症例数を設定していない。当然のことながら、目標症例数を達成しても指導医の監督を必要としないレベルに達していない場合もあり、各段階での実際の手技のゴールを設定し、それをクリアしてから次のステップに進むようにしている[7]。

欧米で症例数とトレーニングに関する多数の臨床研究が行われ、ERCPが指導医の監督なしで行えるレベルになるための経験症例数がガイドラインとして示されてきた。しかし、米国消化器内視鏡学会（ASGE）は180例のERCP（うち治療が半数）を推奨しているものの、同時に施設間の症例数や指導医の能力の違いから、この症例数を設定することに問題があることも指摘している[5]。このように、あるレベルに到達するためのゴールは各施設で大きな差はないものの、実際のところ目標症例数と研修期間に関するコンセンサスが得られていないのが世界の現状である。

ではどのような施設が、教育を提供する場として相応しいのであろうか。これに関して、症例数とERCPの成功率および偶発症発生率に関する臨床研究が行われてきた。Kapralら[2]は年間50例以上のERCPを行う施設とそれ以下の施設で、ERCPの成功率、偶発症発生率に有意差を認めたとし、Loperfidoら[3]は年間200例未満の施設で偶発症が有意に多かったとしている。また、Freemanら[4]は毎週ESTを行う施設では行わない施設に比べ有意にESTによる偶発症が少なかったとしている。

これらの報告ではおおむね安全なERCPを行っている施設とは、最低でも年間50例以上のERCPを行い、ESTを毎週行っている施設ということになる。さらに複雑な手技を行い、高い成功率を達成するためには施設として年間、100〜200例くらいのERCPが必要となることが予想される[8]。また年間200例以上の施設の研修内容がERCP研修医にとって満足できるものとされており[9]、質の高い教育を提供しながら、患者の不利益にならないようにするとい

う観点からも ERCP 教育を行う施設として年間 250 例以上の施設が ERCP のトレーニングを行うべきと考える[10]．

EUS に関しても考え方はほぼ同じであるが，EUS は ERCP ほど偶発症の発生率は高くなく，外来で行う検査であるため，ERCP ほど厳格な制限は要らないが，年間 100 例前後の EUS を行っている施設が望ましいと考える．

おわりに

当院の胆膵内視鏡教育システムを紹介し，効果的な胆膵内視鏡教育について述べた．効果的な胆膵内視鏡教育とは，優れた胆膵内視鏡の指導医と豊富な症例を研修医に提供できる施設が質の高い教育を行うことで達成される．医師および患者双方の利益のために，今後，欧米のようなガイドラインとまではいかないが，少なくとも教育のゴールや指導施設の条件などは明文化し，教育施設の認定など胆膵内視鏡教育システムの確立が必要であろう．

文 献

1) 日本消化器内視鏡学会 監修：消化器内視鏡ガイドライン（第3版），2006，医学書院，東京
2) Kapral C, Duller C, Wewalka F, et al：Case volume and outcome of endoscopic retrograde cholangiopancreatography：result of a nationwide Austrian benchmarking project. Endoscopy 2008；40：625-631
3) Loperfido S, Angelini G, Benedetti G, et al：Major early complications from diagnostic and therapeutic ERCP：a prospective multicenter study. Gastrointest Endosc 1998；48：1-10
4) Freeman ML, Nelson DB, Sherman S, et al：Complications of endoscopic biliary sphincterotomy. N Engl J Med 1996；335：909-918
5) American Society for Gastrointestinal Endoscopy (ASGE)：Endoscopy Training Committee. ERCP core curriculum. Gastrointest Endosc 2006；63：361-376
6) Brumester E, Leineweber T, Hacker S, et al：EUS meets VOXEL-MAN：Tree-dimentional anatomic animation of linear-array endoscopic ultrasound images. Endoscopy 2004；36：726-730
7) Kowalski T, Kanchana T, Pungpapong S：Perceptions of gastroenterology fellows regarding ERCP competency and training. Gastrointest Endosc 2003；3：345-349
8) Guda MN, Freeman ML：Are you safe for your patients—how many ERCPs should you be doing? Endoscopy 2008；40：675-676
9) Joint Advisory Group on Gastrointestinal Endoscopy：Recommendations for training in gastrointestinal endoscopy. 1999, British Society of Gastroenterology, London
10) Tajiri H：How shall we effectively train gastrointestinal fellows in the near future? Dig Endosc 2006；18：S143-S149

（今津博雄，田尻久雄）

I 総論：[検査・治療手技の標準とコツ]

ERCP 検査の実際
── 標準手技と診断のコツ

術前・術後処置

1．前投薬

　原則としてドルミカム®5 mg 静注とブスコパン®1 A 筋注を行っている．十分な鎮静が得られない場合や検査中苦痛が出現した場合は，ドルミカム 2.5 mg 静注を追加する．治療内視鏡で検査時間が長く，苦痛が予測される場合にはソセゴン®7.5〜15 mg 静注を併用している．なお検査中不穏がみられた場合には，アネキセート®を 5 ml 静注して覚醒させ，患者にやさしく丁寧に話しかけることで大抵は了解が得られ検査を完遂することができる．

2．造影剤・モニタリング・検査機器の配置

　造影剤は胆管・膵管とも 60％ウログラフィン®20 ml に生理食塩水 2 ml とゲンタシン®1/2 A を混注し，濃度を約 50％にしたものを使用している．使用注射器は 20 ml のものを用い，注射器およびカニューレ内の気泡を十分除去しておくことが重要である．

　検査中はパルスオキシメーターの装着は必須であり，心疾患患者では適宜自動血圧計・心電図もモニタリングする．なお術中は右上肢血管確保のうえ，酸素飽和度に応じ経鼻カニュラによる酸素投与を行う．

　また X 線 TV モニターと内視鏡 TV モニターは被検者の頭部背側に近接した状態で設置し，二つのモニターと被検者の状態を術者並び

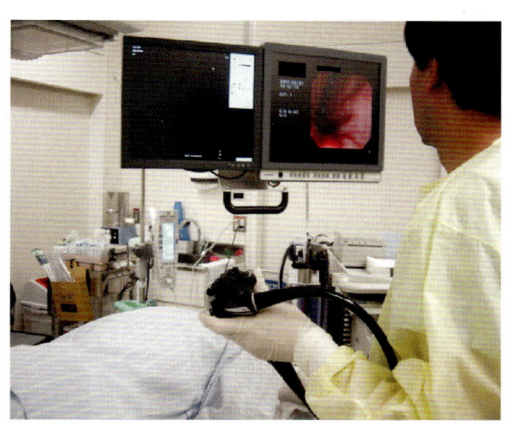

図1 内視鏡と X 線 TV モニターの配置

に助手が常に同時観察できることが望ましい（図 1）．

3．術後処置・点滴

　原則として 1 泊入院で行い，検査後 2 時間後に血算と血清アミラーゼ値の測定を行う．通常の造影のみであればアミラーゼ値 300 IU/l までは許容範囲と思われる．300 IU/l 以上あるか翌朝まで腹痛が持続している場合には翌朝もアミラーゼ値を測定する．当院では抗生剤並びに蛋白分解酵素阻害薬（FOY 400 mg）を術前 1 時間前から術後にかけて点滴静注している．

ERCPの実際とコツ

基本的手技

❶ ストレッチ法と乳頭正面視の仕方

① スコープ挿入は鎮静剤が十分効いてから腹臥位ないし半腹臥位（腹臥位から右肩を少し上げた体位）で開始する．
② 側視鏡でも可能なかぎり喉頭〜下咽頭は直視下に行い，左梨状窩から正中方向に軽く右ひねりしながら咽頭部を通過する．
③ 食道胃接合部をdownアングルで通過後，スコープを少し左回転し大弯のひだの方向を確認する．
④ 次にスコープを右回転させながら胃体上部後壁を越え，胃体下部へとスコープを進める．
⑤ その後胃角部小弯を視野に入れ，胃内の空気を十分吸引しながらスコープを幽門部まで進め，軽いdownアングルをかけて幽門輪を通過する．なお瀑状胃で胃体上部後壁を越えにくい症例では，体位を腹臥位→左側臥位にすることで空気が移動し，胃体下部へのスコープ挿入が容易となる．
⑥ 十二指腸球部に到達した後は，上十二指腸角（SDA）を確認し，スコープの右回転とupアングルでSDAを越え先端を十二指腸下行部へ進める．
⑦ 次に右アングルをいっぱいかけてロックし，

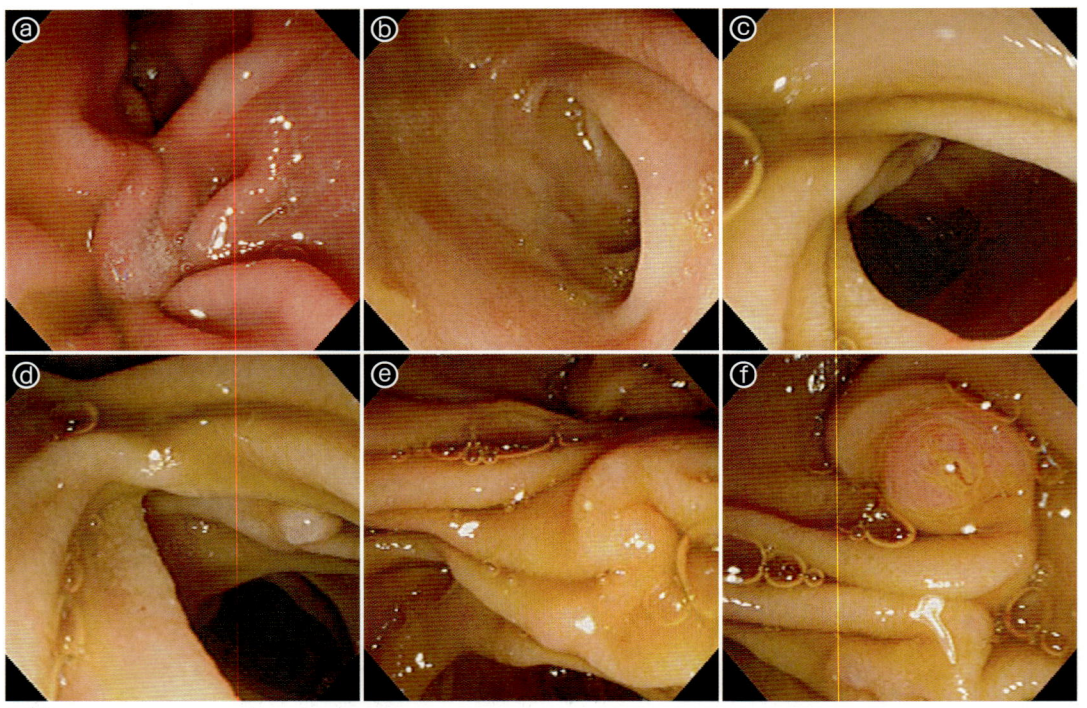

図2　十二指腸へのスコープ挿入とストレッチ法
　a：軽いdownアングルで幽門輪を通過する．
　b：十二指腸球部に入ったら上十二指腸角（SDA）を確認する．
　c：スコープの右回転とupアングルでSDAを越える．
　d：右アングルをいっぱいにかけてロックし，upアングルをかけながらゆっくりストレッチする．この途中で副乳頭を観察する．
　e：しっかりストレッチされるとスコープ先端が主乳頭下方まで誘導される．
　f：右アングルを少し解除し，upアングルと空気量の微調整を行い，主乳頭を正面視する．

upアングルをかけながらゆっくり引き抜くとスコープ先端は主乳頭やや下方まで誘導される[1]．

⑧ 主乳頭の正面視は右アングルを少し解除し，upアングルや空気量の微調整を行うことで可能となる（図2a〜f）．

> **重要**
> ストレッチの際スコープが抜けないようにするポイントは右アングルをしっかりかけることである．またカニュレーション中はアングルノブを半ロックにしておいた方が抜けにくい．乳頭は口側隆起を11時方向に向けるのがカニュレーションに最適な正面視といえる．

❷ 乳頭開口部と乳頭観察位置

乳頭開口部形態から乳頭内の胆管膵管合流形式を予測することの有用性は猪股らにより報告されているが[2]，すべての症例で理論どおりに胆管挿管手技を選択できるものではない．しかし別開口型・タマネギ型では胆管口と膵管口が別個であり，カニュレーションする前に乳頭開口部形態をよく観察することは重要である．

乳頭観察位置に関してはERCPガイドライン[3]にも記載されているが，大きく分けて近接・中間・遠景の3パターンがあり，スコープポジションは近接ではストレッチが強め，遠景ではややプッシュぎみのストレッチとなる（図3）．遠景法はカニューレ操作が難しく，特殊例を除き近接ないし中間法から始める．

近接　　　　中間　　　　遠景

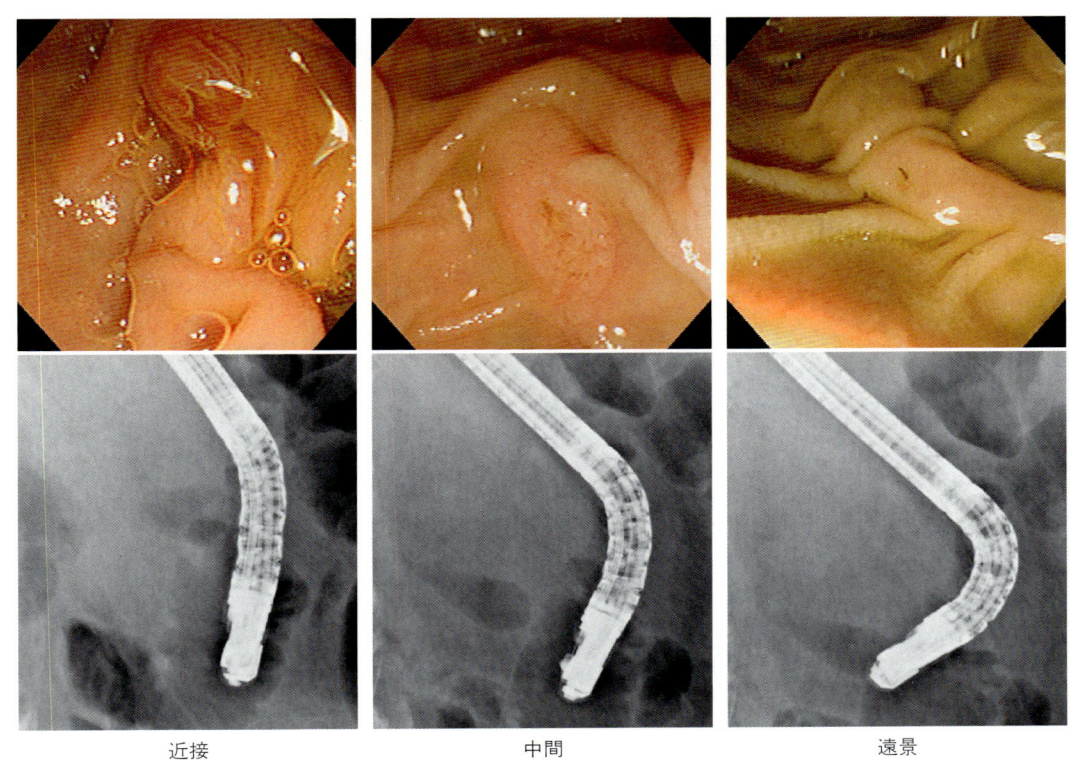

図3 乳頭観察位置とスコープポジション

> **重要**
> 本邦でも近年処置用スコープの普及に伴い近接法が盛んである．しかし ERCP の基本はあくまでも中間法であり，両者をマスターすることが不可欠である．

❸ カニュレーションの方法

カニュレーションにあたっては，十二指腸内で時々空気を吸引して十二指腸内圧を下げ，乳頭括約筋を弛緩させるような愛護的操作を心がける．また，カニューレの突き上げ操作は乳頭括約筋の spasm を誘発するため，過度の突き上げは控えるようにする．

1）膵管造影

ふつうにカニュレーションすると大抵は膵管が造影されるので，最初はとくに工夫は要しない．しかし，膵管造影を目的とする症例で最初に胆管が造影された場合には，乳頭開口部の 1～2 時方向を垂直に膵管走行に一致させて挿管してみる．これでも造影されない場合は先細カニューレやメタルチップ型カニューレの使用，それでも造影できなければ副乳頭造影を試みる．副乳頭造影は push 法のほうがカニュレーションの安定性が得られる．

2）胆管造影

胆管造影に際して著者らは乳頭口側隆起の大き

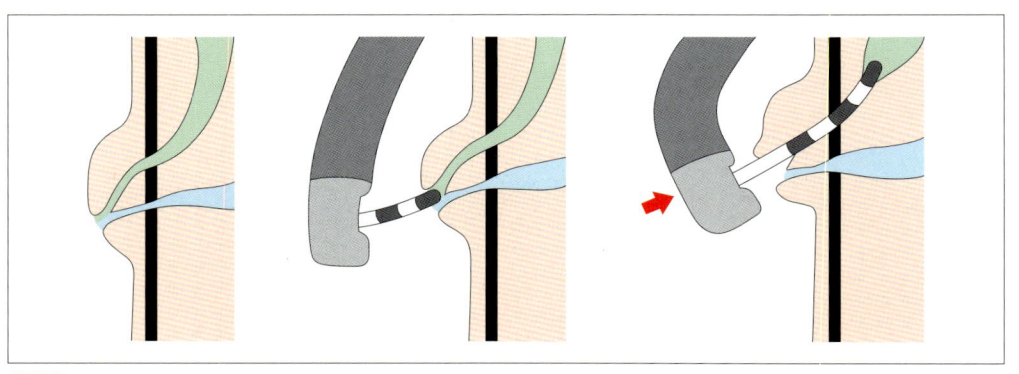

図4 口側隆起が小さい症例の胆管カニュレーション

胆管造影困難例の工夫

胆管造影困難例に対しては第二選択としていくつかの手法があるが[5]，当院における胆管造影手技のアルゴリズムを示す（図6）．先発カニューレは主として標準型を用い，乳頭開口部が小さい場合には先細カニューレを使用している．先発カニューレで胆管造影不成功の場合には以下の手法を用いる[6]．

❶ 膵管ガイドワイヤー留置法

林ら[7]の考案した方法で，膵管内に 0.035 インチのガイドワイヤーを挿入して乳頭括約筋を短縮・直線化固定し，ガイドワイヤーの左上をねらって胆管挿管を試みる手法である（図7 a～c）．カ

さから胆管走行（胆管の方向と角度）をイメージしてカニュレーションするようにしている[4]．

a．近接法

主として口側隆起が小さい症例の第一選択とする．乳頭を画面のやや右上方に近接してとらえ，開口部左上端をカニューレの先端で引っ掛け，スコープのupアングルで挿管する（図4）．スコープのupアングルと胆管走行角度が一致する症例に有用であるが，開口部を垂直的にカニュレーションするため慣れないと膵管deep cannulationとなってしまい，その後の胆管カニュレーションが困難となることがある．

b．中間法

主として口側隆起が大きい症例で第一選択とする．まず乳頭を気持ち見上げで11時方向に向かって鉗子起上装置とカニューレ操作で胆管をとらえる．この方法では胆管括約筋をやや突き上げた状態でカニュレーションしていることが多く，deep cannulationにはスコープのdownアングルをかけて引き抜き，カニューレと胆管の軸を合わせた後，スコープのupアングルで挿管する（図5）．

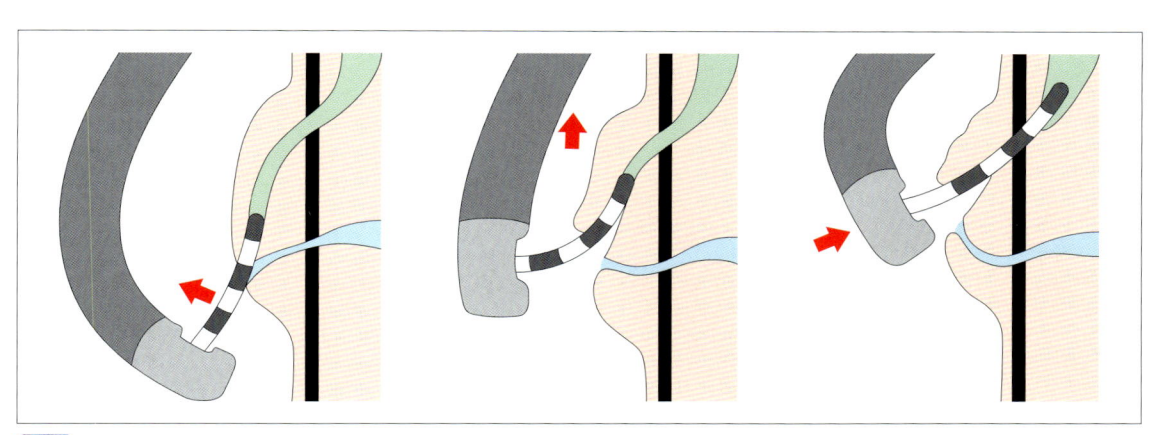

図5 口側隆起が大きい症例の胆管カニュレーション

重要
口側隆起が大きい症例に近接法を行っても胆管造影成功率は低い．従来からいわれている「見上げですくいあげる」この気持ちがやはり胆管造影には必要なのである．

ニューレをガイドワイヤーの左上にもっていきにくい場合は，スコープをやや押しぎみにするか，乳頭と鉗子口の間のガイドワイヤーを少し下方へたわませるのがコツである．この手法は乳頭の位置が偏位している症例（Billroth I 症例，傍乳頭憩室症例），乳頭括約筋が屈曲蛇行している症例（高齢者，口側隆起が大きい症例）などに有用である．

❷ パピロトミーナイフ

パピロトミーナイフは，通常のカニューレに比べて腰が強く，刃の張り具合で先端角度を変えられる利点がある．まずパピロトミーナイフの先端を開口部ないし共通管に入れ，ナイフの刃を張り

60　I　総論［検査・治療手技の標準とコツ］

```
┌─────────────────┬──────────────────────┐
│  標準カニューレ  │ 先細カニューレ        │
│                 │ 乳頭開口部が小さい場合 │
└────────┬────────┴──────────┬───────────┘
         │                   │
  ┌──────┴──────┐    ┌───────┴──────┐    ┌─────────────┐
  │・乳頭の位置が偏位│    │・胆管分岐が急角度│    │・先細カニューレで造影不成功│
  │ B-Ⅰ症例・傍乳頭憩室│  │・乳頭括約筋の緊張が強い│ │・カニューレの深部挿管が困難│
  │・乳頭括約筋が屈曲蛇行│ │ 初級術者不成功後  │   │・B-Ⅱ症例       │
  │ 高齢者・大きな口側隆起│ │・EST 予定症例    │   │                │
  └──────┬──────┘    └───────┬──────┘    └──────┬──────┘
         │                   │                   │
  ┌──────┴──────┐    ┌───────┴──────┐    ┌──────┴──────┐
  │ 膵管ガイドワイヤー│←→│ パピロトミーナイフ│←→│ ワイヤー       │
  │  留置法       │    │              │    │ カニュレーション│
  └─────────────┘    └───────┬──────┘    └─────────────┘
                              │
                    ┌─────────┴────────┐
                    │  プレカッティング  │----→ 後日（3〜7日後）
                    └──────────────────┘      再度施行
```

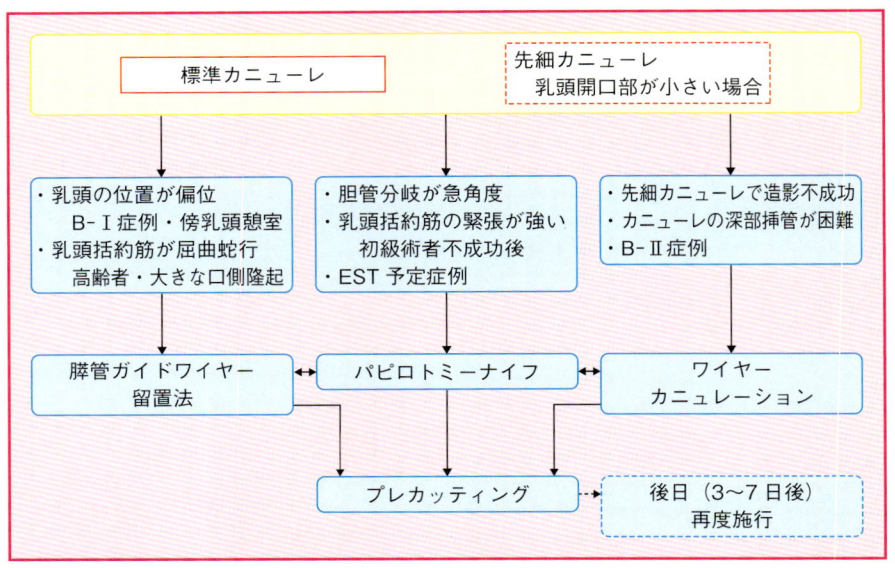

図6　胆管造影手技のアルゴリズム

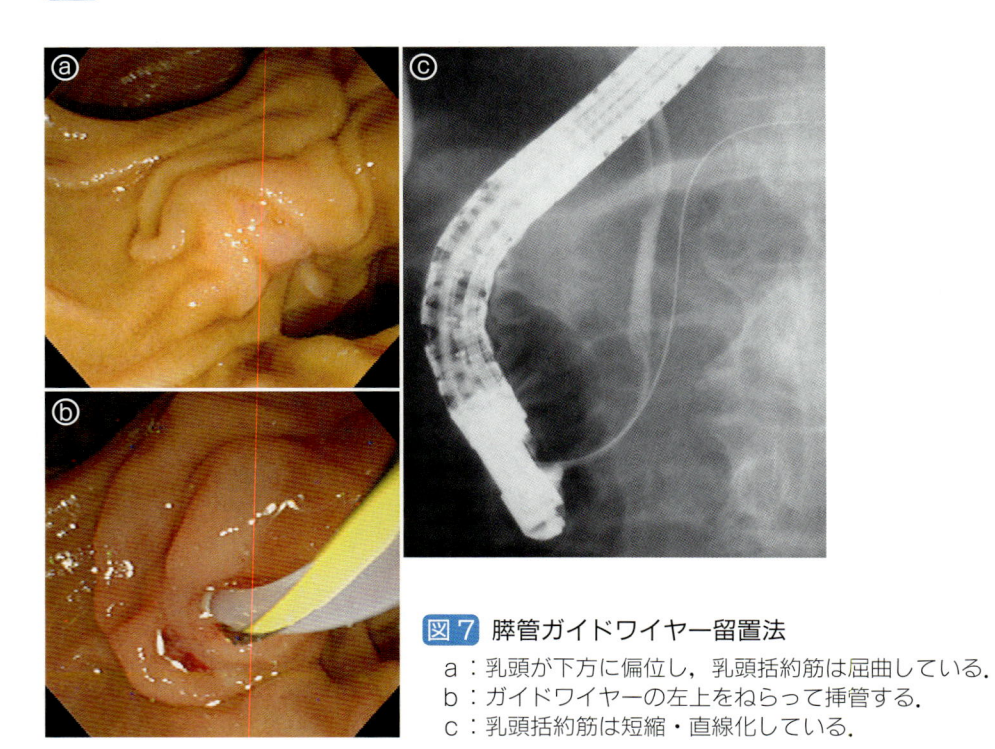

胆管造影困難例の工夫

図7　膵管ガイドワイヤー留置法
a：乳頭が下方に偏位し，乳頭括約筋は屈曲している．
b：ガイドワイヤーの左上をねらって挿管する．
c：乳頭括約筋は短縮・直線化している．

先端を胆管方向へ向ける．次にスコープを口側へ引きながらナイフの刃の張りをもどし，スコープのupアングルで一気にdeep cannulationする（図8）．慣れてくると成功率が非常に高い手法であり，胆管分岐が急角度な症例，乳頭括約筋の緊張が強い症例（初級術者不成功後の症例も含む），EST予定症例に有用である．

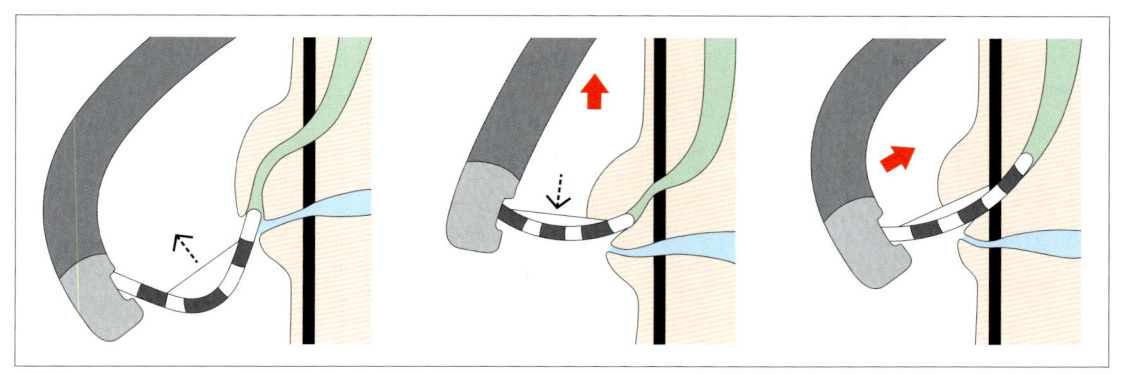

図8 パピロトミーナイフを用いたカニュレーション

❸ ワイヤーカニュレーション

　カニューレないしカニュラトーム内に0.035インチのガイドワイヤーを通し，先端を数mm出して胆管を探る方法である．カニューレを操作する術者とガイドワイヤーを操作する助手の息が合わないと成功率が低い手技であるが，最近海外では術者一人でカニューレとガイドワイヤーを操作するphysician-controlled wire-guided cannulationの手技が報告されている．この手法は膵管造影をしないことから術後膵炎のリスクが低く[8]，今後本邦でも普及すると思われる．

> **重要**
> 当院の先発カニューレによる胆管造影成功率は75％であり，25％の症例では第2選択の手技が必要である．術者の好みにもよるが，まずは各自でもっとも成功率が高く，術後膵炎のリスクが低い方法を選択することが重要である．

❹ プレカッティング

　上記の方法を試みても胆管カニュレーションができない場合はプレカッティングを行う．プレカッティングには大別すると以下の二つの方法がある．

1) 通常型パピロトームを使用する方法

　当院では明石らの方法[9]に準じて施行している．通常型パピロトームの先端を膵管口ないし共通管に挿入した後，口側隆起を12時方向に大きく切り上げ，その途中に胆管口を見出す方法である．慣れてくると成功率・安全性が高い方法である．同日胆管造影不成功の場合でも，後日（3〜7日後）施行することにより大半の症例で胆管造影可能となる．

2) precutting over the pancreatic stent

　欧米および最近本邦でも普及している方法で，まず膵管内に5Frの膵管ステントを挿入した後，針状ナイフでステント刺入部から口側隆起を12時方向に切り上げ，その途中に胆管口を探る方法である．膵管ステントが挿入されているため術後膵炎のリスクは低いが，針状ナイフの取り扱いや切開深度には慣れを要する．

偶発症

もっとも注意すべき偶発症は膵炎であり，時に重症化し死に至ることがあるためその予防は重要である．Freeman ら[10]によるとERCP後膵炎の危険因子は，若年者，女性，乳頭機能不全，ERCP後膵炎の既往，反復性膵炎，慢性膵炎でない，膵管造影，内視鏡的膵管口切開術，内視鏡的乳頭バルーン拡張術，挿管困難例，プレカッティングとされている．自験例の成績では，単変量解析では検査時間15分以上，膵管ガイドワイヤー留置法，乳頭炎症例でERCP後膵炎発症が有意に高率であり，多変量解析では検査時間が有意な危険因子であった．したがって予防策として検査時間を15分以内（最大30分以内）にとどめることが重要と思われる．

ERCP後膵炎の発症要因として乳頭浮腫による膵液流出障害が考えられており，近年膵管ステント留置の有用性が報告されている．海外のmeta-analysisでは膵管ステント留置により乳頭炎・胆管造影困難例のERCP後膵炎のリスクが15.5%から5.8%に低下したと報告されている[11]．今後，適応症例の選択と保険収載が待たれる．

文献

1) 長谷部修：ERCPの基本手技と困難例に対する対応．岡崎和一 編：胆膵内視鏡治療の基本手技―困難例への対処とこつ（改訂第2版）．2007, 36-49, 診断と治療社，東京
2) 猪股正秋，照井虎彦，斉藤慎二：ERCP関連手技のコツ―私はこうしている―選択的胆管造影および胆管深部カニュレーションの基本．消化器画像 2006；8：373-379
3) 向井秀一，五十嵐良典，木田光広：ERCPガイドライン．日本消化器内視鏡学会 編：消化器内視鏡ガイドライン（第3版）．2006, 105-119, 医学書院，東京
4) 長谷部修，越知泰英，立岩伸之，他：胆管走行をイメージした胆管カニュレーション．胆と膵 2008；29：9-15
5) Freeman ML, Guda NM：ERCP cannulation：a review of reported techniques. Gastrointest Endosc 2005；61：112-125
6) 長谷部修：ERCP関連手技のコツ―私はこうしている―胆管挿管．消化器画像 2006；8：367-372
7) 林 裕之，前田重信，細川 治，他：胆管造影困難例に対する工夫―膵管ガイドワイヤー留置法．Gastroenterol Endosc 2001；43：828-831
8) Lella F, Bagnolo F, Columbo E, et al：A simple way of avoiding post ERCP pancreatitis. Gastrointest Endosc 2004；59：830-834
9) Akashi R, Kiyozumi T, Jinnouchi K, et al：Pancreatic sphincter precutting to gain selective access to the common bile duct：a series of 172 patients. Endoscopy 2004；36：405-410
10) Freeman ML, Guda NM：Prevention of post-ERCP pancreatitis：a comprehensive review. Gastrointest Endosc 2004；59：845-864
11) Pankaj S, Ananya D, Gerad I, et al：Does prophylactic pancreatic stent placement reduce the risk of post-ERCP acute pancreatitis？ A meta-analysis of controlled trials. Gastrointest Endosc 2004；60：544-550

〔長谷部修，越知泰英〕

I 総論：[検査・治療手技の標準とコツ]

ERCP関連手技の実際
——生検・細胞診からEST・EPBD・EPSTまで

　胆・膵疾患に対する内視鏡の役割は，診断から治療分野へと飛躍的な発展を遂げている．表1に，現在行われているERCP関連手技について示す．診断については，管腔内超音波（intraductal ultrasonography；IDUS）あるいは膵管鏡（peroral pancreatoscopy；POPS），胆道鏡（peroral cholangioscopy；POCS），生検・細胞診など，より精密な検査が行われている．治療分野では胆道系領域を中心に発展してきたが，膵あるいは乳頭部腫瘍に対する治療などが登場し多岐にわたっている．

　これらの手技は，詳細な診断情報あるいは低侵襲的に治療効果が得られる点で優れるが，常に偶発症の発生に留意する必要があり，施行に際しては適応，基本手技，偶発症の対処法などを十分理解しておく必要がある．しかしながら，ERCP関連手技は日進月歩であり，かつ本邦では手技に関して施設間での差が多く存在し，標準的手法は確立されていない．

　本稿では，現状において標準に近いと考えられる手技およびコツについて解説する．

ERCP関連診断手技

1．ガイドワイヤーの利用

　現在のERCP関連手技においてガイドワイヤーの使用は必須である．目的は，標的管腔へのアクセスルートを保つこと，各種のデバイスの誘導，狭窄の突破，などである．ただし，すべての機能を兼ね備えたガイドワイヤーは現在でも存在せず，使い分けを要する．

　現在市販されているガイドワイヤーは目的により大きく2種類に分けられる．一つは，アクセスルートの確保，デバイスの誘導を優先する

表1 ERCP関連手技

診　断	治　療
・管腔内超音波検査（IDUS） ・膵・胆道鏡（POPS・POCS） ・生検，細胞診	・内視鏡的乳頭括約筋切開術（EST） ・内視鏡的乳頭バルーン拡張術（EPBD） ・内視鏡的胆管ドレナージ（EBD） 　　経鼻胆管ドレナージ（ENBD） 　　胆管ステント留置術（EBDまたはEBS） ・内視鏡的経鼻胆嚢ドレナージ（ENGBD） ・内視鏡的膵管口切開術（EPST） ・内視鏡的副乳頭切開術 ・内視鏡的膵管ステント留置術（EPS） 　　経鼻膵管ドレナージ（ENPD） ・内視鏡的乳頭切除術（EP）

ものであり，ジャグワイヤー（Jagwire™，ボストン・サイエンティフィック社），レボウェーブ（Revo Wave，オリンパス社），メトロダイレクト（Metro Direct™，クック社），チアリーダ（トライメド社），MTWガイドワイヤー（MTW社）などがある．これらは，ワイヤーの主軸部分をナイチノールまたはニッケルチタンの合金素材でPTFEなどのコーティングを施しコシをもたせている．さらに狭窄の突破や選択性能の向上のためにワイヤーの先端を親水性としているが，機能として必ずしも十分ではない．

これに対し，目的部位への選択性，狭窄の突破に優れるのが親水性ガイドワイヤーであるラジフォーカス®M（Radifocus®，テルモ社）である．先端形状は，ストレートとアングルタイプの2種類があるが，選択性能の観点からはアングルタイプが優れる．

ガイドワイヤーの径は，0.018，0.021，0.025，0.035インチの4種類があるが，0.035インチがおもに用いられている．

2．生検・細胞診

ERCPに引き続いて病変部から組織診断を要する機会は少なくない．ただし，消化管病変に対する生検とは異なり，鉗子を小さな乳頭開口部から挿入し管腔の目的部位まで誘導しなければならず，かつ細い管腔内では鉗子の開放が制限される，など難易度は高い．また，胆道鏡を用いて直視下で生検を行うなどの特殊な状況を除いてはX線透視下で行うため精度に限界もある．

一般に生検には膵管・胆管用にコイルの巻き数を減らして軟らかくし表面コーティングを施した2.2 mm径の鉗子を用いる[1]．ガイドワイヤー誘導式の生検鉗子も試みられているが，目的部位からの確実な生検の施行までには至っていない．したがって，鉗子の乳頭開口部から目的管腔への挿管が第一関門となる．

1）鉗子挿入のコツ

挿管には，鉗子を出し過ぎず乳頭に近接した状態でスコープの動きを利用する．単独での挿入が困難な場合には，ガイドワイヤーを目的の管腔に留置し，その横から鉗子を沿わせるように挿入するとよい（図1）．鉗子の挿入は胆管に比べ膵管のほうが容易であるが，膵管は頭体移行部で屈曲があることが多く，尾側への誘導が難しい場合がある．

膵管の屈曲を越えるコツとしては，スコープを十二指腸の奥に押し込む，あるいは手前に引く操作で鉗子先端の向きを変えるようにする．

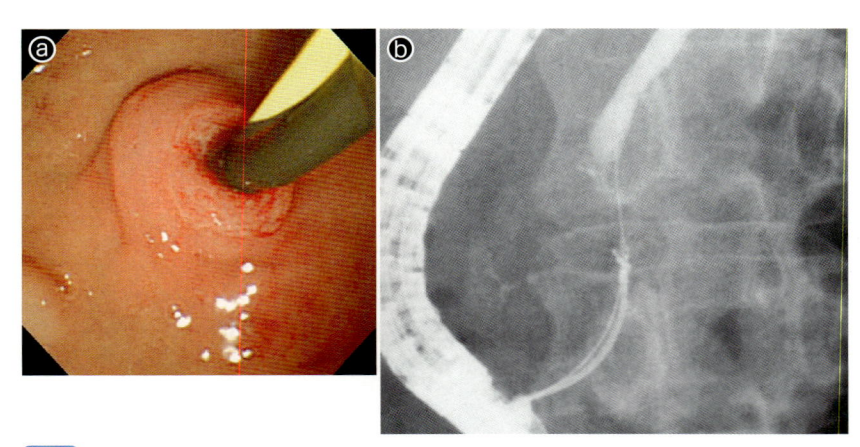

図1 生検鉗子の挿入
ガイドワイヤーの横から鉗子を挿入し，目的部位から生検を行う．

目的部位に誘導後には，鉗子を開き，スコープのupアングル，起上装置を用いて，鉗子を押し付ける動きで生検を行う．

2）吸引細胞診

細胞診には膵液・胆汁の吸引細胞診と病変部からのブラシ細胞診がある[1]．前者は，カテーテルの深部挿管が行えれば容易であるが，単純な吸引だけでは十分な細胞量は得られない．以前は，膵液採取に際してセクレチンを使用していたが，販売中止となっており，2ルーメンカテーテルやバルーンカテーテルを用いて生食で還流し細胞を得る，あるいは内視鏡的経鼻膵管ドレナージ（endoscopic nasopancreatic drainage；ENPD）チューブを留置して細胞を得る，などの工夫が必要である．

3）ブラシ細胞診

ブラシ細胞診ではガイドワイヤー誘導式が市販されており，生検に比べ容易であり普及している．ブラシには，大きく分けて2種類あり，ガイドワイヤーに沿わせて外筒を目的部位まで誘導した後にガイドワイヤーを抜去してブラシ本体を挿入するタイプ（BC-24Q：オリンパス社）とモノレール式にガイドワイヤーに沿って誘導するタイプ（RX Wire Guided Cytology brush：ボストン・サイエンティフィック社）がある．

前者は，外径が細く，狭窄の突破に優れる．ブラシが病変部に到達した後，複数回ブラシを出し入れして擦るようにする（図2）．しかし，ブラッシング施行後に外筒を残した状態でブラシ本体を引き抜くと採取された細胞が外筒内面に付着し十分な量を得ることができないため，外筒ごと一緒に抜く必要がある．したがって，複数回の施行が困難となる．

一方，後者は，ガイドワイヤー留置下で施行できるため，繰り返し複数回の採取が可能である．しかしながら，外径が太く，かつブラシがガイドワイヤー方向とずれて前進する（図3）ため，強い狭窄部での使用に制限がある．

ERCP関連治療手技

治療手技には前述したとおり多数あるが，ここでは乳頭開口部に対する処置として内視鏡的乳頭括約筋切開術（endoscopic sphincterotomy；EST）と内視鏡的乳頭バルーン拡張術（endoscopic papillary balloon dilation；EPBD），内視鏡的膵管口切開術（endoscopic pancreatic sphincterotomy；EPST）について述べる．

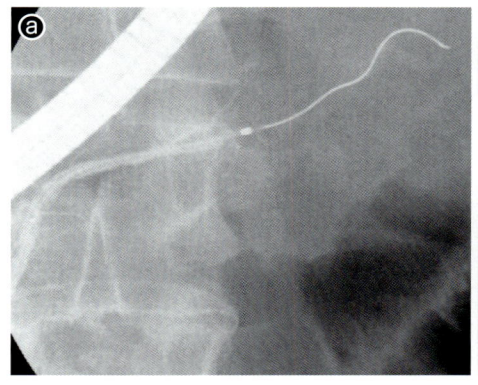

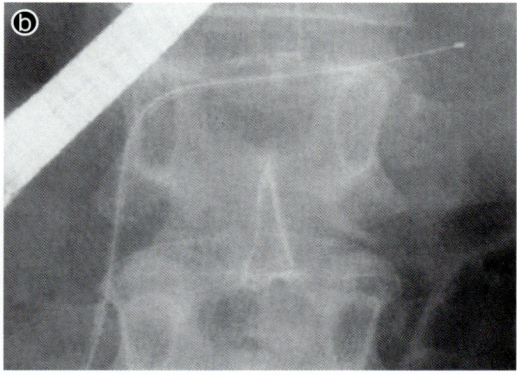

図2 BC-24Q（オリンパス社）によるブラシ細胞診
ガイドワイヤーに沿わせて外筒を目的部位まで誘導し，ガイドワイヤーを抜去してブラシ本体を挿入する．

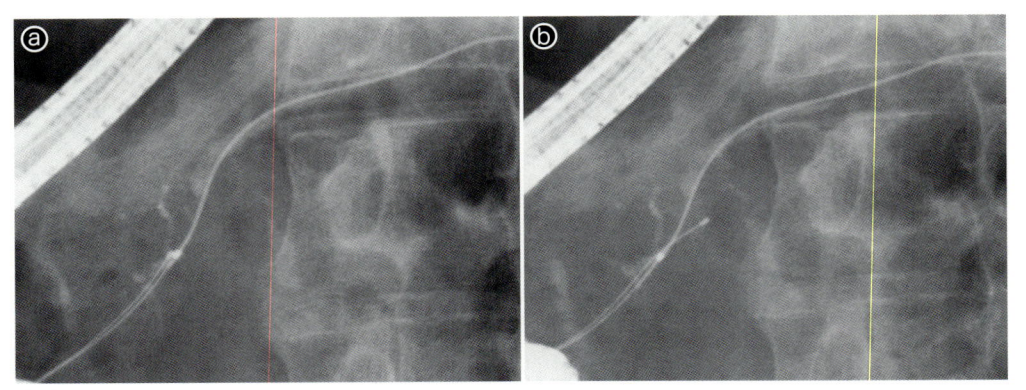

図3 RX Wire Guided Cytology brush（ボストン・サイエンティフィック社）によるブラシ細胞診

ガイドワイヤーに沿わせてモノレール式に目的部位まで誘導する．ブラシはガイドワイヤーの方向とややずれて前進する．

1．内視鏡的乳頭括約筋切開術（EST）

1）EST ナイフの種類

EST は，ERCP 関連手技の基本であり世界的に普及している[2]．EST ナイフには，pull 型，push 型，needle 型があるが，pull 型が一般的である．ただし，日本では pull 型だけでも 100 種類以上が市販されている．これら多数のナイフが開発されたのは，先端長とナイフ長にこだわり，その組み合わせにより数が増えたのがおもな理由である．その後，ガイドワイヤー誘導式が導入され，先端長，ナイフ長は問題とならなくなった．現在の標準的ナイフの候補としては，ナイフの手前側半分が絶縁されている Clever Cut（オリンパス社），あるいは先端の向きの変更が可能な Autotome™（ボストン・サイエンティフィック社）が挙がる．

2）ナイフの向きの調節のコツ

EST の基本は，確実に乳頭を正面視し画面の中央に捉える，ナイフの向きを 11 時から 12 時方向に合わせる，切開上縁部を決める，ナイフを上手に張る，などである．

まず，ガイドワイヤー誘導式スフィンクテロトームを胆管内に誘導する．ナイフをゆっくり張っていき，ナイフの向きを 11 時から 12 時方向になるように調節するが，ナイフを張り過ぎると向きが 1 時あるいは 2 時方向に傾き，出血の危険性が高くなる．コツとしては，ナイフをわずかに張った状態にとどめ，鉗子起上と up アングルを利用して上方へ押しながら切開するようにする（図4）．ナイフの向きの調節がうまくいかない場合には，スコープをやや押し込み，乳頭とスコープの距離を離してやや見上げの角度をとるようにする（図5）．切開は，ナイフの先端 1/3 の部分で行い，はちまきひだを越えた部位までの切開とする．切開時間や速度の調節も重要であり，切開波が間欠的に出力される ICC200（ERBE 社）の Endo-cut mode または PSD-20，ESG-100（オリンパス社）の使用が推奨される．

3）Pre-cut の手法

Pre-cut は，胆管挿管が困難な場合に行われる手技であり，本邦でも普及しつつある．その方法にはいくつかの種類がある[3,4]が，needle ナイフを用いて乳頭開口部から上方に切り上げていく手法が一般的である．そのほか，口側隆起が腫大している場合には，直接隆起部に needle ナイフで穿刺し，上方あるいは下方に切開を広げていく手法もある．ただし，pre-cut では術後

図4 EST
ナイフをわずかに張った状態にとどめ，鉗子起上と up アングルを利用して上方へ押しながら切開する．

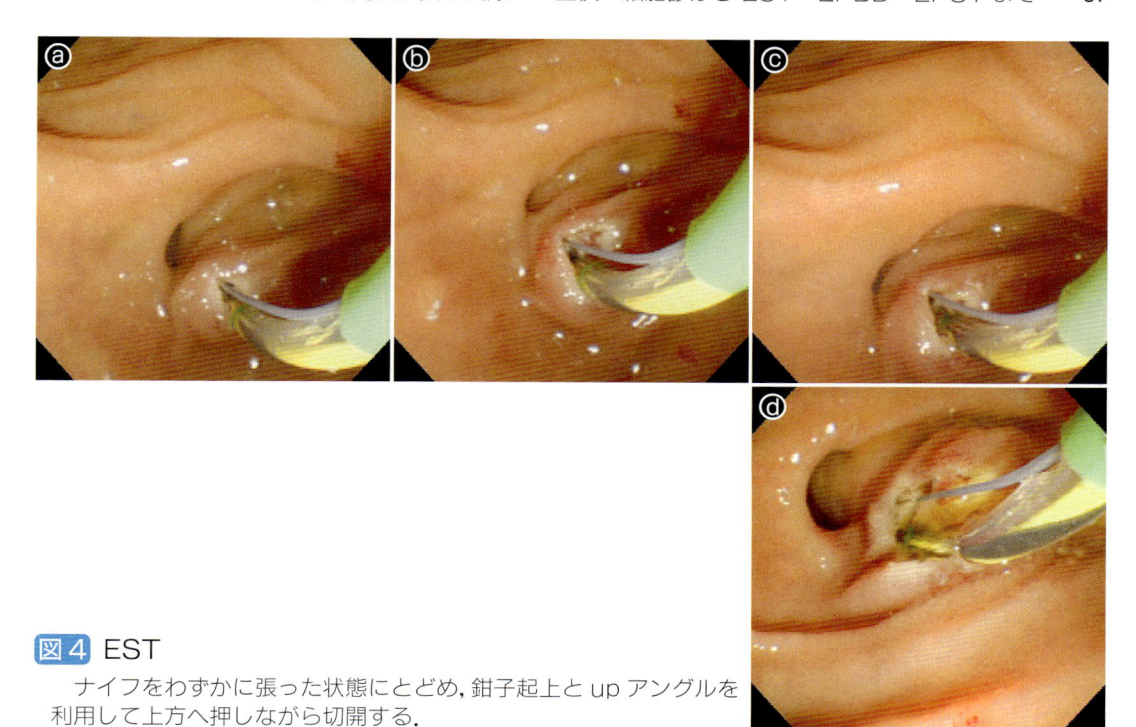

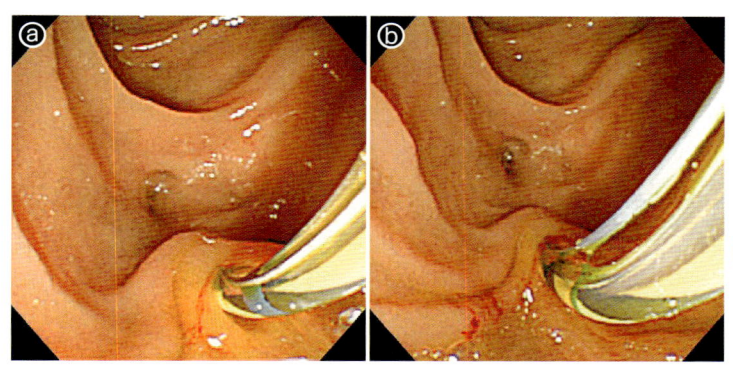

図5 EST ナイフの向きの調節
スコープをやや押し込み，乳頭とスコープの距離を離してやや見上げの角度を取るようにする．

の膵炎の危険性が高いことが報告されており，最近では膵炎予防として事前に膵管ステントを留置しておくことが推奨されている（図6）．

2．内視鏡的乳頭バルーン拡張術（EPBD）
1）EST と EPBD

胆管結石の内視鏡治療として，日本では EST に加え EPBD[5),6)] が行われているが，欧米のほとんどでは EST が選択されている．この背景には，米国での EPBD vs. EST の randomized trial において EPBD にて術後膵炎により死亡例が出たとの報告が大きく関与している[7)]．しかしながら，EST と EPBD には，それぞれ長所，短所があり，かつ日本での EPBD vs. EST の randomized trial（JESED study）[8)] の結果にて，少なくとも結石の最大短径が 14 mm 以下であれば完全結石除去率，偶発症発生率において両者が同等であると報告されている．課題としては，EPBD で本当に乳頭括約筋機能が保たれるのか，再発結石の頻度を減少させられるか，

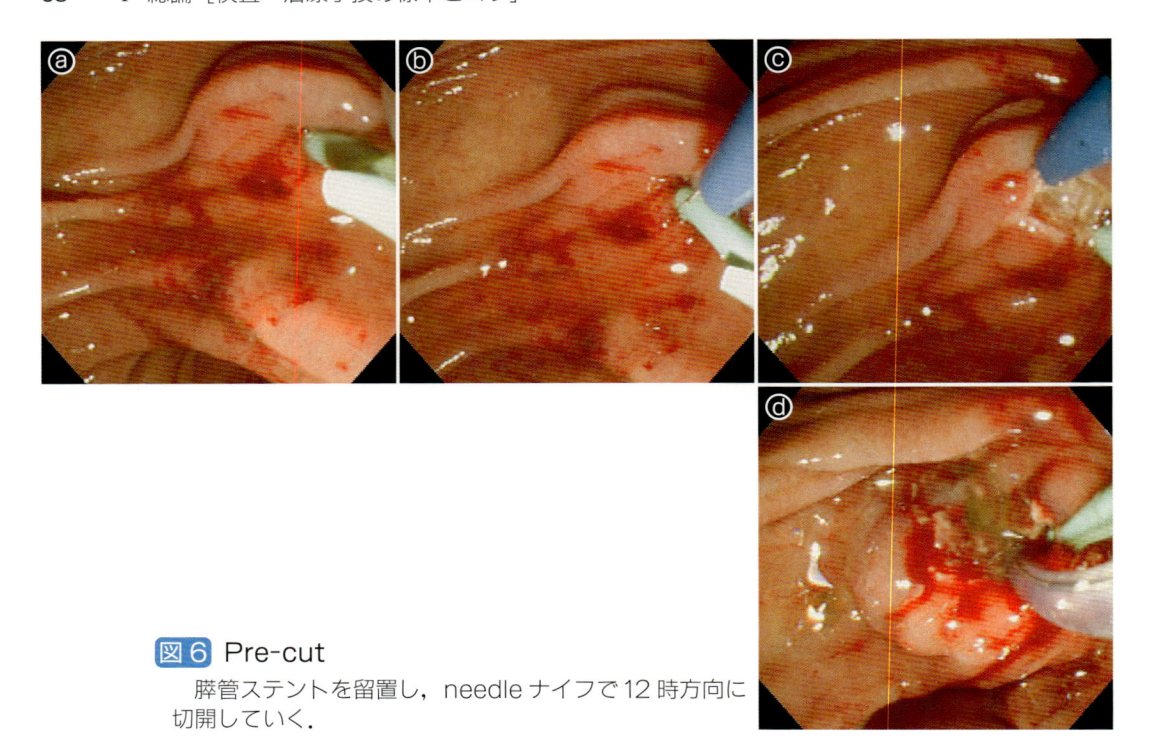

図6 Pre-cut
膵管ステントを留置し，needleナイフで12時方向に切開していく．

の検証が必要であり，長期成績の検討が進められている．

2）バルーン拡張のコツ

EPBDのバルーンは，直径8 mmの胆道拡張用が一般に用いられるが，胆管径が細い例に対しては直径6 mmを使用する．

具体的手技としては，まず，ガイドワイヤーに沿って拡張用バルーンカテーテルを誘導し，乳頭部にバルーンの真ん中を位置させる．

拡張はできるだけゆっくり行うことが推奨されているが，バルーンの十二指腸側がある程度拡張するまでは素早く行うのが望ましい．その理由は，ゆっくりするとバルーンが胆管内に引き込まれる，あるいは逆に十二指腸側に抜けてしまうなどバルーンの位置固定が難しくなるためである．重要な点は，乳頭括約筋部で作られるバルーンのくびれ（ノッチ）をバルーンの真ん中に位置させることであり，内視鏡画面とX線透視像にて確認する．コツとしては内視鏡をやや押し込み，乳頭との距離を取って遠景から捉えるようにする．その後，くびれ（ノッチ）が消失するまでできるだけゆっくり拡張していく（図7）．

3）拡張の見きわめ

この方法により，通常は3気圧以下の圧で拡張は終了できる．もし，3気圧でもくびれ（ノッチ）が消失しない場合には，ゆっくり0.5気圧ずつ拡張するが，4気圧以上の拡張は避ける．加圧により疼痛が出現する場合には，拡張を止めて数秒間待って，さらにゆっくり拡張するようにする．くびれ（ノッチ）が消失した後は，15秒間維持してデフレーションする．拡張維持時間については，くびれ（ノッチ）の消失確認後，すぐにデフレーションしてもよいとの報告もあり，15秒間が必要か否かについては明確にされてはいない．ただし，拡張時間を長くすることは膵管開口部を塞ぐ時間を長くすることになり，膵炎の危険性を助長させるため避けるべきである．

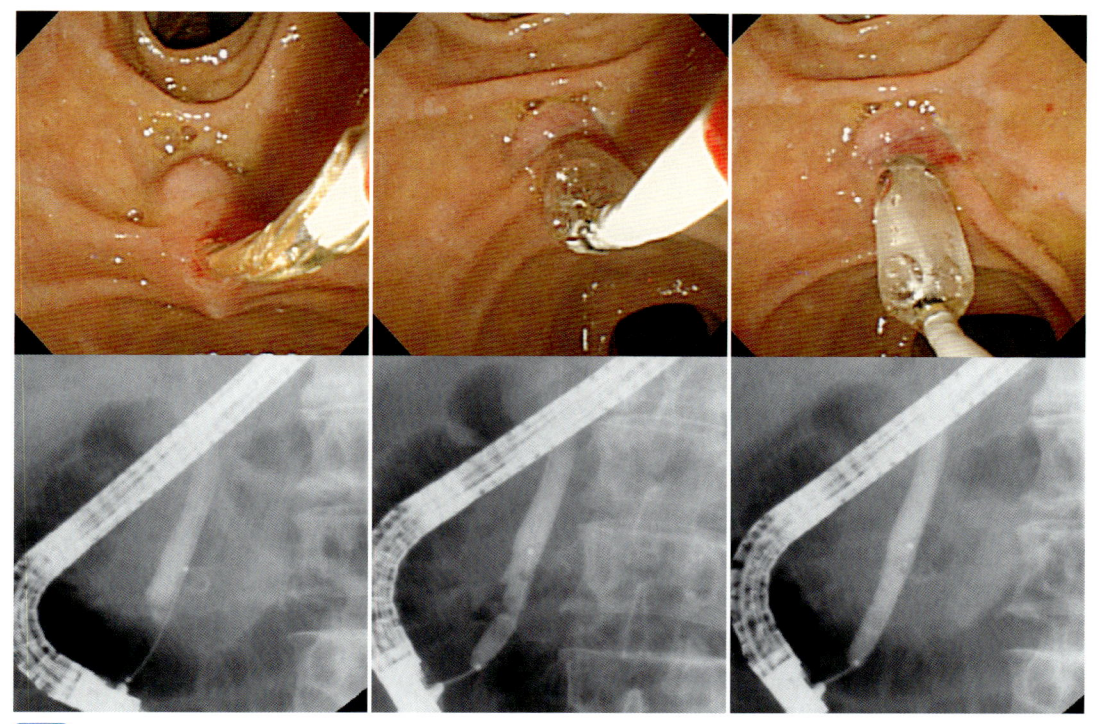

図7 EPBD

乳頭部に拡張用バルーンの中央部を位置させる．内視鏡をやや押し込み乳頭との距離を取り，内視鏡画面とX線透視像で確認しながら拡張を始め，バルーンのくびれ（ノッチ）を真ん中に位置させるようにする．その後は，くびれ（ノッチ）が消失するまでできるだけゆっくり拡張していく．

4）注意点

注意点として，EPBDにて拡張後の乳頭開口部はEST後に比べ小さく処置具の挿入が難しいことであり，ガイドワイヤーはそのまま胆管内に留置し，ガイドワイヤー誘導式処置具を用いる，あるいはガイドワイヤーの横から処置具を挿入するようにして膵管への誤挿入を避けるようにする必要がある．

したがって，胆管結石に対するEPBDの適応としては，胆嚢からの落石を疑う小さな結石，数の少ない例が妥当である．拡張径（8 mmあるいは6 mm）より大きい結石の排石に際しては，機械式砕石バスケット（mechanical lithotripter；ML）を使用する．

3．内視鏡的膵管口切開術（EPST）

ESTと同様に膵管開口部をナイフにて切開する手技である．ただし，膵管口は解剖学的にも小さく，胆管のように大きく切開することはできない[9]．したがって，膵石症の内視鏡治療法として開発されたが，ESWL，内視鏡的膵管ステント留置術（endoscopic pancreatic stenting；EPS）の普及により，適応は限定されてきている．

ナイフは，ESTと同様にガイドワイヤー誘導式のpull型を用いるが，深く切開されないようにナイフの先端側で切開する，あるいはナイフ長の短いものを使用する．

切開方向は12時から1時方向であり，ナイフを少し張って向きを合わせるようにする．切開には，ESTと同様にスコープの鉗子机上装置とupアングルを利用し，できるだけゆっくり行

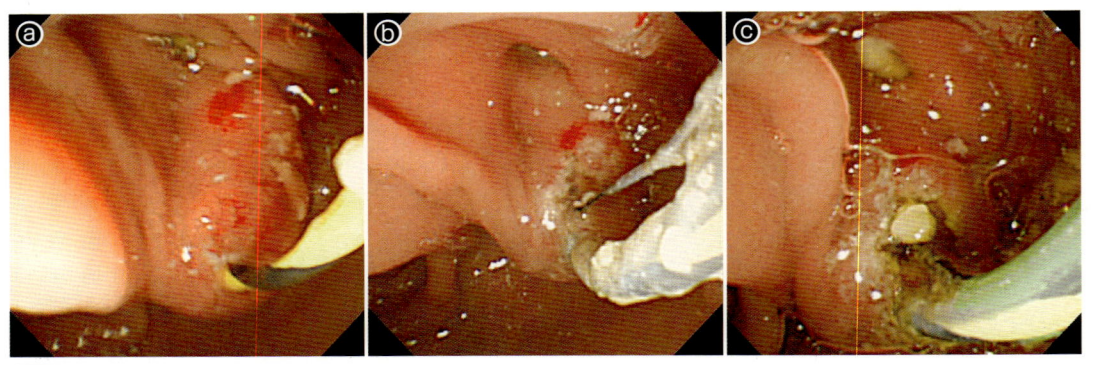

図8 EPST
ナイフを少し張ってナイフの先端側で12時方向に切開する．

い，切開範囲ははちまきひだの手前までとする（図8）．

おわりに

内視鏡技術の進歩と各種の処置具の開発・改良により，治療法が大きく発展してきている．内視鏡治療は，「患者に対し低侵襲である」ことが前提にあるが，一方で偶発症の危険もある．したがって，適応の選定，処置具の選択，具体的手技のコツ，偶発症の内容と対処法，など常に学ぶ姿勢をもつことが肝要である．また，多くの術者の育成が必要であり，手技の標準化と教育機関の充実が課題である．

文献

1) 小山内学，真口宏介，高橋邦幸，他：通常型膵管癌における経乳頭的生検・ブラッシング細胞診の成績．Gastroenterol Endosc 2008；50：400-405
2) 藤田直孝，安田健治朗，池田靖洋：ESTとその応用手技ガイドライン．日本消化器内視鏡学会卒後教育委員会 編：消化器内視鏡ガイドライン（第3版）．2006，324-336，医学書院，東京
3) Akashi R, Kiyozumi T, Jinnouchi K, et al：Pancreatic sphincter precutting to gain selective access the common bile duct：a series of 172 patients. Endoscopy 2004；36：405-410
4) Binmoeller KF, Seifert H, Gerke H, et al：Papillary roof incision using the Erlangen-type precut papillotome to achieve selective bile duct cannulation. Gastrointest Endosc 1996；44：689-695
5) Komatsu Y, Kawabe T, Toda N, et al：Endoscopic papillary balloon dilation for the management of common bile duct stones：experience of 226 cases. Endoscopy 1998；30：12-17
6) Yasuda I, Tomita E, Enya M, et al：Can endoscopic papillary balloon dilation really preserve sphincter of Oddi function？Gut 2001；49：686-691
7) DiSario JA, Freeman ML, Bjorkman DJ, et al：Endoscopic balloon dilation compared with sphincterotomy for extraction of bile duct stones. Gastroenterology 2004；127：1291-1299
8) Fujita N, Maguchi H, Komatsu Y, et al：The JESED study group：Endoscopic sphincterotomy and endoscopic papillary balloon dilation for bile duct stones：a prospective randomized controlled multicenter trial. Gastrointest Endosc 2003；57：151-155
9) 糸井隆夫：EPST（内視鏡的膵管口切開術）．糸井隆夫 編：胆膵内視鏡の診断・治療の基本手技．2008，202-205，羊土社，東京

（真口宏介，高橋邦幸，小山内学）

I 総論：[検査・治療手技の標準とコツ]

胆膵EUS画像診断の実際
── 標準走査と診断

近年，超音波内視鏡（endoscopic ultrasonography；EUS）が，臨床の場で汎用されるようになったが，EUSは1980年に初めて報告された比較的新しい検査法である．今回は，胆膵疾患に対する通常型EUSの検査方法の基本と診断について詳述する．

ラジアル式超音波内視鏡の検査法[1〜3]

検査時間が15〜30分であり，圧迫伸展などを行うため，通常内視鏡の前処置，抗コリン剤，局所麻酔などに加え，オピスタン®，ドルミカム®などの鎮痛，鎮静剤を使用して検査を行っている．

胆膵の標準的描出法には，①下十二指腸角から始める方法（pull法）と，②十二指腸球部から始める方法（push法）があるが，われわれは②のpush法で始めている[1〜4]．というのは，pull法は，初心者にはその抵抗感がわからず，十二指腸から抜けやすく，うまく描出できなかった場合には再度球部に挿入しpush法で観察しなければならないが，push法で始めればストレッチする前に球部に挿入するわけであるから，一連の流れでpush法，pull法を用いて観察でき，2方向で観察することにより見逃しが少ないのではと考えるからである．

1．十二指腸走査
1）十二指腸球部〜第二部からの走査

まず，送気をなるべく行わずEUSスコープを十二指腸球部まで挿入する．さらに検査のアーチファクトとなる空気を，なるべく吸引してから十二指腸壁にバルーンが接するまで脱気水を注入して検査を始める．ここで描出されるのは胆嚢と画面下の膵頭体移行部である（図1）．

最初にスコープを引き抜きながら（55 cm前後まで可能）胆嚢全体を観察する．ただし，遊離胆嚢では十二指腸から観察できず胃体部からの観察となる場合もある．

その後スコープを十二指腸第二部へ押し入れて（約80〜90 cm）いくとスコープが頭側から尾側へ向きを変え，画面下の方向に固定される膵頭体移行部が画面左に長く描出されるようになり，その内部を肝門部から（画面上部）門脈が脈管として長く描出される（図2a）．

その後，門脈とスコープの間の管腔構造を探す．この間には，胆管，胆嚢管，膵管，固有肝動脈が描出され，その連続性からそれぞれを判定する．すなわち，胆管は膵内へ入っていき，膵管は膵内に存在し，胆嚢管は胆管と合流し反対側は胆嚢へと連なる．固有肝動脈は膵臓と十二指腸の間を走行する．さらに胆管，膵管をたどると十二指腸乳頭部までも観察可能である（図2b）．

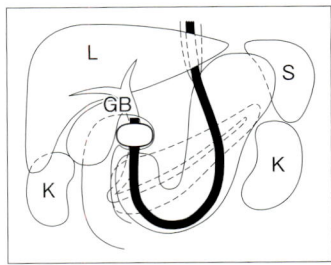

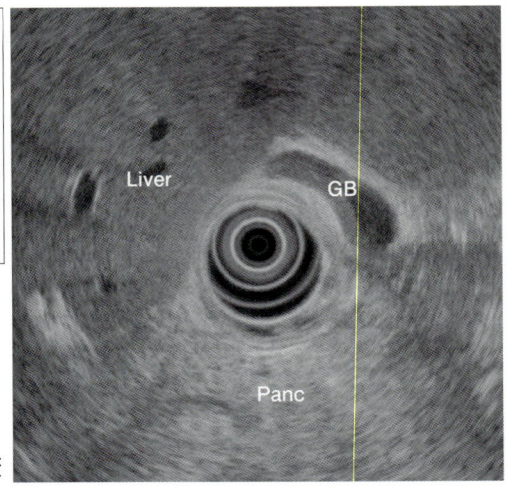

図1 十二指腸球部からの走査

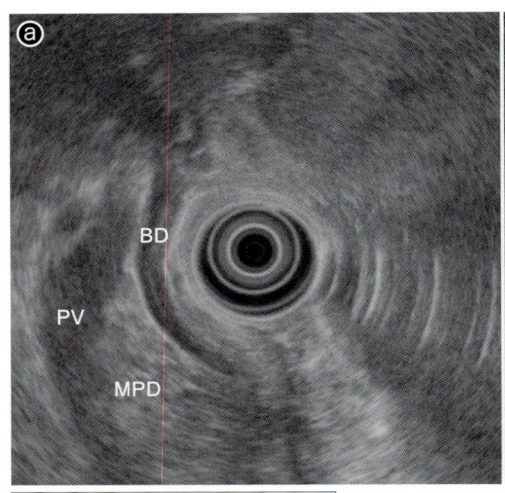

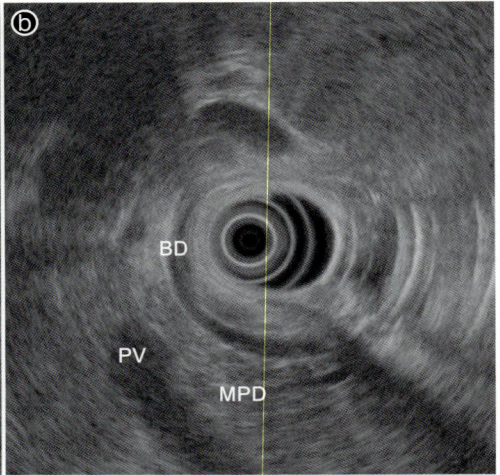

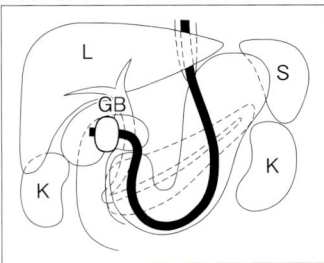

図2 十二指腸球部からの走査

（本稿で使用した略語）
L：肝臓　　PV：門脈　　　　　　SA：脾動脈
S：脾臓　　IVC：下大静脈　　　　SV：脾静脈
K：腎臓　　AO：大動脈　　　　　CHA：総肝動脈
GB：胆嚢　　SMA：上腸間膜動脈　　CT：腹腔動脈
BD：胆管　　SMV：上腸間膜静脈
MPD：主膵管

図3 下十二指腸角からの走査

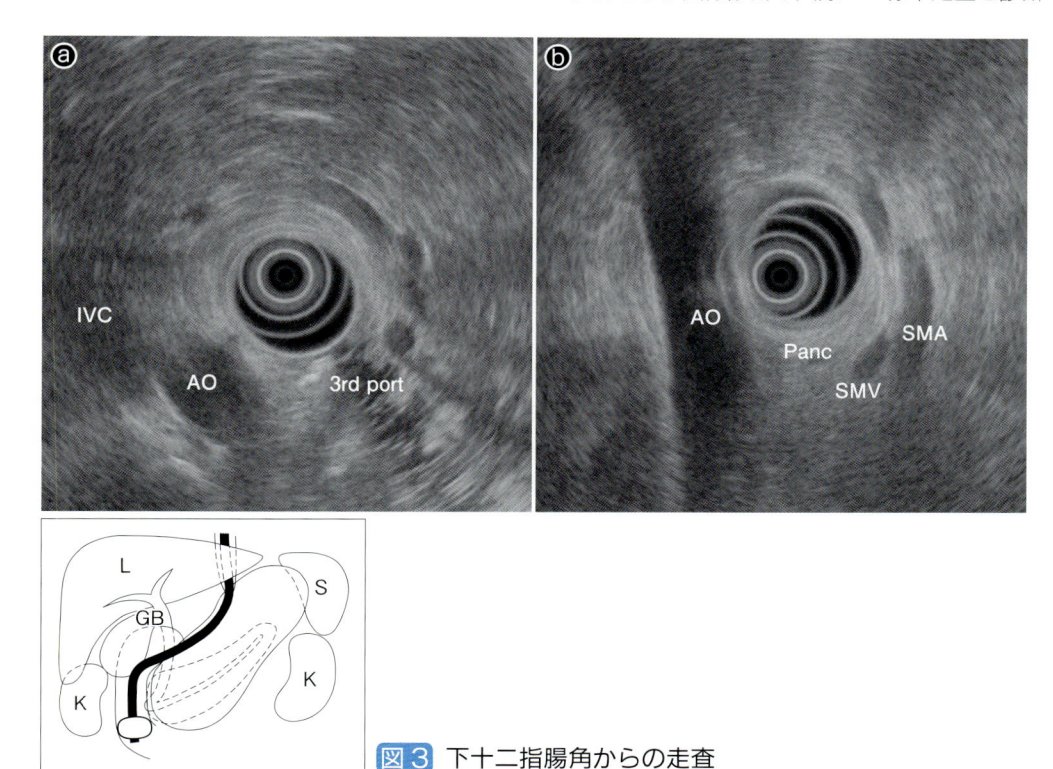

2) 下十二指腸角からの走査

次のステップは，ERCPの要領でスコープをストレッチし，スコープ先端を下十二指腸角まで進める．ここで先ほどと同様に空気を吸引後バルーンに脱気水を注入して検査を再開する．これでも空気がアーチファクトとなる場合には100〜200 ccの脱気水を腸管へ注入する．

ここで描出されるのは，画面6〜9時方向の大静脈，大動脈，5〜6時方向の十二指腸第3部である（図3a）．左右アングルを調節し大動静脈が円形となるようにする（体の軸とスコープの軸を一致させる）．ここで第3部側へupアングルをかけて前後すると大動静脈が上から下へ縦走するように描出され，画面右に描出される脈管が上腸間膜動静脈であり，これらとスコープで囲まれた部分が膵頭下部（鉤部）である（図3b）．

3) スコープを引き戻しながらの走査

ここからの描出には，二つの方法がある．すなわち，このupをかけたまま引き抜いてくる縦断法と，upを少し戻し十二指腸小弯に接するようにして引き抜いてくる横断法である．われわれの施設では，膵頭下部（鉤部）を十分に観察後，upアングルを戻しながら徐々に引き抜いてくると大動脈の近傍の膵内に低エコー域が三角形状に描出されてくる．これは，スコープが乳頭部に近づいている所見であり，さらに徐々に引き抜くとこの低エコー域とスコープの間の十二指腸粘膜の肥厚する部分が同定され，これが乳頭部である（図4a）．さらに引き抜くと低エコー域内の管腔が同定され，これが膵管，胆管起始部である．ここでupをかけて左右アングルを左に捻りスコープをわずかに前後することにより，縦断法と同様に乳頭部の胆管，膵管を描出可能である（図4b）．このように描出する理由は，縦断法では，乳頭の同定に慣れ習熟を要する点と症例により抜けやすい場合があるためである．

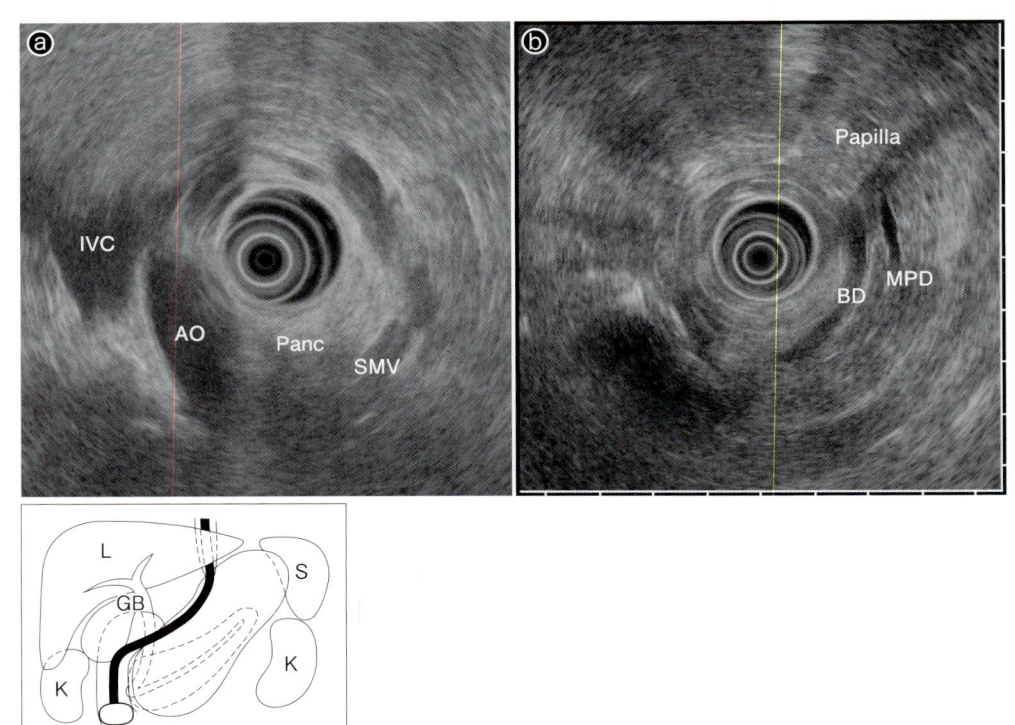

図4 十二指腸第2部からの走査

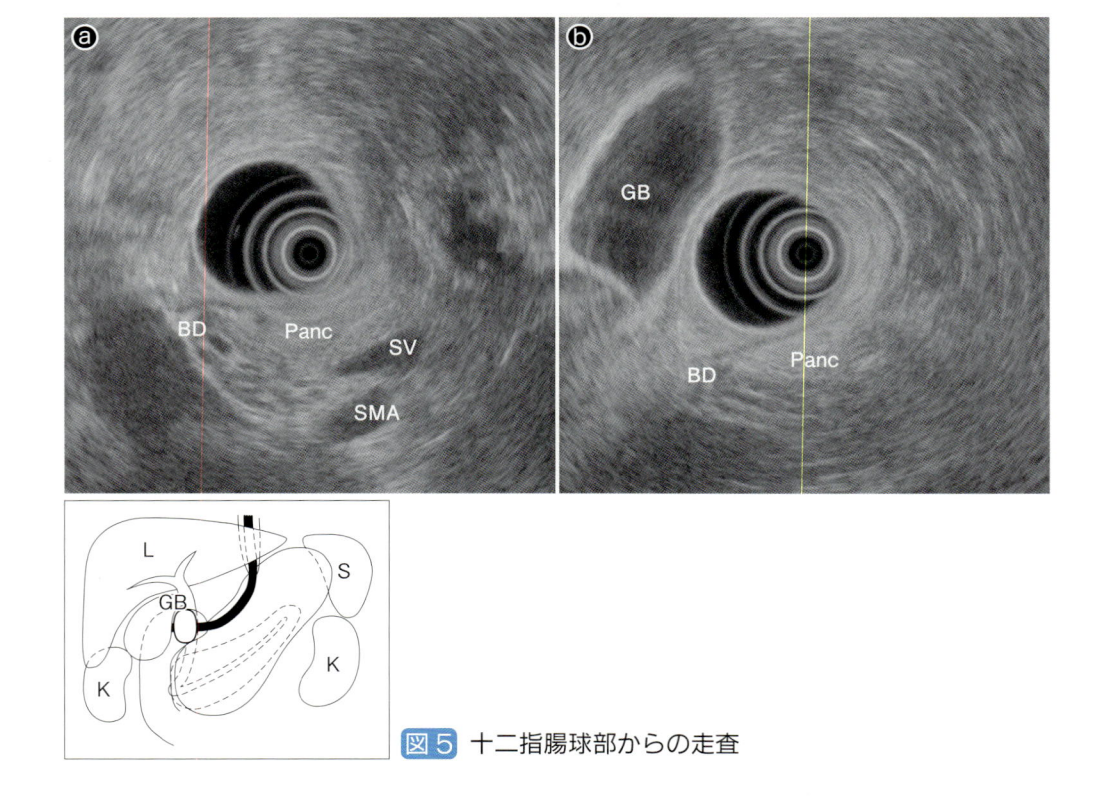

図5 十二指腸球部からの走査

この観察で膵胆管合流異常がないことを確認し，再び左右アングルを右に捻り徐々に引き抜くと胆管が膵外へ連なる．このあたりが膵頭体移行部となるが，ここで左右アングルを左へ捻り，胆管，必要ならば胆嚢を再び観察する（図5a）．その後左右アングルを右に戻しスコープを徐々に引き抜く（約60～55 cm前後）と頭体移行部から膵体部側が描出される．この部分はEUSによる観察でもっとも見逃しが多い部分なのでスコープを前後して十分観察を行う（図5b）．

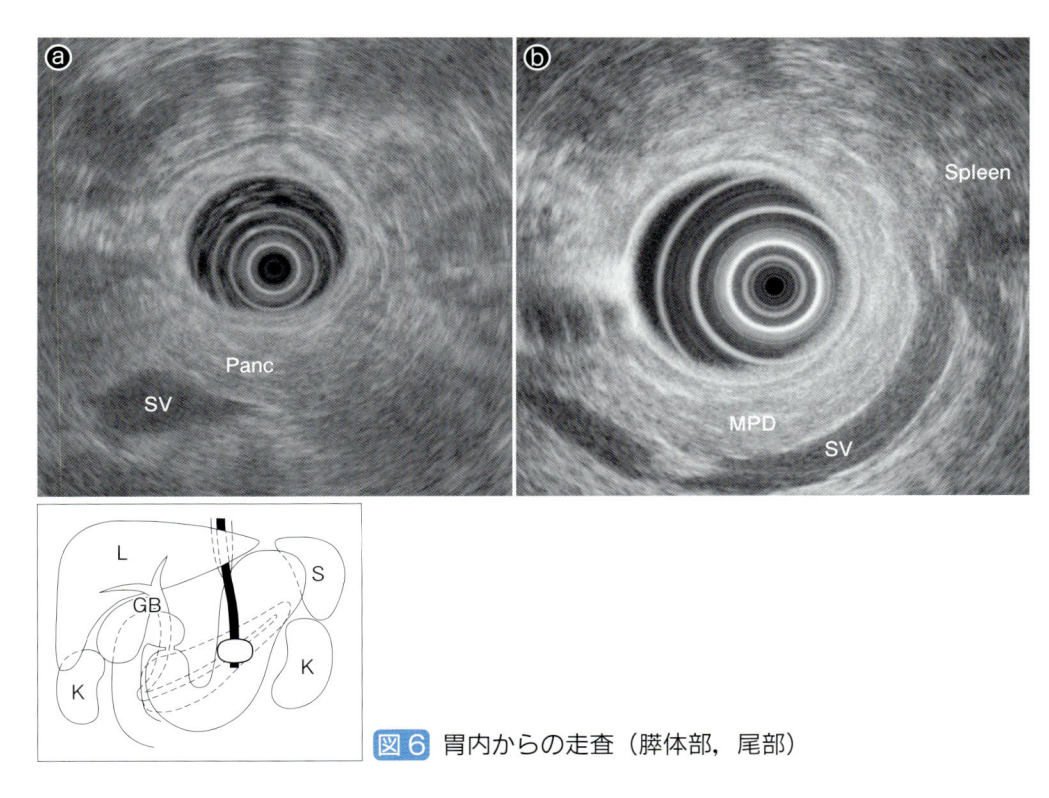

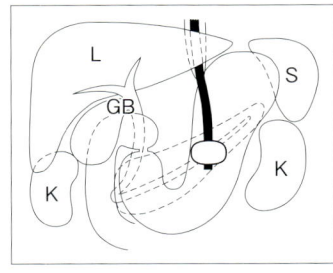

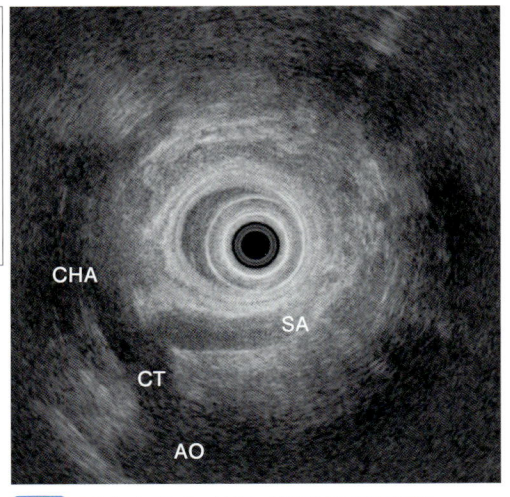

図6 胃内からの走査（膵体部，尾部）

図7 胃内からの走査（腹腔動脈周辺）

2．胃内走査

最後にバルーン内の脱気水を一度吸引し，十二指腸球部から胃内へ移動し再度バルーン内へ脱気水を注入して胃内からの観察を開始する．ここからの観察は，体外式の超音波検査と同様の画像であるため比較的理解しやすく，脾静脈とスコープの間に描出される膵臓をスコープ（あるいは検者の体，あるいは左右アングル）を右に捻りながらやや引き抜いて膵尾部から脾動静脈が脾門部に流入するところまで観察する（図6）．最後に，膵体部に戻りわずかに引いたところで腹腔動脈近傍のリンパ節などを観察して検査を終了する（図7）．

超音波内視鏡診断

現在臨床での適応は，表1に示すごとくである．胆膵の診断の基本は，前項で述べたEUS解剖であり，この正常解剖を理解し描出できることが正確な診断につながる．

1．胆道疾患診断
1）コレステロールポリープ

胆嚢の隆起性病変は，近年食の欧米化とともにコレステロールポリープなどの増加をもたらし検診でよく発見され，精査として紹介される．コレステロールポリープは，顆粒の集合体として同定され，細い茎を有するいわゆる桑の実状のポリープである（図8）．

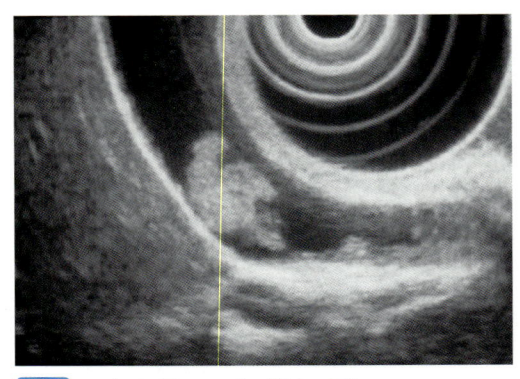

図8 コレステロールポリープ

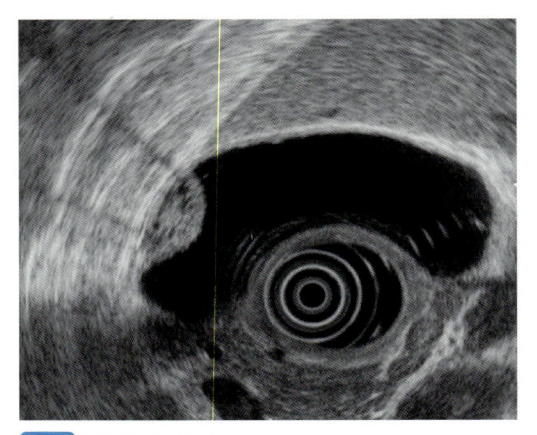

図9 胆嚢腺筋症

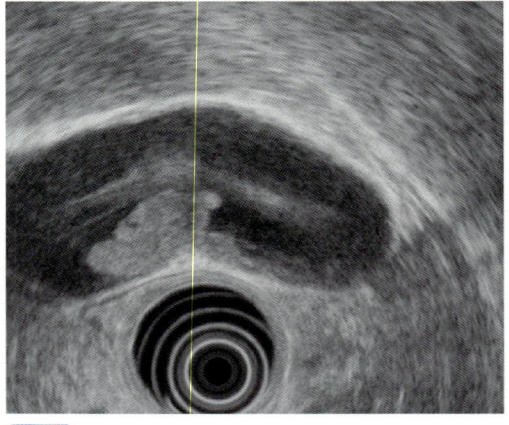

図10 胆嚢癌

表1 胆膵における超音波内視鏡の適応

1．胆　道
a）胆嚢ポリープの鑑別診断
b）胆嚢癌，胆管癌の存在診断，局所進展度診断
c）胆管結石の診断
d）膵胆管合流異常の診断
e）その他
2．膵　臓
a）膵癌の存在診断，局所進展度診断
b）膵腫瘍の鑑別診断
c）膵嚢胞の鑑別診断
d）慢性膵炎の診断
e）その他

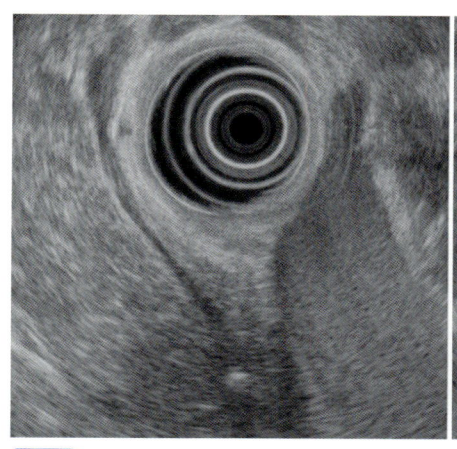

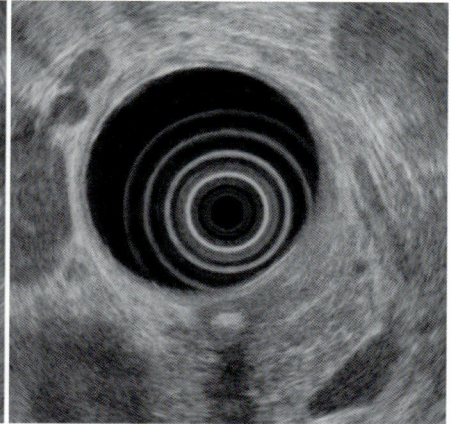

図11 胆管胆石

2）胆嚢腺筋症

胆嚢腺筋症は基底部に cystic area を有する隆起性病変として同定され，びまん型，分節型，底部型の3種に分類されるが底部型が胆嚢癌との鑑別で問題となるが，Rokitansky-Aschoff（R-A）sinus を表す cystic area の存在がその鑑別に重要である（図9）．また，まれに胆嚢癌を合併する腺筋症もあるが，cystic area の上の充実部分が肥厚して同定されるので，通常の腺筋症を見慣れることが大切である．

3）胆嚢癌，胆管癌

胆嚢，胆管は，EUS上3層構造として同定される．細かな部分では異論もあるが，第1，2層が粘膜層を，第3層が漿膜下層，漿膜を表すとされ，この層構造の破壊を判定することにより癌の進展度診断が可能となる．胆嚢癌は，平皿状，あるいは太い茎を有するポリープとして同定され，表面は細かな不整な輪郭を呈し，内部は充実性のパターンを呈している（mp癌，図10）．内部エコーパターンからだけでは，炎症性ポリープなどとの鑑別は困難である．

4）胆管結石

胆管胆石は，胆管を長軸に描出すると内部に可動性のある acoustic shadow を伴う strong echo として同定される（図11）．近年胆管胆石

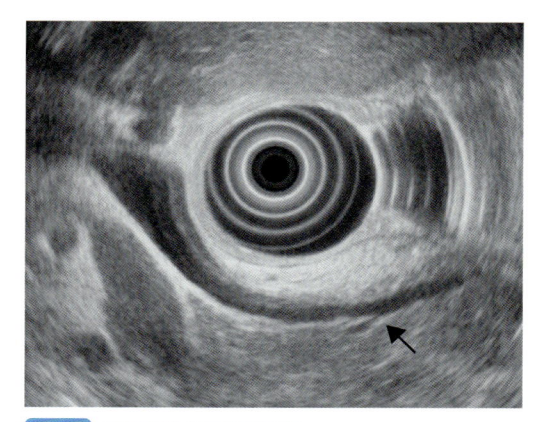

図12 膵胆管合流異常症

の多くは，技術革新の目覚しい MRCP により診断されるが，3～4 mm 以下の結石では見逃される場合もあり MRCP が陰性であっても胆石発作を疑う場合には，EUS を行うべきである．

5）膵胆管合流異常

そのほか，膵胆管合流異常も下部胆管，膵管を長軸に描出することにより可能である（図12）．胆嚢癌を認めた場合には，その発生機序を考え，必ずチェックすべき項目である．

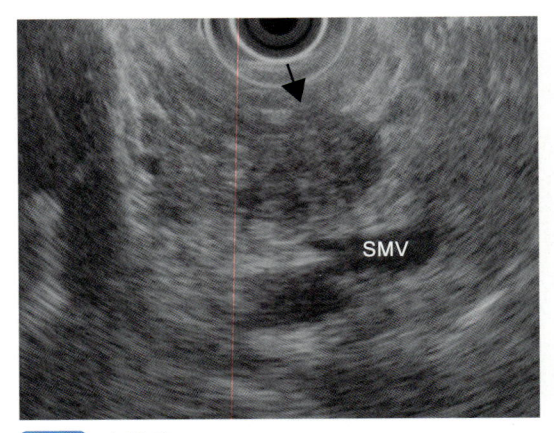

図13 小膵癌

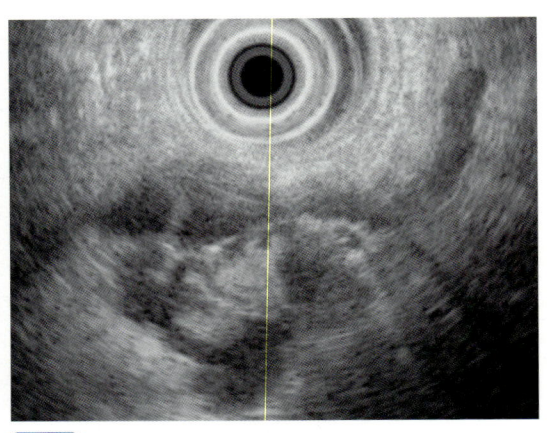

図14 膵管内乳頭粘液性腫瘍

2. 膵疾患診断

1) 膵腫瘍の存在診断

膵疾患においてもっとも EUS が威力を発揮するのは小腫瘍の存在診断である[5]。小膵癌,インスリノーマなどは,この典型像でとくに有用である。一般に膵癌は,2 cm 以下では主膵管の拡張を伴った輪郭が不整な低エコー腫瘤として同定され(図13),腫瘍径が大きくなるに従い,中心高エコーが認められるようになり,さらに大きくなると内部が不整となり時にモザイク状となる。腫瘍と膵輪郭,周囲臓器との境界を判定することにより漿膜浸潤,脈管浸潤などを評価できる。その診断能は 70〜80%前後とされている。

2) IPMN

次に EUS が威力を発揮するのは,膵管内乳頭粘液性腫瘍(IPMN)などの囊胞性腫瘍の診断と思われる。とくに,IPMN では内部の隔壁の肥厚,粘膜結節などの手術適応に重要な所見を評価でき,臨床上有用性が高い(図14)。

3) その他

その他,膵の内部エコーを評価し,蜂巣状の不整,膵石などをとらえれば EUS により慢性膵炎の診断も可能である。

まとめ

以上,超音波内視鏡による胆膵領域の観察法について述べてきたが,超音波内視鏡は使いこなせばかなり小さな病変を認識でき,その臨床的価値ははかり知れない。このことを心に刻み,精進して欲しいものである。

文献

1) 木田光広:胆膵に対する超音波内視鏡検査法.鈴木博昭 編:消化器内視鏡のコツと落とし穴―肝胆膵.1997,中山書店,東京
2) 木田光広,渡辺摩也,西元寺克禮:胆膵疾患の EUS.恩地森一 編:肝・胆・膵の画像診断.2002,メジカルビュー社,東京
3) 膵・胆道領域の標準的描出法に関する検討会:超音波内視鏡による膵・胆道領域の標準的描出法.2003,オリンパスメディカルシステムズ,東京
4) Kida M:Endoscopic ultrasonography in Japan:Present status and standardization. Dig Endosc 2002;14(Suppl):s24-s29
5) 木田光広,安藤 豪,宮澤志朗,他:EUS, IDUS (ERUS).臨床画像 2005;21:632-639

(木田光広,宮澤志朗,今泉 弘)

I 総論：[検査・治療手技の標準とコツ]

膵胆道病変の EUS-FNA 診断の実際——標準手技

　近年の超音波内視鏡下穿刺術（EUS下穿刺術）の進歩は，これまで病理学的診断が困難であった膵腫瘍や縦隔・腹腔内の腫大リンパ節などの診断に大きく寄与している．また，この手技は膵仮性囊胞治療をはじめとした種々の内視鏡治療にも応用されている[1]．本稿では，すべてのEUS下穿刺術における基本となるEUS-FNA（EUS-guided fine needle aspiration）について，適応，基本的手技，および著者らが行っている診断能向上のための工夫・コツを解説する．

EUS-FNA の概略

　EUSは消化器診療にとって欠かせない診療機器である．しかし，高解像度での画像診断とはいえ，EUS診断は超音波パターンを基本としている以上，その診断能力には限界がある．EUS-FNAはこの問題をクリアする手技として開発された．文字どおり，経消化管的に超音波で病変を確認しながらリアルタイムに穿刺生検（図1）を行うものである．これまでの報告では，EUS-FNA全体としての正診率は90％前後で，膵腫瘍やリンパ節に対する感度・特異度・正診率は90％を超える報告が多い．これらの数値は，同病変の病理診断における現存する低侵襲的病理検査法のなかではもっとも高く，また合併症はもっとも低率である．著者らの施設では，CTで膵病変が確認された場合でEUS-FNAの適応があると判断した際には，観察目

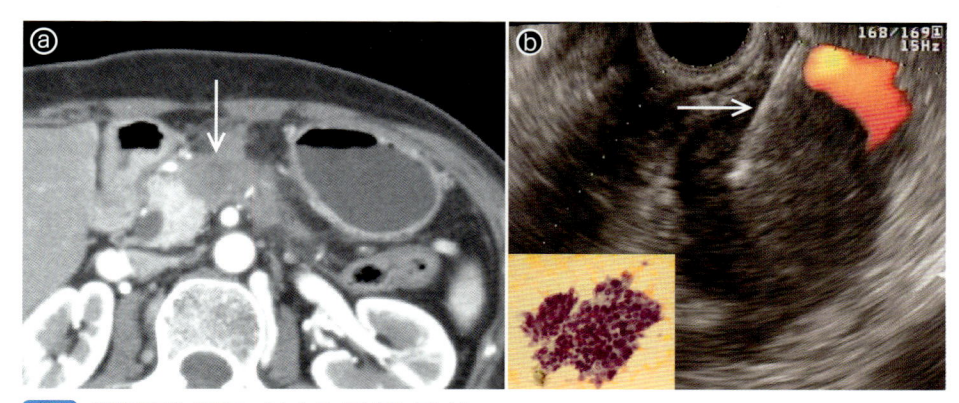

図1 膵腫瘍性病変に対する EUS-FNA
　a：膵体部に腫瘍性病変が認められている．
　b：膵腫瘍性病変に対してのEUS-FNA（矢印は穿刺針）．細胞診ではClass V，腺癌を考える所見であった．

的だけの EUS は施行せずに当初から FNA 目的で EUS を行う場合も多い．

適応と非適応

1．適　応

対象臓器を問わず，EUS-FNA の基本的な適応は，今後の治療方針を決定するうえで組織採取の必要性がある場合である．EUS-FNA の結果いかんにかかわらず，手術を行うことが決められている症例は適応とすべきではない．胆膵疾患に対する EUS-FNA においては，①腫瘍性病変の病理学的確定診断，②癌の進展度診断（腹水，腫大リンパ節の評価など），が主たる施行目的となる[2]．とくに膵腫瘍の化学療法施行前には EUS-FNA により病理学的診断を得ることは必須と考えてよい．この観点から，閉塞性黄疸のない切除不能と考えられる膵腫瘤性病変の鑑別診断においては，診断能と安全性を考慮して ERCP よりも EUS-FNA を第一選択とすべきであろう[3]．また，原発巣と考えられる病変のほかにも遠位のリンパ節腫大や微量腹水（図2）が認められる場合があるが，治療方針決定においてはそれらが転移病巣であるか否かの的確な診断は重要である．転移を疑う病巣に対する EUS-FNA は，手術適応の判断といった観点から重要な情報を与える[4,5]．また，胆道病変に関してはその有用性の報告が散見されるものの，まだ十分なコンセンサスが得られているとは言い難く，現時点では慎重な対処が求められる[5]．なお，対象病変の大きさとしては，10 mm 弱でも施行可能である．

2．非適応

現時点での本邦におけるコンセンサスでは膵嚢胞性腫瘍は非適応病変とされている．また，穿刺手技自体が困難な症例（対象病変を EUS 画像でしっかりと同定できない場合，穿刺ルートに血管が介在する場合など）も適応から外す．

偶発症

これまでの報告での偶発症発生率は EUS-FNA 全体としては2％以下であり，非常に安全な手技と認識されている[6]．内訳としては出血，感染，膵炎（高アミラーゼ血症）などである．腫瘍播種に関しては危惧されるところではあるが，この手技が始められてから約15年が経過し，世界的にも EUS-FNA が直接の原因となったと考えられる腫瘍播種（needle-tract seeding も含む）の報告例は4例のみ（経胃的穿刺による IPMN 症例，膵悪性黒色腫症例，通常型膵癌症例，および経食道穿刺による肺癌転移縦隔リンパ節症例）である．これまでの全世界での施行数を考えるときわめてまれな偶発症と考えられるが，施行に際してのインフォームド・コンセント[2]では，この点も含めて EUS-FNA がほかの検査に比して治療方針決定に有用（確実性・安全性）であることを伝えなければならない．とはいえ，少なからず侵襲性のある検査の適応決定には偶発症も含めて考慮が必

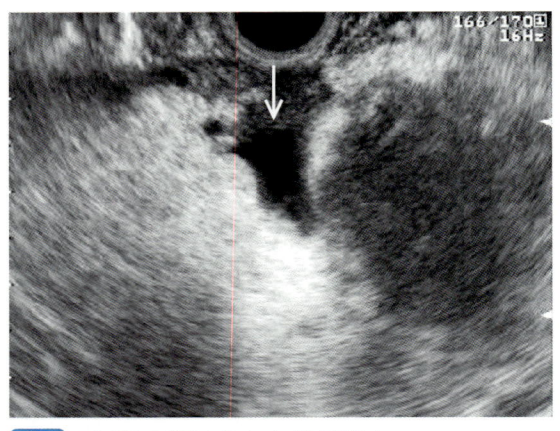

図2　EUS で認められた微量腹水
膵癌患者における EUS でのみ認められた微量腹水（矢印）．EUS-FNA で腹水中の癌細胞の存在が明らかにされた．

要であり，EUS-FNA における腫瘍播種の可能性だけを過度に危惧する必要はない．ERCP であっても重症急性膵炎という偶発症は存在する．各検査の利点と欠点を比較検討しながら検査のストラテジーを考えることが肝要である．

EUS-FNA 施行前の準備

1. コンベックス型 EUS による解剖

EUS 下穿刺術に必要な EUS 解剖の知識の詳細は以下の成書を参考にしていただきたい．

① 超音波内視鏡下穿刺術標準化検討委員会 編：超音波内視鏡下穿刺術のためのコンベックス型超音波内視鏡による標準的描出法．発行 オリンパスメディカルシステムズ（非売品）
② Bhutani MS, et al (eds.)：Interventional Endoscopic Ultrasonography. 1999, Harwood Academic Publishers
③ Rosch T, et al (eds.)：Longitudinal Endosonography：atlas and manual for use in the upper gastrointestinal tract. 2001, Springer Verlag
④ Irisawa A, Yamao K：Curved linear array EUS technique in the pancreas and biliary tree：focusing on the stations. Gastrointestinal Endosc 2009；69 (Suppl 2)：S84-S89

2. 使用器材および穿刺針の使い分け

必要な器材は，コンベックス型超音波内視鏡と超音波観測装置および，穿刺針（図3）である．穿刺針は 19 G から 25 G までの太さのものが発売されている．一般的には 22 G が多く用いられるが，過度のアップアングル操作が必要な場合（十二指腸球部から膵頭部腫瘍への穿刺など）には 25 G を用いるとよい．膵腫瘍に対する 19 G の使用は針の剛性の問題から穿刺困難な場合も多いが，アップアングルをあまり使用しなくてもよい経胃的な穿刺であれば選択は可能である．また，手動穿刺針では穿刺困難な場合（慢性膵炎を背景とした膵内病変への穿刺：硬くて穿刺し難い場合がある，経胃的穿刺となる微量腹水採取：穿刺時に胃壁が進展して穿刺困難となる，など）には自動穿刺針（図3 b）での

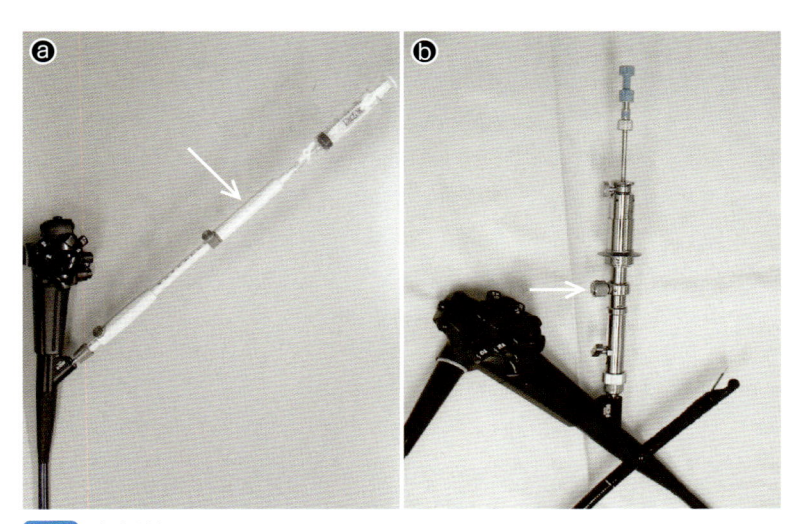

図3 穿刺針
a：手動穿刺針．矢印で示した部分がハンドル（スライダー）であり，この部分を操作して穿刺針を対象病変内に刺入する．
b：バネ式自動穿刺針．矢印で示した部分がトリガーボタン．これを押すことであらかじめ決めた長さだけ刺入される．

アプローチがよい[7]．また，肝生検に使用するような19Gコアニードルもあり，この穿刺針の使用では1回の穿刺で組織診が十分に可能な検体採取ができるようになった．しかし，このデバイスは，内視鏡の過度のアングル操作を必要としない径30mm以上の病変に対しての使用に限定される．また，壊死傾向が強い腫瘍やリンパ節などでは十分に検体を採取できないことが多い．

3．人員配置・前処置

手技に携わる人員は術者および助手2名の最低3名は必要である（術者1名，スコープ保持1名，デバイス操作補助1名）．慣れてくれば，スコープ保持は術者単独でも可能であるが，安全性や確実性の点から施行中は絶えずベストの画像を描出しておく必要があり，できれば穿刺画像に応じて内視鏡を固定する助手を配置するとよい．

EUS-FNA施行に関しての鎮静に関しては，対象物の呼吸性移動が強い場合などには穿刺時の「息止め」が必要となりうるので，この点を考慮して行う．

4．病理医もしくは細胞診技師の同席

穿刺による確実な検体採取により，正診率は向上し不要な穿刺を回避できる．この確実な検体採取をリアルタイムに評価するために，病理医もしくは細胞診技師がEUS-FNAに同席するのが望ましい．EUS-FNAでは偽陰性が問題となるが，病理医の同席によるGimsa系染色による迅速細胞診の実施（Diff-Quik染色や

EUS-FNA手技の実際

基本的手技 [2),10),11)]

① 穿刺から針抜去までの基本的手技

① 目的とする病変を描出する（図5a）．
② 病変および穿刺ライン（外筒エコーで類推可能）に血流がないことをカラードプラで確認する（図5b）．
③ 穿刺デバイスをスコープ鉗子孔に通し，ハンドルを鉗子口に固定する．
④ 外筒先端（図5b，矢印）から対象物の中心よりもやや奥までの距離を測定し（図5c），その距離を基にデバイスのストッパーを固定する（図5d，矢印①）．この際に，ストッパーねじはきつく締めて固定する．これがゆるいと思わぬ深穿刺につながり危険である．
⑤ 穿刺針の視認性を高めるためにスタイレットを5mmほど引き抜いておく（図5d，矢印②）．
⑥ スコープの吸引ボタンを押し続け持続吸引をかけて消化管壁とスコープの間を密にしたうえで，まずはシースをゆっくりと内視鏡内に進めてエコー画面上でその先端が確認されたらシース長を固定する（図5d，矢印③）．このシースエコーを基に刺入角と病変描出位置を考えて穿刺する（図5e）．この際の注意として，外筒から針を出したまま超音波画像で穿刺位置などを確認しない．この動作により消化管粘膜の損傷をきたすことがある．
⑦ 穿刺後，あらかじめ引いておいたスタイレットを押し込み，採取針内腔に入り込んだ組織を穿刺針外に押し出す．
⑧ その後スタイレットを抜き，吸引シリンジを装着し陰圧をかける（図5f）．
⑨ デバイスを操作し，病変内で穿刺針のpush-pullを10～20回ほど繰り返す．

Cyto-quick 染色，図4）はこれらを回避できる可能性が高まる．病理医，もしくは細胞診技師による迅速細胞診ができない場合は，内視鏡医自ら検体の染色・検鏡を行い，診断にまでは至らないにせよ適切に細胞が採取されているかを判断することは非常に重要である[8]．この手技は非常に簡便で，5分以内に鏡検が可能である．また，リンパ節や膵腫瘤に対する EUS-FNA の感度は 5〜6回の穿刺でプラトーに達する（感度 80％以上）とされており[9]，迅速細胞診ができない場合は 5回の穿刺を一応の目安とするとよい．

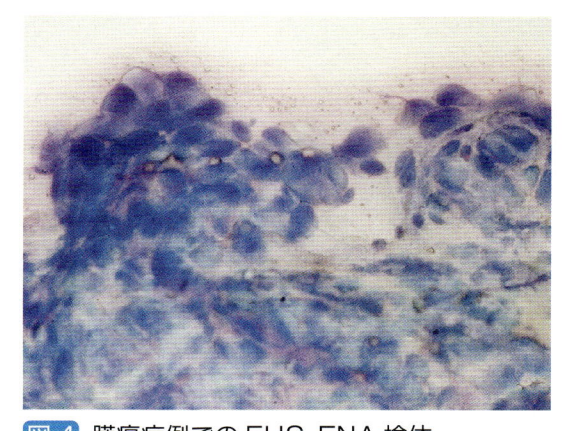

図4 膵癌症例での EUS-FNA 検体
迅速細胞診（Diff-Quik 染色）により，適切な検体採取がなされたか否かを判断できる．

> **重要**
> ⑦〜⑨の一連の操作におけるコツとして，腫瘍細胞を「吸引」するのではなく，針で「切り取る」イメージをもつことが大切である．補足すると，ⅰ）穿刺後はすぐに吸引せず，穿刺針先端を腫瘍辺縁ぎりぎりまで引き戻す，ⅱ）針の先端から腫瘍深部までの距離を再測定し，その長さで穿刺デバイスのストッパーを再固定する，ⅲ）スタイレットを抜去し吸引を開始した後，できるだけ速いスピードで穿刺針を深部まで挿入する，という流れである．

⑩ 吸引シリンジを取り外し，陰圧を解除した後に穿刺針を病変から引き抜く．

⑪ デバイス全体を内視鏡鉗子口から抜去する．この後に得られた検体処理に移る．

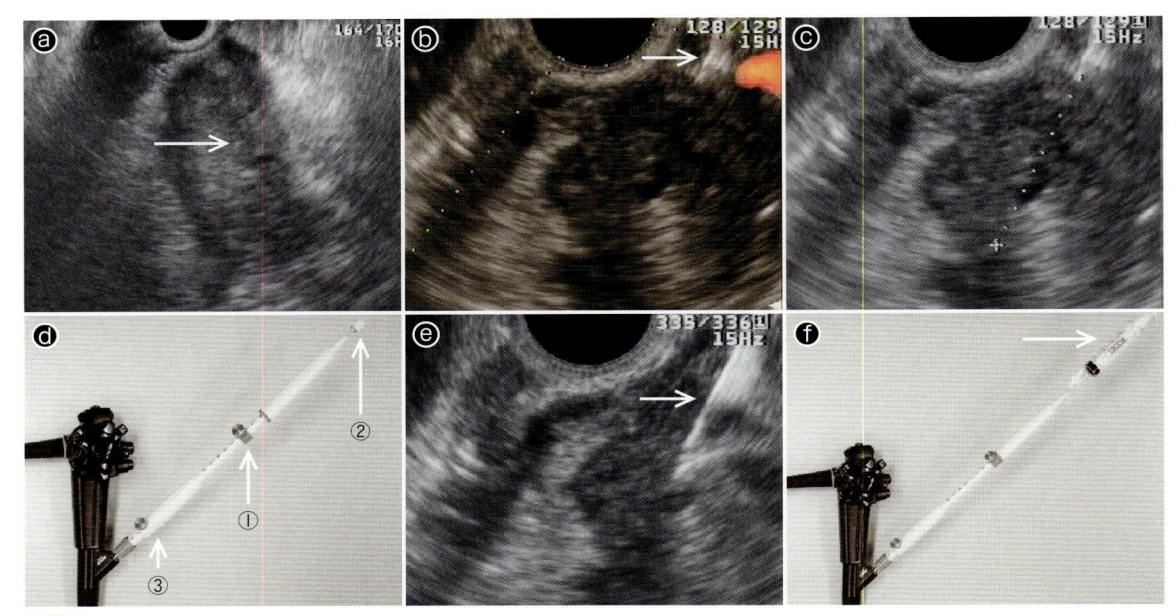

図5 EUS-FNA 手技の実際
a：目的とする病変を描出する（矢印）．
b：カラードプラを用いて穿刺ルート上の血流の有無を確認する．穿刺ルートは外筒エコー（矢印）から推定できる．
c：メジャーを用いて外筒先端から腫瘍の中心よりも若干深い位置までの距離を測定し，穿刺長とする．
d：手動穿刺針の操作方法．①ストッパー（矢印①）を用いて穿刺長を固定する．②スタイレット（矢印②）を若干引き抜いておく．③外筒長を調節（矢印③）し EUS 画面に若干外筒エコーが描出されるまで押し込み，EUS 画面上で穿刺方向を確認する．
e：穿刺（矢印は穿刺針）．
f：専用の吸引シリンジ（矢印）を装着し，20 ml ほどの陰圧で吸引する．

2 検体処理

著者らの行っている検体処理を記す．
① 2枚のスライドグラスを図6のように配置して，1枚のスライドグラス上に穿刺針内の採取

EUS-FNA 施行時の工夫 ── 診断能向上を目指して

　基本的手技だけでも90％ほどの正診率が得られるが，各種工夫により診断能はさらに向上する．以下に著者が行っているいくつかの工夫やコツ[10]を記す．
① 外筒長を調節する際には外筒をあまり長く出さないことが肝要である．外筒を長く出して超音波画像上で穿刺ラインを確認したくなるが，外筒を押し付けすぎると結果的に穿刺ラインがずれてしまい穿刺後に針の視認ができなくなることがある．
② 鉗子起立角度をストロークごとに変えてみる．いろいろなラインから検体を採取することができ採取率は向上する．
③ 大きめの腫瘍の場合は，中心部が壊死していることがあり，その部位の穿刺では評価可能な検体が採取できないことがある．その際には辺縁部を穿刺するとよい．

物をドロップする（針内容物を空気で押し出す）（図6a）．この際に，空気で押しても穿刺針内から採取物が出ない場合は，スタイレットを挿入して押し出す．組織学的評価が可能と判断される検体（白い糸ミミズ様の検体）が採取された場合は，その一部は細胞診用としてスライドグラス上に残し，そのほかを組織診用としてホルマリン瓶に回収する．また，セルブロック法を用いて病理評価を行っている施設もあり，その有用性が報告されている[12]．

② 細胞診用検体は2枚のスライドグラスで軽くすり合わせた後（図6b），1枚を95%ETOHで湿式固定を行い，もう1枚はドライヤーで乾燥させて迅速染色に回す．

③ 迅速染色には，Gimsa系染色：Diff-Quik染色/Cyto-quick染色などがある．その手技は，3もしくは2つの染色液に乾燥固定したスライドグラスを10秒前後浸し染色を行うものであり，染色そのものは1分以内で終了する．

図6 検体処理（細胞診）
a：2枚のスライドグラスを図のように配置し，1枚のスライドグラス上に検体をドロップする．
b：2枚のスライドグラスで検体を軽くすりあわせる．

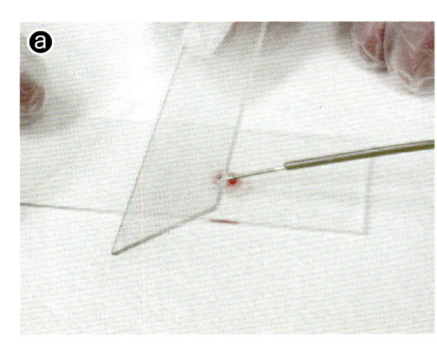

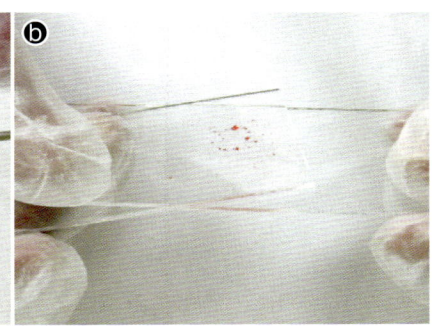

術後管理

施行後2〜3日は穿刺部感染予防として抗生剤を投与する（経口でもよい）．食事は，翌日から開始するのが安全であろう．欧米では膵腫瘍に対するEUS-FNAでさえも外来扱いで施行している施設がほとんどであるが，穿刺後の早期偶発症発生の危険がないわけではないため，可能であれば入院での施行が望ましい．

④ 小さな対象物（径10mm程度）の場合は，対象物内部に穿刺が可能であっても針が十分にストロークできない場合も多い（画像では針の動きと一緒に対象物も動くように観察される）．この際には，穿刺デバイスを持つ指を振戦させるように動かし，可能なかぎり針先を腫瘍内でこまかく前後動させる（Woodpecker method[12]）ことで組織診検体まではいかなくとも細胞診検体の採取が可能な場合もある．

⑤ 先述の「針で組織を切る」といった感覚の実際的な手技が「Knocking door method[13]」である．これは，ハンドル（スライダー）を操作して針を刺入する際に，あたかもドアをノックするかのごとく大きな音をたててハンドルをストッパーにぶつける手技である．

⑥ 穿刺後の吸引で血液成分が多く引けてくるような場合（とくにリンパ節）には，非吸引でのストロークが余分な血液の混入を抑え病理学的評価の際に有用なことがある．一

方，通常の 10〜20 ml の陰圧で十分に検体採取ができない場合（とくに硬い膵腫瘍など）は 100 ml ほどの陰圧でも施行してみるとよい．
⑦ 十二指腸球部などから膵頭部腫瘍を穿刺する際には，アップアングルを強めにかけなくてはならないため，数回の穿刺で針が彎曲する．このために，穿刺回数を重ねるごとに，穿刺針が画面上でリアルタイムに確認できなくなる場合がある．この際には，助手がスコープを軸回転させ針の軌跡を追いながら穿刺することが安全な施行につながる．

おわりに

EUS 下穿刺術における基本的手技である EUS-FNA について解説した．すべての技術はその基本をしっかりとマスターすることがもっとも重要であり，それが新たな応用手技・発展へとつながる．本稿を参考に，より多くの先生方に EUS-FNA を習得していただければ幸いである．

文　献

1) Bhutani MS : Interventional endoscopic ultrasonography : state of the art at the new millenium. Endoscopy 2000 ; 32 : 62-71
2) 神津照雄，山雄健次，入澤篤志：超音波内視鏡ガイド下穿刺術ガイドライン．日本消化器内視鏡学会監：消化器内視鏡ガイドライン．180-187，2006，医学書院，東京
3) Wakatsuki T, Irisawa A, Bhutani MS, et al : Comparative study of diagnostic value of cytologic sampling by endoscopic ultrasonography-guided fine-needle aspiration and that by endoscopic retrograde pancreatography for the management of pancreatic mass without biliary stricture. J Gastroenterol Hepatol 2005 ; 20 : 1707-1711
4) 入澤篤志，佐藤由紀夫：膵癌診断における穿刺吸引生検によるリンパ節診断．村田洋子，峯　徹哉 編：超音波内視鏡 Up to Now．238-241，2004，メジカルビュー社，東京
5) 入澤篤志，引地拓人，渋川悟朗，他：EUS-FNA による膵疾患以外の腹腔内および後腹膜腫瘍診断．消化器内視鏡 2008 ; 2 : 613-619
6) Wiersema MJ, Vilmann P, Giovannini M, et al : Endosonography-guided fine-needle aspiration biopsy : diagnostic accuracy and complication assessment. Gastroenterology 1997 ; 112 : 1087-1095
7) 入澤篤志，佐藤由紀夫：超音波内視鏡下穿刺吸引細胞診における器具．消化器内視鏡 2002 ; 14 : 1416-1417
8) Hikichi T, Irisawa A, Bhutani MS, et al : Endoscopic ultrasound-guided fine-needle aspiration of solid pancreatic masses with rapid on-site cytological evaluation by endosonographers without attendance of cytopathologists. J Gastroenterol 2009 (in press)
9) LeBlanc JK, Ciaccia D, Al-Assi MT, et al : Optimal number of EUS-guided fine needle passes needed to obtain a correct diagnosis. Gastrointest Endosc 2004 ; 59 : 475-481
10) 入澤篤志：超音波内視鏡下穿刺術—私のコツ．消化器画像 2007 ; 9 : 199-205
11) Irisawa A, Hikichi T, Bhutani MS, et al : Basic technique of EUS-FNA. Gastrointestinal Endosc 2009 ; 69 (2 Suppl) : S125-S129
12) 越川　卓，山雄健次，上山勇二，他：EUS-FNA における穿刺材料の取り扱い．消化器内視鏡 2004 ; 16 : 1281-1288
13) 山雄健次：超音波内視鏡下穿刺術—私のコツ．消化器画像 2007 ; 9 : 98-104

〈入澤篤志〉

II. 各 論

胆　道……………………………………　89

膵　臓……………………………………　161

乳頭部……………………………………　233

最近の話題………………………………　247

II 各論：[胆道]

ERCPによる胆道癌診断

胆道癌には，肝内胆管癌・胆管癌（肝外）・胆嚢癌・乳頭部癌が含まれる．肝内胆管癌は規約上，肝癌に分類され，乳頭部癌については別項が設けられているため，ここではとくに肝外胆管癌と胆嚢癌診断におけるERCP並びにその関連手技（ブラッシング細胞診，生検）の実際について解説する．

胆管癌

ERCP（胆道造影）

胆管癌を疑う症例に対する胆道造影の目的はおもに胆管狭窄の鑑別診断（癌の確定診断）と癌の進展度診断である．

1．胆管狭窄の鑑別診断
1）肉眼的分類と造影所見

胆管癌の肉眼的形態には，"結節型""乳頭型""平坦型"があり，それぞれに"膨張型"と"浸潤型"がある．

造影所見は，膨張型（限局型）では比較的明瞭な立ち上がりをもつ結節性あるいは乳頭状の隆起（陰影欠損・透亮像）として描出され，胆管内腔はこれにより狭窄・閉塞している（図1）．一方，浸潤型では粘膜下への癌の浸潤と線維化によって胆管壁が肥厚するため，上流および下流からなだらかなtaperingを伴う狭窄像として描出される（図2）．

2）鑑別のポイント

膵頭部癌，転移リンパ節などによる管外性圧排との鑑別には，狭窄部の性状（上皮性変化を疑うような壁の不整さがあるかどうか，狭窄が全周性に均一か左右に偏りがあるかなど）や，壁外病変による圧排・牽引に伴う胆管の軸変位があるかどうかなどを評価する．

また，良性狭窄との鑑別もしばしば問題となるが，よく胆管癌との鑑別に挙げられる原発性硬化性胆管炎（primary sclerosing cholangitis；PSC）では，肝内および肝外胆管に多発性・びまん性の狭窄がみられるのが典型像であり，輪状（annular stricture）あるいは短い狭窄と，正常あるいは軽度拡張した胆管が交互に現れる数珠状所見（beaded appearance）がみられる．また，帯状狭窄（band-like stricture）や胆管外に憩室様に突出するような造影所見（偽憩室：diverticulum-like outpouching），肝内胆管枝の枯れ枝様所見（pruned tree sign）や肝外胆管の毛羽立ち不整像（shaggy sign）もみられる（図3）．

3）造影のコツ

通常，胆管造影は狭窄部下流から行うが，高度な狭窄あるいは閉塞によって狭窄部全体あるいは狭窄部上流が造影されない場合には，造影カニューレの先端を一度狭窄部を越えて上流ま

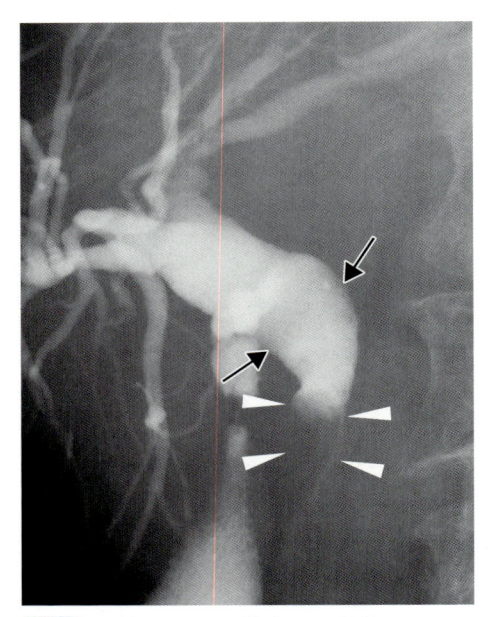

図1 結節膨張型胆管癌の胆管像
　下部胆管に立ち上がりが明瞭な楕円形の陰影欠損をみとめる（白矢頭）．
　術後の病理組織学的検索により，胆嚢管合流部付近（黒矢印）まで表層進展が確認された．

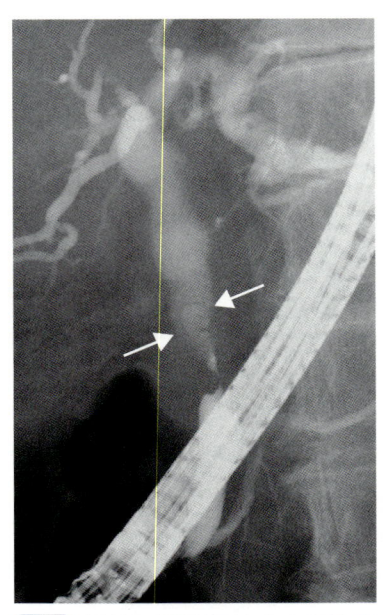

図2 結節浸潤型胆管癌の胆管像
　狭窄部上流に硬化所見がみられ（白矢印まで），癌の粘膜下浸潤が疑われる．

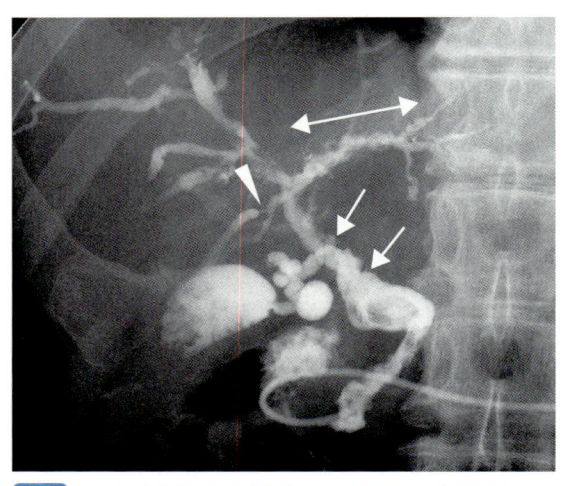

図3 原発性硬化性胆管炎（PSC）の胆管像
　肝内および肝外胆管に多発性・びまん性の狭窄，壁不整像を認め，輪状狭窄（annular stricture：矢頭），数珠状所見（beaded appearance：両端矢印），偽憩室（diverticulum-like outpouching）や毛羽立ち不整像（shaggy sign）がみられる（矢印）．

で進め，引き抜きながら造影を行う．この際，カニューレが狭窄部を通らなければ，ガイドワイヤーを狭窄部に挿入・先行させてからカニューレを狭窄部上流に進めるとよいが，カニューレをダブルルーメンのもの（Boston Scientific社 Tandem™ XL など）に交換すれば，気泡を混入させずに造影を行うことができる．また最近では，シングルルーメンでも水密コックの装着によって，ガイドワイヤーを挿入したまま造影ができるカニューレ（MTW社 ERCPカテーテル）もよく使われている．

4）撮影のコツ
　狭窄部全体の性状が表現できるように，カニューレ先端の位置や造影剤の注入速度・撮影のタイミングなどを工夫してX線撮影を行うが，この際，胆嚢管や肝内胆管枝，椎体，腸管ガス，スコープなどとの重なりを外すために，体位変換を加えることによって複数の方向から病変部を観察・撮影することが，病変部を正確

に評価するうえで重要である．

また，造影後に内瘻チューブではなく経鼻胆道ドレナージ（endoscopic nasobiliary drainage；ENBD）を留置しておけば，あとで体位変換を容易に行うことができ，また，造影圧を調節した胆管像を撮ることができる．しかし一方で狭窄部自体の性状に関しては，チューブを留置した後では所見が読めなくなり，狭窄部下流の造影も得られなくなることが多いため注意が必要である．

2．進展度診断

胆管癌の進展度診断については，胆管壁に沿った水平方向への進展度診断と胆管壁外への垂直方向への進展度診断（深達度診断）が必要であるが，胆道造影によって行うのは水平方向進展度診断である．

1）浸潤型と限局型

浸潤型の進展形式は粘膜下への癌の浸潤であり，また線維化により胆管壁が肥厚するため，腫瘍の進展範囲は胆管内腔の狭小化，壁の硬化として表現される（図2）．

一方限局型では，腫瘍そのものが比較的明瞭な立ち上がりをもつ結節性あるいは乳頭状の隆起として描出されるが（図1），この型の胆管癌では10〜20%に胆管上皮を連続的に置換していく表層拡大（表拡）進展がみられることが知られている[1]．表拡部分における胆管上皮の丈の高さは正常上皮とほとんど変わらないため，造影所見上はまったく表現されないか，あるいは微細な不整像，毛羽立ち像としてのみ描出される（図1）．こうした微細な変化は，胆管壁があまり伸展されていない造影初期の写真でのみ認識できることもあるため，胆管造影を行う際には胆管内に十分な造影剤が注入され胆管壁が伸展した後の写真だけでなく，造影初期から経時的な撮影を行う必要がある．

これに対して，前述した浸潤型における狭窄，硬化像を観察するには十分に造影剤を注入し，胆管壁が伸展された写真を撮影して評価する必要がある．ただし，胆管炎を合併している場合には，造影剤の注入による胆管内圧上昇に伴うcholangio-venous reflux によって敗血症を起こす危険があり，また，そうでなくとも胆管内圧上昇による迷走神経反射によって徐脈・血圧低下を招くことがあるため注意が必要である．万一，術中に迷走神経反射による徐脈・血圧低下を認めた際には，硫酸アトロピン1A（0.5 mg）を筋注あるいは静注する．

2）胆管炎を合併している場合

胆管炎を合併している場合には，造影は狭窄部の性状・距離が確認できる最低限とし，ENBDを留置して後日炎症が治まってから造影を行うようにする．

3）肝門部胆管癌

肝門部胆管癌においては，狭窄部上流の胆管枝を順に同定していき，狭窄，壁の不整・硬化，あるいは胆管枝の閉塞（造影欠損）がないかどうか，あるいはどこまで所見があるかを確認していく．通常，腹臥位では造影剤の注入に伴い，総胆管，総肝管，左肝管から外側区域枝，右肝管から前区域枝，後区域枝の順で描出されてくるが[2]，癌の進展状況によって造影パターンも変わってくる．

また，胆管分枝の同定には体位変換が必要であるが，スコープが挿入された状態では体位変換が制限されるため，前述したようにENBDを留置してスコープを抜去した後，被検者を仰臥位にしてから同チューブの造影を行い，体位変換をして撮影を行うとよい．

なお，肝門部胆管癌ではとくに，胆管の狭窄部（閉塞部）よりも上流に造影剤が入ることによって検査後胆管炎を起こすリスクが高い．したがって，ドレナージを前提として造影を行うが，複数の区域枝が狭窄・閉塞している場合は，そのすべてにドレナージをおくことは経乳頭的

アプローチでは不可能である．また最近では，MD-CTやMRCPの画像精度が向上し，腫瘍の進展度評価がこれらの検査でもある程度できるため，切除の適応がありそうな症例に対しては，切除予定領域胆管の過剰な造影は避け，温存側の造影並びにドレナージを優先する．

胆汁細胞診

胆汁採取はERCPの際や，その後胆管内に留置したチューブから行うが，こうした胆汁における細胞診の胆管癌正診率は30%程度とされている[3]．

ブラッシング細胞診と生検

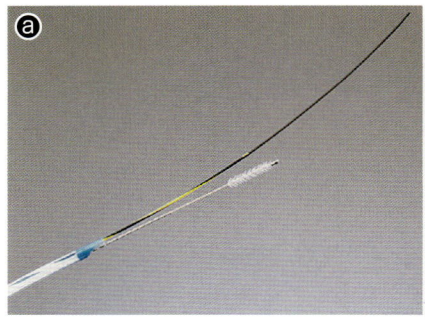

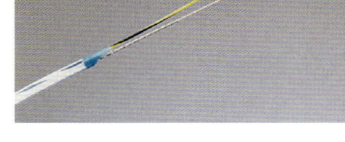

1 ブラッシング細胞診

ブラッシング細胞診は胆管狭窄の鑑別診断（癌の確定診断）を目的として行われるが，その正診率は44～80%（平均62%）とされている[4]．

細胞診用ブラシは，最近では狭窄部への誘導が容易なガイドワイヤー対応のもの（COOK社CytoMaxII®，Boston Scientific社RXサイトロジーブラシ）がよく使われている（図4a）．

実際の手技としては，まずガイドワイヤー誘導下に狭窄部を越えてシースを挿入し，ここでシース先端からブラシを出し，ブラシの入れ出しあるいはシースごとブラシを上下させることによって狭窄部の擦過細胞診を行う（図4b）．次いでブラシをシース内に収納後，細胞診ブラシ全体を抜去する（ブラシを収納せずにシースごと抜去する施設もある[4]）．

採取検体の処理については，ブラシをスライドガラスに擦りつけてスメアを引く方法と，滅菌スピッツに生食を加えてその中でブラシを振盪させて細胞を振り落として回収する方法があるが，前者はある程度手技に慣れていないと細胞の挫滅が著しく診断に支障をきたすことがあるため，自信がなければ後者を選択するほうがよい．

なお，擦過細胞診を行った後は出血や浮腫により胆管狭窄が強くなり胆管炎を起こすリスクが高くなるため，黄疸や胆道系酵素上昇を伴わない軽度狭窄例であっても，検査後ドレナージチューブを留置することが望ましい[4]．

図4 ブラッシング細胞診
a：ブラッシング細胞診用ブラシ（Boston Scientific社Rxサイトロジーブラシ）．最近では狭窄部への誘導が容易なガイドワイヤー対応のブラシが主流となっている．
b：ブラッシング細胞診の実際．ガイドワイヤー誘導下に左肝内胆管狭窄部までシースを挿入し，狭窄部をブラシで擦って擦過細胞診を行っている（矢印）．

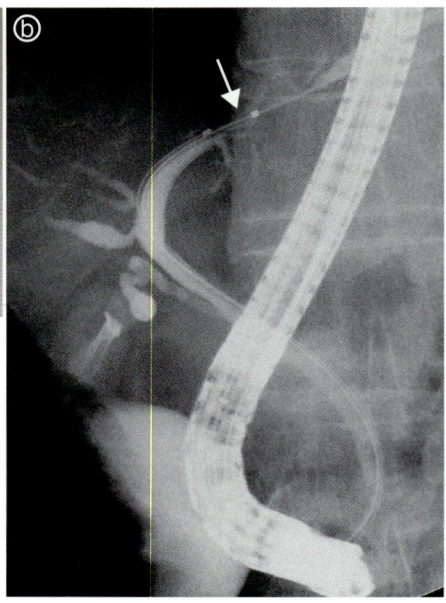

とくに留置チューブから胆汁細胞診を行う際には，ボトル内に溜まった胆汁中のほとんどの胆管剝離細胞は細胞傷害性の強い胆汁の作用によって変性しているため，生食注入による洗浄細胞診を行うことによって，新鮮な剝離細胞を含む検体を採取することが望ましいとされている[4,5]．また，施行時期はドレナージチューブ留置直後，とくに擦過細胞診，生検，胆管拡張手技といった狭窄部に対する処置を行った直後において陽性率が高いとされており，さらに単回の施行よりも繰り返し施行することが陽性率を上げるコツとされている[4,5]．

❷ 生　　検

胆管生検もまた胆管狭窄の鑑別診断，すなわち癌の確定診断を目的として行われることが多いが，胆管癌の水平方向進展度診断を目的としても行われている．

表拡進展が高頻度にみられる膨張型（とくに乳頭型）胆管癌においては，外科的切除範囲を決めるためにも，生検による正確な進展度診断が必要とされる．以前は，この目的のために経皮経肝胆道鏡（percutaneous transhepatic cholangioscopy；PTCS）下の生検が勧められていたが，最近では経乳頭的に胆道鏡を挿入する経口胆道鏡（peroral cholangioscopy；POCS）検査も行われるようになっており，また透視下の生検も試みられている[6]．

透視下胆管生検の方法には，通常の上部消化管検査用の生検鉗子を使用する方法（図5）とガイドワイヤー誘導下に特殊なイントロデューサーを用いて生検する方法（図6）がある．通常の生検鉗子を用いた生検は，鉗子が大きいため比較的多くの量の検体を採取でき，また手軽に行えるといった利点があるが，一方で硬い生検鉗子の乳頭への挿入はESTを付加した後でも難しいことがあるため，技術的には難度が高い．

生検鉗子挿入の具体的なコツとしては，胆管内にガイドワイヤーを挿入・留置後，乳頭部のガイドワイヤー挿入部左上を狙ってガイドワイヤーの左上を滑らせるようにして生検鉗子を挿入すると

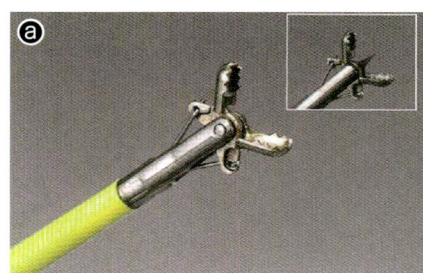

図5 通常の生検鉗子を用いた透視下生検
 a：生検鉗子（Boston Scientific社RadialJaw™ 3-small cup）．通常の上部消化管内視鏡検査で使用するものと同じ．
 b：生検の実際．中部胆管狭窄部の生検を行っている．

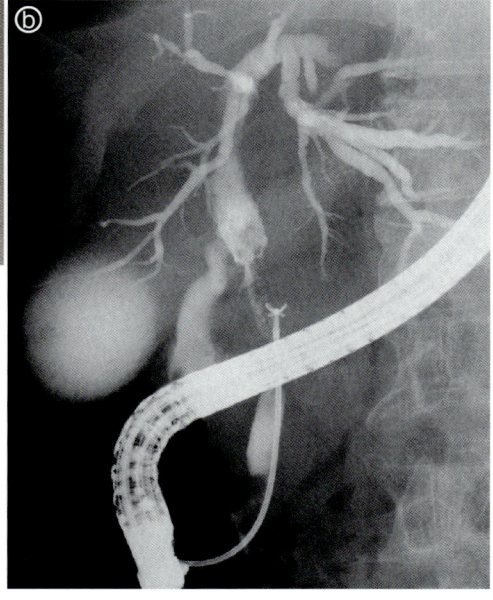

よいが[7),8)]，この際，生検鉗子を少し出した状態にして乳頭に近接し，スコープのアップアングルを使ってスコープごと乳頭に近づいて生検鉗子を挿入すると胆管内に挿入しやすい．

当然のことであるが，ESTを付加すれば生検鉗子の挿入は容易となる．しかし，良性狭窄においてESTを付加してしまうと，その後狭窄部上流に逆行性胆管炎が発生しやすくなり取り返しのつかない事態を招くことがあるため注意が必要である．したがって，ESTを付加するかどうかは，術者の技量，乳頭の状態，胆管狭窄が良性である可能性がどの程度あるかなどを考慮して判断するべきである．良性狭窄の可能性が十分に考えられ，かつ生検鉗子の挿入が難しそうな症例に対しては，ESTを付加せずにガイドワイヤー誘導下に目的部位まで生検鉗子を進めることができる処置具（COOK社 Howell Biliary Introducer：図6）も市販されているため，これを利用するのも一つの手である．また，このイントロデューサーは肝内胆管に対してもガイドワイヤー誘導下にアプローチすることができ，さらに生検鉗子が側孔から斜めに出るため，狭窄や大きな隆起を伴わない平坦な胆管病変，通常接線方向となる非狭窄部の胆管壁に対しても生検アプローチでき，膨張型胆管癌の水平進展度診断にも利用できる[6)]．

なお，悪性胆管狭窄における胆管生検の正診率は37～89％（平均59％）とされているが，ブラッシング細胞診，胆汁細胞診を併用することによってさらに陽性率を向上させることができるとされている[4),8)]．

> **重要**
>
> ブラッシング細胞診は，ガイドワイヤー誘導下にブラシを胆管狭窄部まで進め，ブラシあるいはシース全体をダイナミックに入れ出しすることによって，狭窄部全体をブラシが往復するようにする．
>
> 胆管生検において生検鉗子を乳頭から挿入する際のコツは，生検鉗子の先端金属部分のみを鉗子口から出した状態で，スコープのアップアングルをかけてスコープごと乳頭に近づくようにして，鉗子の挿入方向と胆管への軸を合わせる．

胆囊癌

胆道造影

胆囊癌は造影所見上，陰影欠損，壁の不整，透亮像として描出される．胆石や胆泥との鑑別は体位変換による可動性の有無，形状の変化で評価するが，胆囊頸部の癌，あるいは胆囊頸部・胆囊管に及ぶ癌では胆囊が造影されないこともある．

また，胆囊が造影される時期は症例ごとにさまざまであり，初期から造影される場合と肝内胆管のかなり末梢分枝まで造影された段階になっても造影されない場合とがある．この場合には，可能であれば胆囊管にカニューレを進めるか，あるいは胆囊管の分岐部付近で造影剤を注入すると造影が得られやすい．

また，胆囊の所見以外にも，胆管への直接浸潤や腫瘍あるいは転移リンパ節による胆管の圧排，膵胆管合流異常の有無などについても評価する．

ERCPによる胆道癌診断

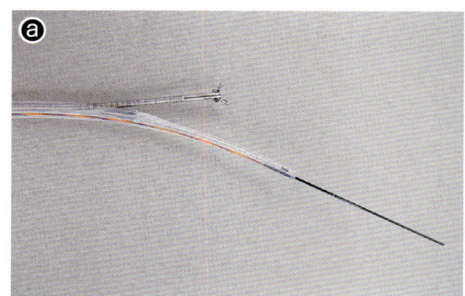

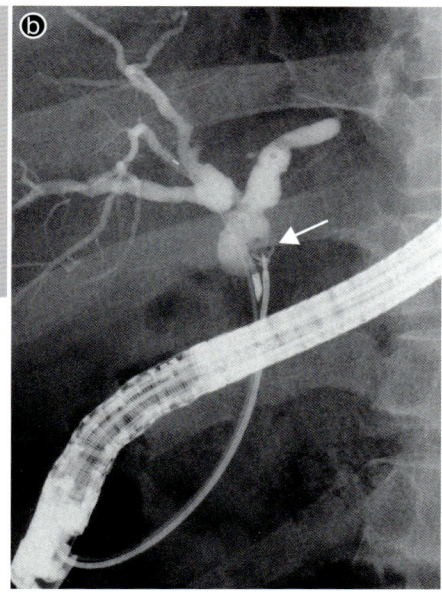

図6 イントロデューサーを用いた生検
a：Howell Biliary Introducer（COOK社）．Introducerの先端から4 cmの部位に側孔を有し，ここから30°斜め前方に生検鉗子が出る．
b：生検の実際．上部胆管の結節様隆起に対して生検を行っている（矢印）．

胆汁細胞診

　胆管胆汁細胞診における癌陽性率は45〜67％と報告されているが[3]，さらに最近ではERCPに引き続いて胆嚢管をガイドワイヤーでさぐって胆嚢内に進め，造影カニューレあるいはドレナージチューブを挿入・留置して胆嚢内の胆汁を採取する方法がいくつかの施設で行われている．その成績は，胆嚢内挿管率78〜82％，感度67〜96％，特異度99〜100％，正診率85〜98％と報告されているが[5),9),10]，診断能を高める工夫としては，胆管と同様に洗浄細胞診によって新鮮な剥離細胞を回収することがポイントであり，十分量（50 m*l* 以上）の生食による洗浄細胞診を3回以上行うことが推奨されている[5]．

おわりに

近年においては MD-CT や MRCP の画像精度の向上により，ERCP を行わなくても，あるいは行う前にある程度の胆管像を把握することが可能となっている．その画像精度は施設あるいは症例によってさまざまであるが，これらの検査では，水平方向の進展度診断に加えて血管浸潤などの垂直方向の進展度診断についての情報も得ることができる．しかし，胆管癌症例においては閉塞性黄疸を合併していることが多いため，実際には引き続き胆道ドレナージを行う目的も含めてほとんどの症例に対して ERCP が行われているのが現状である．

今後はこれらの検査との位置づけ，あるいは症例ごとに要求される画像の精度も考慮して，ERCP の適応やどこまで踏み込んで検査を行うかについて検討していく必要がある．

文献

1) Sakamoto E, Nimura Y, Hayakawa N, et al：The pattern of infiltration at the proximal border of hilar bile duct carcinoma. Ann Surg 1998；227：405-411
2) 猪股正秋, 斎藤信二, 柴田 将, 他：ERCP—胆管および膵管造影(カニュレーション，造影剤，良い写真を撮るコツなど). 消化器内視鏡 2006；18：829-833
3) 胆道癌診療ガイドライン作成出版委員会 編：エビデンスに基づいた胆道癌診療ガイドライン（第1版). 2007, 医学図書出版, 東京
4) 糸井隆夫, 中村和人, 祖父尼淳, 他：胆道疾患における病理診断と遺伝子診断. 臨牀消化器内科 2003；18：1161-1169
5) 栗原俊夫, 糸井隆夫, 祖父尼淳, 他：胆汁細胞診の正診率を上げるために. 胆と膵 2008；29：709-715
6) Yasuda I, Enya M, Moriwaki H, et al：Diagnostic value of transpapillary biopsy using double lumen introducer for determination of mucosal extent in extrahepatic bile duct cancer. Dig Endosc 2003；15：200-205
7) 糸井隆夫 編：胆膵内視鏡の診断・治療の基本手技. 2008, 羊土社, 東京
8) 長谷部修, 新倉則和, 今井康晴, 他：経乳頭的胆管生検・ブラッシング細胞診・胆汁細胞診の比較と併用の意義. 胆と膵 2003；24：403-408
9) 内田尚仁, 小原英幹, 筒井邦彦, 他：経乳頭的胆嚢組織生検・細胞診. 胆と膵 2003；24：417-421
10) 柳川伸幸, 笹島順平：細胞診による診断. 日本臨牀 2006；64（Suppl 1)：415-418

（安田一朗）

II 各論：[胆道]

EUS・IDUS による胆道腫瘍診断

　胆道腫瘍に対する超音波診断の歴史は体外式走査法に始まり，その後超音波内視鏡検査 (endoscopic ultrasonography；EUS) を代表とする体腔内走査法が臨床に応用されるようになった．EUS はメカニカルラジアル走査方式 EUS の開発，Bモード画像の改良により病変の形態診断に威力を発揮しているが，昨今ではスコープの細径化，軽量化，標準的走査法の啓蒙などにより，EUS の汎用性はより高まっている．一方，管腔内超音波検査 (IDUS) は EUS に使用されていた超音波振動子の小型化，高周波化により細径の管腔内でのスキャンを可能とした modality であり，空間分解能の高い画像により微細な病変の検討が容易となった．本稿では胆道腫瘍（胆管腫瘍および類似疾患を対象，乳頭部および胆嚢腫瘍については別項を参照）の画像診断における EUS，IDUS の手技とその有用性，画像を解釈するうえでの注意点を中心に記載する．

胆管腫瘍の診断体系における EUS・IDUS の位置付け（図1）

　胆管腫瘍の多くは胆管狭窄に伴う黄疸，胆管炎あるいは US，CT，MRCP などによる上流胆管の拡張所見を契機に発見される[1]．これらの検査法により胆管狭窄の原因となりうる病変（腫瘤像）が指摘できない場合は，ERCP などの胆管造影が必要であり，狭窄部の長さ，狭窄部の表面性状，胆管の偏位に注目して診断を行い，必要に応じて生検などの病理学的診断を加える．一般的に狭窄部が長く，不整や偏位を伴い，狭窄部の端に壁不整や陰影欠損を伴う場合は悪性の可能性が高いとされている．

　EUS は腫瘍を腫瘤像あるいは壁肥厚像として描出するが，腫瘍の占拠部位や壁深達度のみならず胆管内腔から垂直方向への進展，つまり周囲臓器（肝実質，膵臓，胆管，十二指腸，肝動脈，門脈）への浸潤の有無，リンパ節腫大の有無などの診断も同時に評価できる[2]．ただし，観察範囲が肝外胆管に限られることや胆管像との詳細な対応は困難であることを考慮する必要がある．IDUS は経乳頭的あるいは経皮経肝的に細径超音波プローブを胆管内に留置し，走査することにより胆管壁の厚さ，辺縁の性状，内部エコー，層構造を詳細に検討できる[3]．EUS と

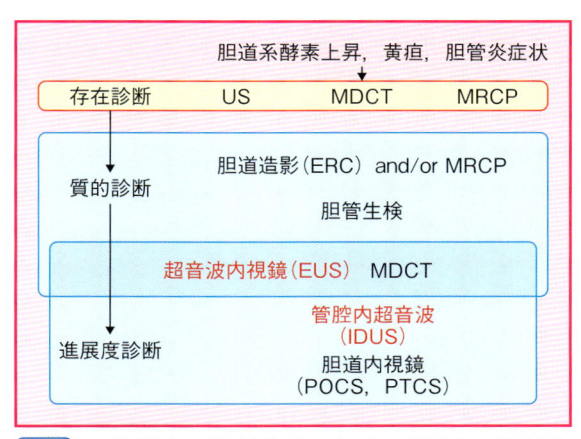

図1 胆管腫瘍の診断体系における EUS・IDUS の位置付け

同じく壁深達度の評価や垂直方向への進展度診断にも有用であるが，20 MHz 高周波プローブを使用することにより距離分解能が 100 μm と向上しており，微細な壁肥厚や内腔の凹凸などの変化を胆管像と対比，観察することにより，胆管壁に沿って拡がる水平方向への進展度診断が可能である．ただし，20 MHz 高周波プローブの penetration は生体内で 20 mm が限界であり，胆管壁外に主座を置く病変の全景や胆管から離れた部位での進展度などを評価することには向いていない．

以上の modality によっても鑑別診断困難な症例や表層進展範囲が治療方針決定のうえで問題となる症例には胆道鏡検査が付加されるが，その詳細については別項を参照して頂きたい．

EUS・IDUS の手技

胆道病変の EUS 診断には従来からメカニカルラジアル走査方式超音波内視鏡が使用されており，その標準的走査法についても別項にて紹介されているが，肝心なことは連続的に死角を少なく胆道系を描出することである．十二指腸下行脚にてスコープを stretch し，pull 法にて胆管短軸方向を観察すると中下部胆管癌は腫瘤像として捉えやすいが，さらに push 法にて胆管長軸に沿った走査を行い，腫瘍の胆管壁に沿った拡がりや右肝動脈，門脈など周囲脈管との関係を検討することも重要である．近年開発された電子ラジアル走査方式超音波内視鏡では振動子の周波数切り替えや focus point の調整，THI (tissue harmonic imaging) の併用により鮮明な B-mode 画像が得られるばかりではなく，CDI (color Doppler imaging)/PDI (power Doppler imaging) 機能により脈管の同定が容易となり，画像の orientation がつけやすくなった．また，腫瘍内部の vascularity も CDI/PDI により血流信号の多寡として反映され，超音波診断用造影剤 Levovist® を使用した造影 CDI/PDI ではより contrast が強調され，vascularity の判定が容易となっている[4]．

一方，胆道病変の IDUS 診断は当初 PTBD 瘻孔から血管造影用のシースを留置し，その内腔に細径超音波プローブを挿入して胆管内を観察する経皮経肝的アプローチが主流となっていたが，PTBD 後の観察では胆管の拡張が消失するとともに胆管壁の線維化によるびまん性壁肥厚が顕著になることや，PTBD tube の接触部に限局的な肥厚が出現することが明らかとなった[5]．現在では，細径超音波プローブの耐久性が向上したことやガイドワイヤー誘導式のプローブ（図 2）[6] が開発されたことで，ENBD や EBD などのドレナージ前に経乳頭的アプローチにより IDUS が行われるようになったが，胆管炎を併発している症例ではドレナージ術を優先すべきことは論を待たない．

また，乳頭部通過の際はプローブのフレキシブルシャフト部を十分出した状態で起立装置を操作しないと振動子を破損する恐れがあること（図 2）や，乳頭部をやや見上げる位置に内視鏡を positioning し，胆管軸とプローブの挿入方向を合わせスムーズに挿入する必要があることも念頭に置くべきである．

ガイドワイヤーの誘導により目標とする病変より肝側にプローブを留置した後，乳頭部側へ引き戻しながら走査を開始するが，走査しながらプローブを押し込んだり，起立装置を使用するとシャフトに回転ムラや損傷を与える可能性があるため，これらの操作は禁忌である．また，プローブを引き戻しながら走査しているとプローブの先端が胆管壁に接触し，層構造の描出が不良となるため内視鏡の先端に時計方向回転を掛けたり，ガイドワイヤーに張力をかけることによりプローブと胆管壁の距離を保ち，なるべく胆管の断面が正円に近く描出されるよう努力する必要がある．

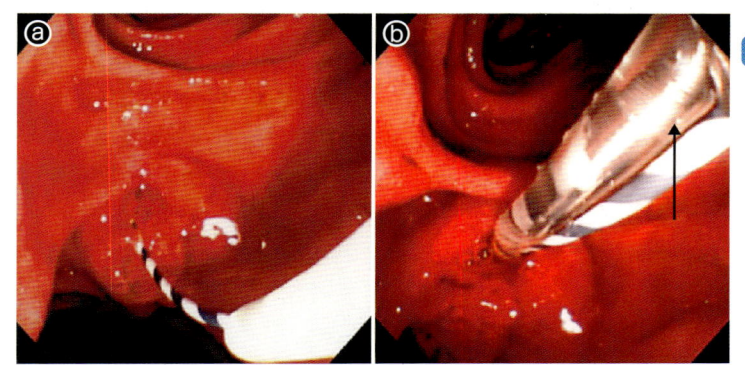

図2 ガイドワイヤー誘導式IDUSプローブ
a：スコープが乳頭部を見下ろした位置で，フレキシブルシャフト部が起立装置内にある．この位置でプローブを起立すると振動子を損傷する．
b：スコープが乳頭部を見上げた位置で，フレキシブルシャフト部（↑）を十分に十二指腸管腔内に出す．この位置で起立装置を操作し，胆管内にプローブを挿入する．

組織像　　　　　　　　　　　IDUS像

境界エコー
内側低エコー層（m+fm+ss浅層）
外側高エコー層（ss深層）
胆管周囲動静脈
膵臓

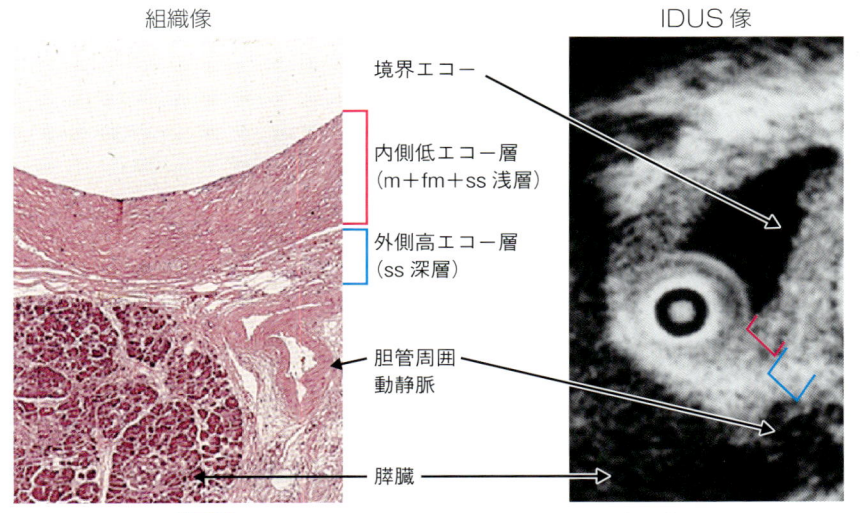

図3 胆管壁の層構造（IDUSと組織の対比）

EUS・IDUS画像の解釈

　EUS・IDUSにて描出される胆管壁層構造を病理標本と対比・検討すると，粘膜層（m）を含む胆管内腔側の境界エコーが超音波画像の高エコーな第1層，線維筋層（fm）〔漿膜下層（ss）の浅層を含む〕が低エコーな第2層，漿膜下層（ss）深層が高エコーな第3層に対応すると報告されているが[7]，われわれはIDUS観察時に第1層が必ずしも恒常的に観察できないことより上記の第2層を胆管壁内側低エコー層，第3層を外側高エコー層と表現している（図3）[8),9)]．したがって胆管癌が粘膜上皮より発生し，内腔側への隆起性発育，浸潤してもss浅層に止まる段階では胆管壁内側低エコー層の限局的な肥厚（浸潤部は低エコー化）として描出される．胆管癌がさらにss深層へ浸潤すると肥厚，低エコー化した内側低エコー層（腫瘍部）が不整に外側高エコー層に突出する．さらに胆管癌が漿膜や周囲臓器，脈管に達すると外側高エコー層に断裂が見られseまたはsiと診断される[4),5),10)]．

　一般にこのような壁構造の変化は高周波超音波を用いるIDUSのほうが鋭敏に所見を指摘しうるが，膵癌，胆嚢癌などによる胆管浸潤の場合は胆管壁外に低エコー腫瘍が存在し，ss層の破壊とfm層への腫瘍浸潤により外側高エコー層の断裂と不均一な内側低エコー層の肥厚が認められ，このような場合はIDUSよりもpenetrationの高いEUSのほうが腫瘍の局在を知るうえで有用な場合がある．

EUS・IDUS による胆管癌の診断

❶ 垂直方向進展の診断
（深達度，隣接臓器浸潤）

　上記の病理組織学的検討を踏まえると，胆管癌の深達度診断においては腫瘍最深部の辺縁性状を検討することが重要であり，胆管壁内側低エコー層が平滑な場合を深達度 fm（正確には ss 浅層）まで（UICC の胆道癌 TNM 分類では T1 と T2 の一部に相当，図 4 a），内側低エコー層が不整に外側高エコー層に突出する場合を深達度 ss（正確には ss 深層）（T2 相当，図 4 b），さらに外側高エコー層に断裂が見られる場合を se または si と診断する[4),5),10)]（T3，4 相当，図 4 c，図 5）．この criteria による腫瘍深達度の正診率は IDUS 80〜90％，EUS 70〜75％である[2),4),10)]．ただし，se，si の診断は一般的に EUS・IDUS では漿膜面の描出が困難であることから，次に述べる生体内

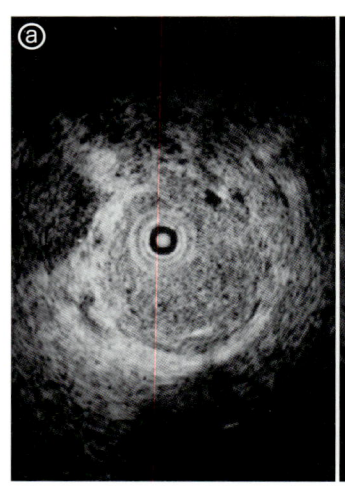

深達度　fm
腫瘍辺縁は平滑である．

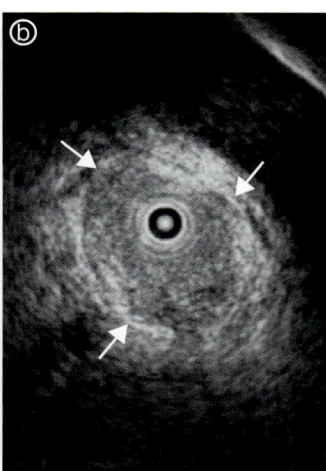

深達度　ss 深層
腫瘍辺縁に凹凸不整（↑）を認める．

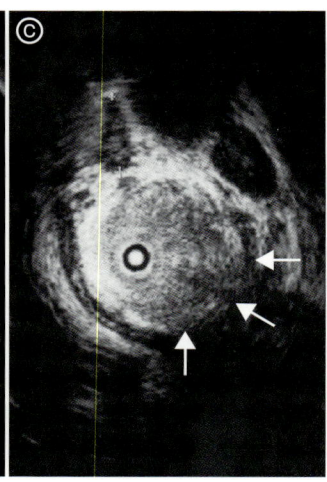

深達度　si（du₂）
腫瘍辺縁は外側高エコー層を断裂（↑）している．

図 4 胆管癌の深達度診断（IDUS）

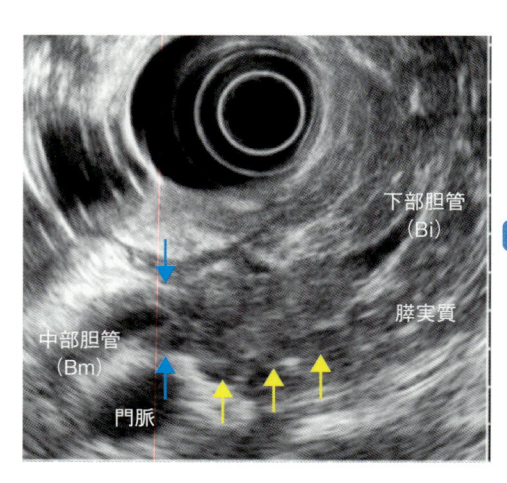

図 5 胆管癌の深達度および水平方向進展の診断（EUS）

　胆管癌は膵上縁付近に内部不均一な低エコー腫瘍として描出されている．膵実質との境界にある外側高エコー層は断裂（黄矢印）し，膵臓浸潤陽性であることが明らかである．また，腫瘍に連続する中部胆管壁は肥厚および低エコー化（青矢印）し，壁内浸潤陽性であることがわかる．

にて隣接する臓器，脈管への浸潤度診断が臨床的に重要となる．

T3，4胆管癌症例では十二指腸，膵臓，胆嚢，肝実質などの隣接臓器と肝動脈，門脈などの脈管への浸潤の有無を評価しなければならないが，中でも腫瘍切除の際に術前診断が必要なのは膵臓（肝内直接）浸潤と肝動脈浸潤の有無である．前者が陽性の場合は膵頭部あるいは肝葉切除術，後者が陽性の場合は肝葉切除や動脈再建術の必要性が生じ，high risk症例では切除不能と判断される場合も生じるからである．EUS，IDUSともに低エコー腫瘍が周囲臓器あるいは脈管と接し，境界が不明瞭な場合を浸潤陽性と診断する[4),5),10)]〔胆道癌取り扱い規約（第5版）に記載されている組織学的浸潤度1（浸潤が疑わしいもの）では超音波画像上，低エコー腫瘍が隣接臓器あるいは脈管と接しているものの，観察方向によっては境界エコーが必ずしも消失しない症例も経験されるが，浸潤度2，3（浸潤が明らかなもの）と同様に浸潤陽性と考えるのが妥当である．図5にEUSによる膵臓浸潤，図6にIDUSによる右肝動脈浸潤例を示す〕．このcriteriaによる膵臓浸潤の正診率はIDUS 92〜100％，EUS 75〜90％，肝動脈浸潤の正診率はIDUS 90〜100％である[4),10)]．膵臓，肝動脈浸潤については高周波を使用するIDUSの診断率は良好であるが，肝内直接浸潤では管腔が狭いため腫瘍部がIDUSの多重反射により不明瞭となり，時として浸潤の評価が行えない場合がある．

Arh₀
腫瘍辺縁と動脈壁は離れている．

Arh₁
腫瘍辺縁と動脈壁は接して（↑）いる．

Arh₂
腫瘍辺縁と動脈壁は広く接し，境界エコーは消失（↑）している．

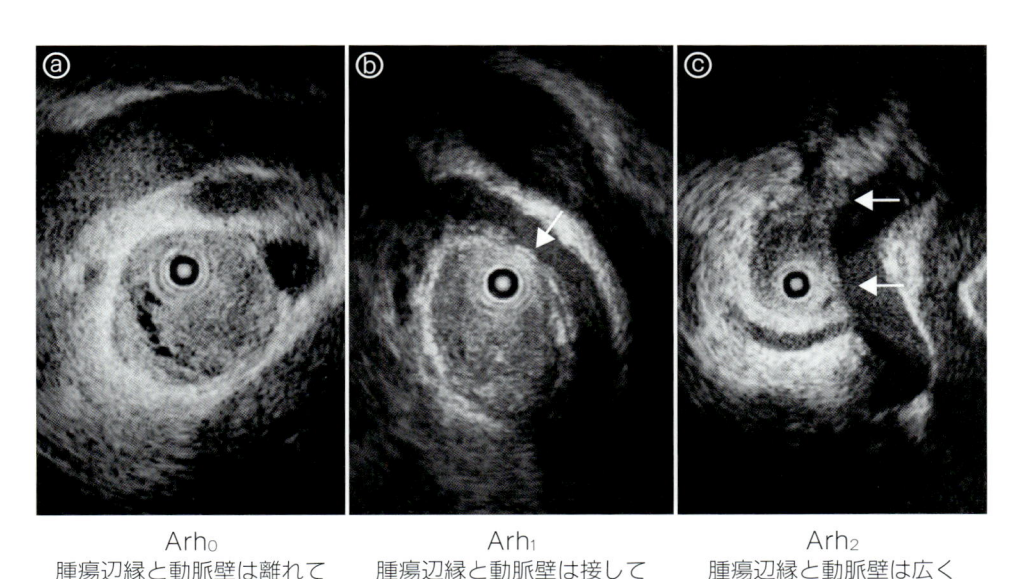

図6 胆管癌の右肝動脈浸潤診断（IDUS）

② 水平方向進展の診断（表1）

胆管癌の水平方向進展の診断は外科的治療の切除線決定や放射線治療における照射範囲の決定に重要である．従来から胆管造影像では胆管の不整，硬化，伸展不良の所見から水平方向進展を診断していたが，随伴した胆管炎による壁不整像により進展範囲を過大評価したり，逆に不十分な造影剤の注入により進展範囲を過小評価するなど胆管造影にも短所があった．そのため粘膜内進展を高率に伴う乳頭膨張型胆管癌では，直視下生検を併用した胆道鏡診断が積極的に導入され，肝葉切除術の critical point となる左肝管では門脈臍部より末梢側，右肝管では前・後区域枝分岐部より末梢側への低乳頭状粘膜の拡がりの有無が検討されるようになった．しかし，胆管内腔からの観察が困難な壁内進展を伴う結節あるいは平坦浸潤型胆管癌の診断能を向上させるためには胆管壁（内側低エコー層）の厚さ，辺縁の性状，内部エコー，層構造に注目したIDUS診断が必要となる．腫瘍先進部のIDUS所見[4),8)]は Type A（胆管内腔の不整，隆起，図7a），Type B（胆管壁の不均一肥厚，図7b），Type C（胆管壁の全周肥厚，図7c），Type D（胆管壁の外縁不整）の4種類に分類されるが，これらのIDUS所見と対応する病理組織像を検討すると，Type A は胆管内腔に隆起あるいは乳頭状増殖を示す粘膜内進展，Type B は線維

表1 胆道疾患のEUS・IDUS所見

疾患／IDUS所見		壁の厚さ	辺縁の性状	内部エコー	層構造
胆管癌	壁外浸潤（SS深層〜）	肥厚不均一	凹凸不整	低エコー不均一	時に外側高エコー層の消失
	壁内浸潤（FM〜SS浅層）				
	粘膜内進展（M）	軽度肥厚均一	平滑	ほぼ均一	保たれる
胆管炎					
胆管浸潤（膵癌・胆嚢癌などの悪性腫瘍による）		腫瘍と連続不明瞭化	腫瘍と連続不明瞭化	低エコー不均一	外側高エコー層の断裂，時に層構造の消失

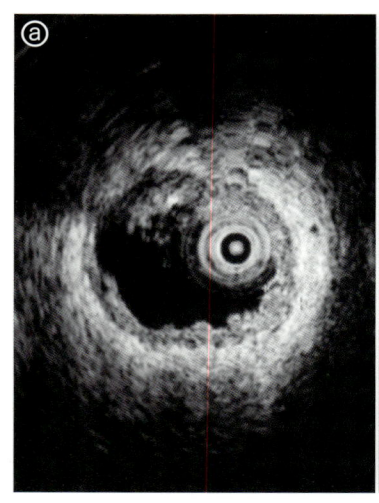

Type A
胆管内腔に不整，隆起が見られる．

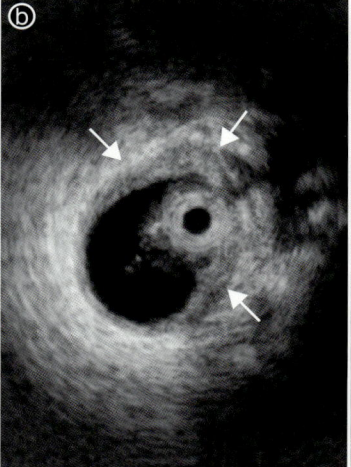

Type B
胆管壁内側低エコー層は不均一に肥厚（↑）している．

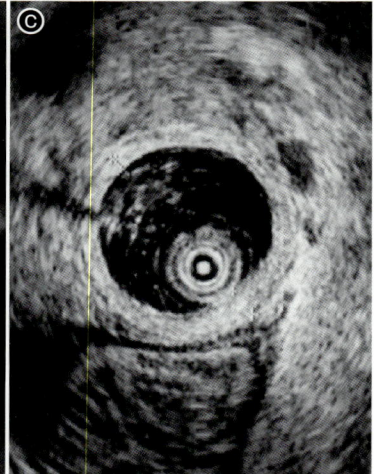

Type C
胆管壁内側低エコー層は全周性に肥厚している．

図7 胆管癌の水平方向進展（腫瘍先進部）診断（IDUS）

筋層を中心に線維化，炎症細胞浸潤を伴い不均一な肥厚を示す壁内浸潤，Type C は Type B の病理像と全周に肥厚を示す壁内浸潤，Type D は線維筋層からリンパ装置や神経浸潤を介して漿膜下層に拡がる壁外浸潤の像に対応した．腫瘍先進部の壁内進展は Type B として34％，Type C として21％の症例で診断可能（当科検討例）であったが[4]，Type C は時として胆管炎の超音波像と鑑別困難なため，腫瘍に連続する不均一低エコーな胆管壁（内側低エコー層）の肥厚（Type B，図7b）を壁内進展の IDUS 所見として捉え，PTCS と相補的に診断すべきと考えられた[4,5]．ただし，ドレナージチューブの接触部による胆管炎でも不均一低エコーな壁肥厚が生ずることがあり，artifact の可能性を十分に除外する必要がある[5]．

❸ 胆管癌類似疾患の診断

胆管狭窄を生じる悪性疾患として，前述した膵癌，胆嚢癌などによる胆管浸潤（図8）の場合は胆管壁外に比較的大型な低エコー腫瘍が存在し，ss 層の破壊と fm 層への腫瘍浸潤により外側高エコー層の断裂と不均一な内側低エコー層の肥厚が認められ，腫瘍の局在は penetration の高い EUS が IDUS よりもわかりやすい．しかし，胆嚢管癌（図9）では腫瘤像が小さいうちに容易に壁外へ浸潤，胆管狭窄，リンパ節転移を起こし，予後も不良なため IDUS により主病変の部位が胆嚢管側に存在することを確認し，胆管癌と鑑別することが肝要である[11]．また，胆管狭窄性病変の質的診断として重要な原発性硬化性胆管炎や自己免疫性膵炎に併発する胆管狭窄では胆管癌と比べ，主病変が明確でない（びまん性肥厚），内側低エコー層の speckle が残存し，低エコー化も目立たない，内側低エコー層は肥厚しているが外縁は平滑である[12]，注水によって内腔が容易に拡張するなどの傾向が見られるが，とりわけ比較的平滑な全周性狭窄を示す浸潤型胆管癌では良性胆管狭窄と形態が類似しているうえに，狭窄部の生検陽性率が低く，鑑別困難な症例があることを注意すべきである．

図8 胆嚢癌による中部胆管浸潤の診断（EUS）

胆嚢頸部を原発とする癌が胆嚢管に進展し辺縁不整な低エコー腫瘍（黄矢印）を形成している．胆管内腔に留置された EBD チューブの位置から見ると腫瘍の中心は胆管外にあり，胆嚢癌による胆管浸潤である．十二指腸壁との境界にある外側高エコー層も断裂（青矢印）し，十二指腸浸潤陽性であることもわかる．

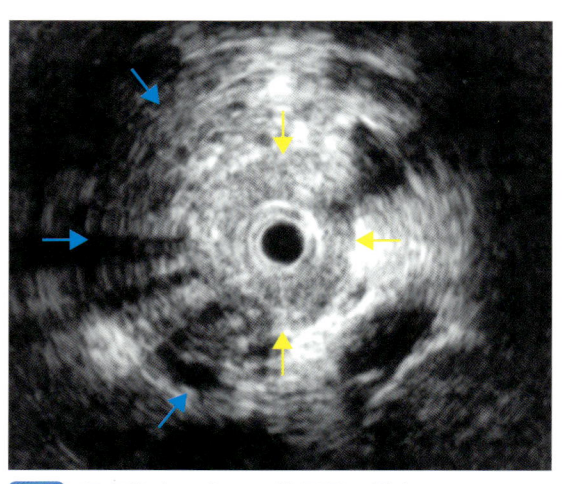

図9 胆嚢管癌による胆管浸潤の診断（IDUS）

胆管壁内側低エコー層の全周性肥厚（黄矢印）が見られ，胆管癌様の所見を呈するが，その外側に減衰の強い内部不均一な低エコー腫瘍（青矢印）が拡がっており，胆嚢管癌の胆管浸潤と診断できる．

EUS・IDUS 診断における pitfall

これまで述べてきたように胆道疾患の診断過程には評価すべき因子が多数あり，そのため診断を誤る症例も少なくない．存在診断においては病変の見落としがもっとも多く，おもな原因としては微小な病変であることや超音波診断法の死角が挙げられ，とくに結石や胆砂の存在による病変の不明瞭化が原因となっている．質的診断の pitfall としては胆管狭窄性病変における腫瘍と非腫瘍（炎症）の鑑別，進展度診断の pitfall では垂直方向進展における微小浸潤，腫大リンパ節の評価，水平方向進展における粘膜内表層進展，また両進展形式に関連するものとして随伴する炎症（線維化），microscopic なリンパ管浸潤や神経周囲浸潤といった組織学的要因が EUS・IDUS 診断を誤らせる pitfall となりうる．

おわりに

胆道腫瘍の画像診断は直接造影から体腔内超音波，管腔内の照診，生検と発展を遂げているが，modality の侵襲性や機器の性能の点から照診や生検は消化管疾患のように普及しておらず，生検診断も specimen の大きさから病理学的判定に限界が生ずる．したがって，超音波診断（EUS・IDUS），CT，MRI などの画像診断をうまく組み合わせることが必要である．また，現在の診断法ではマクロ病理レベルの生体組織の変化が画像に反映されており，ミクロ病理レベルの診断には未だ限界があることを十分認識したうえで，さまざまな検査法を取捨選択し，胆道腫瘍の診断をすすめる必要がある．

文 献

1) 長川達哉，小井戸一光，真口宏介，他：胆管癌進展度診断における各種画像診断法の現況．消化器科 1996；22：50-58
2) 小井戸一光，長川達哉：超音波内視鏡による胆管癌の進展度診断．腹部画像診断 1995；15：367-374
3) Rosch Th, Classen M：A new ultrasonic probe for endosonographic Imaging of the upper GI tract. Endoscopy 1990；22：41-46
4) 長川達哉，細川雅代，田中道寛，他：内視鏡的超音波カラードプラ法（ECDUS），管腔内超音波検査法（ID-US）による胆膵疾患の診断．消化器外科 2002；25：1953-1965
5) 野田 裕，藤田直孝，小林 剛，他：経乳頭的胆管腔内超音波検査．Gastroenterol Endosc 2008；50：1344-1353
6) Fujita N, Noda Y, Kobayashi G, et al：Newly developed ultrasonic probe with ropeway system for transpapillary ultrasonography of the bilio-pancreatic ductal system. Digestive Endosc 2000；12：250-254
7) 播磨健三，相部 剛，野口隆義，他：超音波内視鏡による総胆管病変の検討（第1報）—総胆管壁の層構造の組織学的解明を中心に．Gastroenterol Endosc 1988；30：2257-2262
8) 長川達哉，小井戸一光，村島義男，他：20 MHz 細径超音波プローブによる胆道病変の検討—超音波像と組織像の対比．日超医抄録集 1994；21（Suppl 1）：71
9) 野田 裕，藤田直孝，小林 剛，他：細径超音波プローブによる胆管壁超音波像の基礎的検討—肝外胆管切除標本による超音波像と組織像との対比．日消誌 1997；94：172-179
10) Tamada K, Ido K, Ueno N, et al：Preoperative staging of extrahepatic bile duct cancer with intraductal ultrasonography. AJG 1995；90：239-246
11) Obana T, Fujita N, Noda Y, et al：Endoscopic biliary imaging and clinicopathological features of cystic duct cancer. J Gastroenterol 2008；43：171-178
12) Domagk D, Poremba C, Dietl KH, et al：Endoscopic transpapillary biopsies and intraductal ultrasonography in the diagnosis of bile duct strictures：a prospective study. Gut 2002；51：240-244

（長川達哉，須賀俊博）

II 各論：[胆道]

経乳頭的胆嚢・胆管鏡診断

　胆管鏡検査には，経皮経肝胆道鏡（percutaneous transhepatic cholangioscopy；PTCS）と，経乳頭的あるいは経口的胆管鏡（peroral cholangioscopy；POCS）がある[1),2)]．PTCSは経皮経肝胆道ドレナージ（percutaneous transhepatic biliary drainage；PTBD）後に瘻孔を拡張して行うため瘻孔作製に時間を要することや，癌症例での播種が問題となる．POCSは，これらの問題がなく，また，最近では電子スコープが導入され[3)] 高画質化と細径化がはかられたことで，PTCSより施行される機会が増加しているが，一方で操作性，耐久性の点では未だ問題点が残されている．

　本稿ではPOCSの実際，検査手技のコツ，トラブルシューティング，限界などについて概説する．

経乳頭的胆管鏡の機種と施行方式

　POCSは，十二指腸スコープ（親スコープ）を用いて胆管鏡（子スコープ）を乳頭から胆管

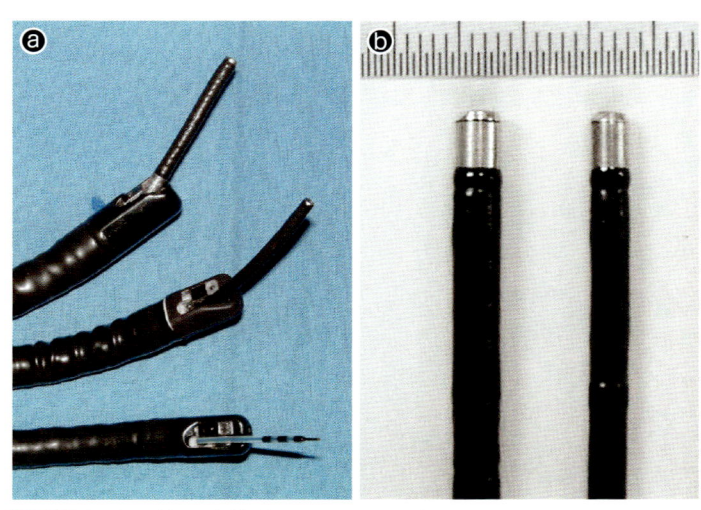

図1 経乳頭的胆膵管鏡の子スコープ
　a：ファイバースコープと親スコープ（3機種）
　　上から CHF-B20（親スコープ TJF-M20），CHF-BP30（親スコープ TJF-240），PF-8P（親スコープ JF-240）
　b：電子スコープ（2機種）
　　左：CHF-B260，右：CHF-BP260

表 経乳頭的胆膵管鏡スコープのスペック

	ファイバースコープ			電子スコープ	
	PF-8P	CHF-BP30	CHF-B20	CHF-BP260	CHF-B260
先端部外径	0.8 mm	3.1 mm	4.1 mm	2.6 mm	3.4 mm
軟性部外径	0.8 mm	3.4 mm	4.5 mm	2.9～3.7 mm	3.5～3.9 mm
チャンネル内径	なし	1.2 mm	1.7 mm	0.5 mm	1.2 mm
アングル機構	なし	Up 160° Down 130°	Up 160° Down 100°	Up 70° Down 70°	Up 70° Down 70°
親スコープ	JF-240 JF-1T40	TJF-240 TJF-30	TJF-M20	TJF-240 TJF-30	TJF-240 TJF-30

内に挿入する親子スコープ方式で行う．現在，経乳頭的に使用可能な子スコープ用胆膵管鏡としてファイバースコープ3機種（図1a）と電子スコープ2機種（図1b）が市販されている．各胆膵管鏡のスペックは表のごとくで，各々その外径に応じた親スコープが必要である．極細径のPF-8Pのみは専用のガイドカテーテルの中を通して通常のERCPと同じ要領で施行可能である．主に膵管で用いられるが，0.8 mmと極細径ゆえに胆道では光量が乏しく肝内胆管や胆嚢管など特殊な場合を除いてほとんど使用されないため，本項では割愛する．

他の胆管鏡ではいずれもその外径に応じた親スコープが必要であり，胆管内への挿入に先立

経乳頭的胆管鏡検査手技の実際とコツ

もっとも大切なことはスコープを損傷しないように愛護的な操作を心がけることである．

基本的手技

① 胆管への子スコープの挿入（図2）

粘液産生胆管腫瘍で乳頭部胆管口が大きく開大している場合などを除き，原則としてESTまたはEPBDの前処置が必要である．この際のコツや注意点は一般のEST，EPBDとまったく同じであるが，胆管鏡の挿入や検査中の胆管洗浄を容易にするため，ESTでは中切開以上の大きめの切開が望ましい．

① 通常のERCPのごとく引き抜き法で親スコープを乳頭まで進め，子スコープを親スコープの鉗子チャンネル内に挿入していく．この際子スコープはキシロカインスプレーなどですべりを良くしておく．

② 子スコープが親スコープの先端部分にきたら，親スコープの鉗子起上装置を最大限に緩め（下げ），左右アングルを解除し，軽くダウンアングルをかけた状態で，ゆっくり子スコープを親スコープの先端から押し出す．押し出す際に抵抗を感じる場合は決して力任せに押してはいけない．子スコープのアングル操作（親スコープの鉗子口の方向へ向けると抵抗が軽くなる）や

ち内視鏡的乳頭括約筋切開術（endoscopic sphincterotomy；EST）あるいは内視鏡的乳頭バルーン拡張術（endoscopic papillary balloon dilation；EPBD）を行っておく必要がある．

最近導入された電子スコープ（CHF-BP260，B260）は，従来のファイバースコープ（CHF-BP30，B20）と比較して，画像の解像度は格段に向上し，外径や鉗子チャンネルもほぼ同等（CHF-B260）であることから直視下生検や結石の治療にも応用可能である．アングル角が小さいことによる操作性の問題点を除けば，ファイバースコープを凌駕したといってよいであろう．

適　応

POCSの適応は，①原因不明の胆管内の陰影欠損や狭窄の鑑別診断，②胆管癌の表層拡大進展の診断，③治療困難な胆管結石の直視下破砕，截石などである．

施行前にはMRCPやERCPで胆管の径や形状，病変の位置を把握し，病変部へのアプローチが可能か否かを検討して適応を決定する．

準　備

POCSでは親スコープと子スコープ用に2台の光源装置が必要である．通常のERCPのスタッフに加えて子スコープ用の術者が必要である．生検や治療を行う場合はさらに数名のスタッフを要する．

前処置はERCPと同じであるが，点滴ルートを確保し十分な補液と蛋白分解酵素阻害薬の投与を行い，状況によって鎮静剤を追加できるように準備しておく．検査中は脈拍，血圧，酸素飽和度をモニターし，ERCP後膵炎や胆管炎にも細心の注意を払う．とくにPOCSでは検査中胆管内を頻繁に洗浄するため胆道内圧が上昇し迷走神経反射から急激な血圧低下をきたすことがある．検査前に本検査の必要性と方法，偶発症について患者，家族に十分説明しインフォームドコンセントを得ておく．

親スコープのダウンアングルを強くして抵抗のない方向を探って押し出すようにする．
③ 次に親スコープの鉗子起上を軽くかける（上げる）と視野内に子スコープが認識できる（図2b〜d）．子スコープの先端が十分出ていない状態で親スコープの鉗子起上を強くかけたり，出ていることを知らずに十二指腸内に長く出し過ぎるとスコープが破損するので，子スコープの内視鏡画面像やX線透視も参考にするとよい．
④ 子スコープが視野に現れたら，子スコープは数cm程度出した状態で，親スコープはやや引き抜きぎみにし乳頭を少し見下ろす方向から親スコープのアップアングルで子スコープを胆管口に押しつけるようにして挿管する（図2 e, f）．

> **重要**
> ここまでで大切なことは，子スコープを損傷しないために，鉗子起上装置を上げすぎないこと（決して最大限まで上げてはいけない！），胆管鏡を出し入れする際はその都度鉗子起上を緩める（下げる）ことである．

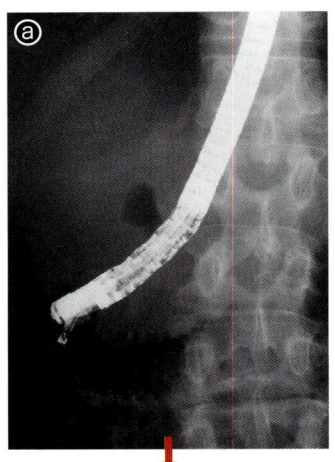

挿管が困難なときは，子スコープからガイドワイヤーを出し胆管内に先進させておくと有効な場合がある．子スコープの先端が挿入されたら，親スコープの鉗子起上を少し緩め子スコープを深部へ挿入していく（図2g）．子スコープから軽く造影を行い，胆管走行にあわせるように子スコープのアングル操作や親スコープの押し引きや捻り操作も行う．

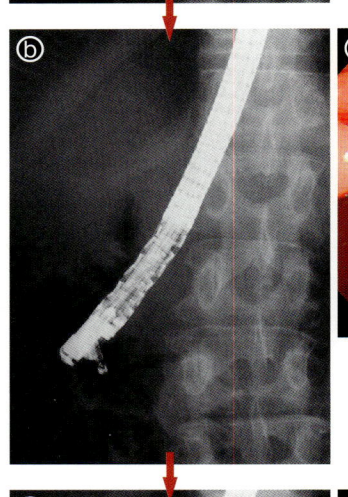

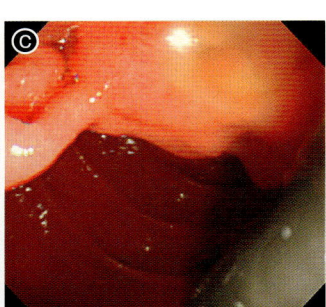

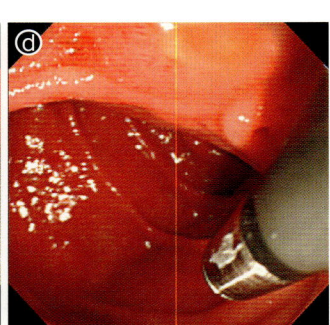

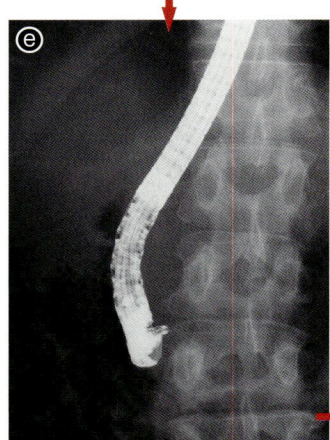

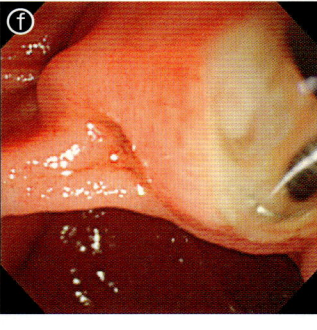

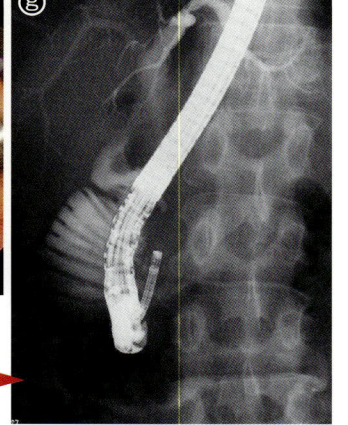

図2 子スコープ（胆管鏡）の胆管への挿入
  a：親スコープのダウンアングルをかけ鉗子起上を緩めて，子スコープを先端から出したところ．
b～d：親スコープの鉗子起上をゆっくり上げていくと親スコープの視野に子スコープが見えてくる．
e，f：親スコープはやや見下ろし方向からアップアングルで子スコープを胆管口に押しつけるようにして挿管する．
  g：親スコープの鉗子起上をゆっくり緩め，子スコープを深部へ挿入していく．

❷ 胆管内の観察（図3）

　観察の際には，子スコープやガイドワイヤーの接触による発赤や出血，過度の造影剤注入や空気の混入は観察不良の原因となるので注意が必要である．胆汁や胆泥，粘液の存在も視野の妨げとなるので，子スコープの鉗子チャンネルから生理食塩液で洗浄を繰り返しながら観察する．なお，内視鏡的経鼻胆管ドレナージ（endoscopic nasobiliary drainage；ENBD）tube が留置されている症例では，この tube を洗浄チャンネルとして確保したまま，その脇から子スコープを挿入して POCS を行うとよい．ただし，親スコープ挿入時に胃内の ENBD のたわみを長くしコシの強いガイドワイヤーを通しておくなど，親スコープをストレッチする際 ENBD が抜けないような工夫が必要である．

　観察時は親スコープと子スコープの協調運動を行い，X 線モニターで胆管と子スコープの軸をあわせ視野を確保する．

🔥重要
この軸あわせは，子スコープより，親スコープの操作のほうが重要である．熟練者が親スコープを操作し，子スコープの術者はアップダウンアングルで微調整を行う．実際は呼吸性移動のため持続的に視野が確保されることは少ない．

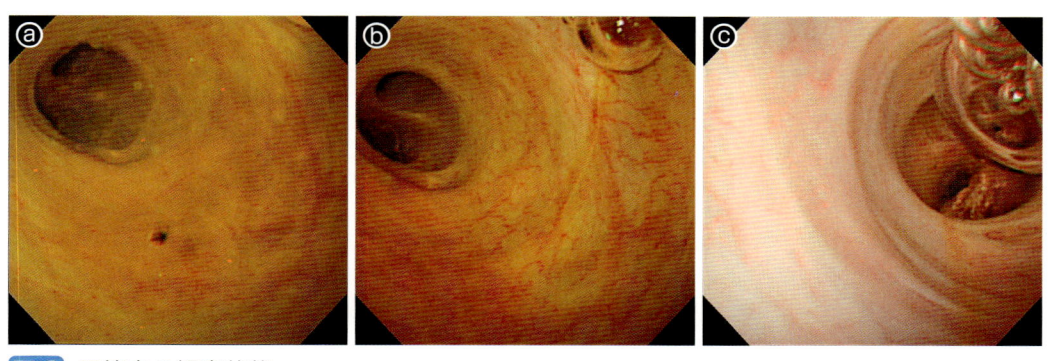

図3 胆管内の観察状態
　a：造影剤のため視野が歪んでみえる．
　b：胆汁のため視野がやや黄色調を帯びている．
　c：生理食塩液による洗浄によって白色調の胆管粘膜が明瞭に観察される．

　理想的な写真の撮影には，患者の息止めと術者のきめこまかい操作が必要だが，そのことに固執し過ぎると検査時間が長くなり患者に苦痛を強いることになる．子スコープの術者は子スコープの内視鏡画面に集中し，テンポよく撮像を行い，ビデオ録画も行っておく．当科では 30 分のビデオテープを使用しテープ終了までに検査を終了するよう心がけている．

術後管理

　検査後の管理は通常の ERCP と同じである．原則として絶食，持続点滴で翌日まで厳重な経過観察を行う．

POCSの有用性と問題点，今後の展望

　胆管鏡は胆管内病変の表面の微細構造，とくに色調の変化を捉えることのできる唯一のmodarityである．たとえば，結石と腫瘍やコレステローシスとの鑑別が困難な陰影欠損像では，POCSで病変を観察できれば文字どおり"一目瞭然"で鑑別が可能である[4]．また，胆管狭窄の鑑別診断（図4）や，胆管癌の術前進展度診断にも有用性が認められているが，さらに，電子スコープが登場したことでNarrow Band Imaging（NBI）による観察の併用も可能となった．とくに，胆管癌の粘膜表層拡大進展の診断においては今まで以上に大きな期待が寄せられている[5),6)]．

　一方，POCSの問題点としては，操作が煩雑で乳頭部近傍や肝内胆管では病変の観察が難しく胆道内すべてが観察可能ではないこと，胆管癌の表層拡大進展の診断においては狭窄の遠位側へのスコープの挿入が不可能な症例が存在することなどが挙げられる．狭窄を越える工夫として，狭窄部にプラスチックステントを留置した後にPOCSを行う試みが報告されている[7]が，肝内胆管に対しては現在のスコープのスペックでは限界があるといわざるをえない．観察能の点では胆汁や出血，粘液などで視野が容易に妨げられるため，十分な洗浄が必要であるが，現行のスコープでは十分な洗浄ができる鉗子チャンネルを有しているとはいえない．前述のようにENBD tubeを留置して洗浄を行うなどの工夫が必要である．また，NBIを駆使しても未だに診断困難な微小な表層拡大進展巣も存在し（図5），その際，POCSでは直視下に生検可能であることが大きな利点であるが，鉗子チャンネルが細いため小さい生検鉗子しか使用できず，十分な検体が採取できないことも問題である．耐久性の点でも今後さらなる改善が必要であろう．

　なお，以前に一時期試みられていたダイレクト方式の直接的経口胆管鏡（peroral direct cholangioscopy；PDCS）が内視鏡機器の進歩によって，最近，見直されつつある[8]．詳細は他稿に譲るが，今後の展開が興味深いところである．

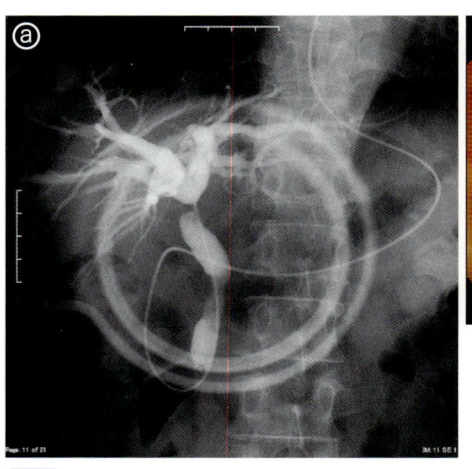

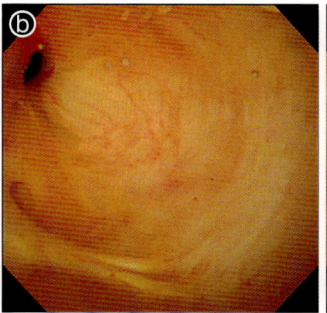

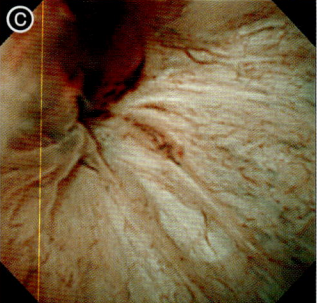

図4 術後胆管狭窄症例
　a：肝門部に狭窄を認める．
　b：POCSでは病変部は平滑な粘膜からなる輪状の狭窄で不整像は認めない．
　c：NBI観察では狭窄周囲に瘢痕様の粘膜が観察される．

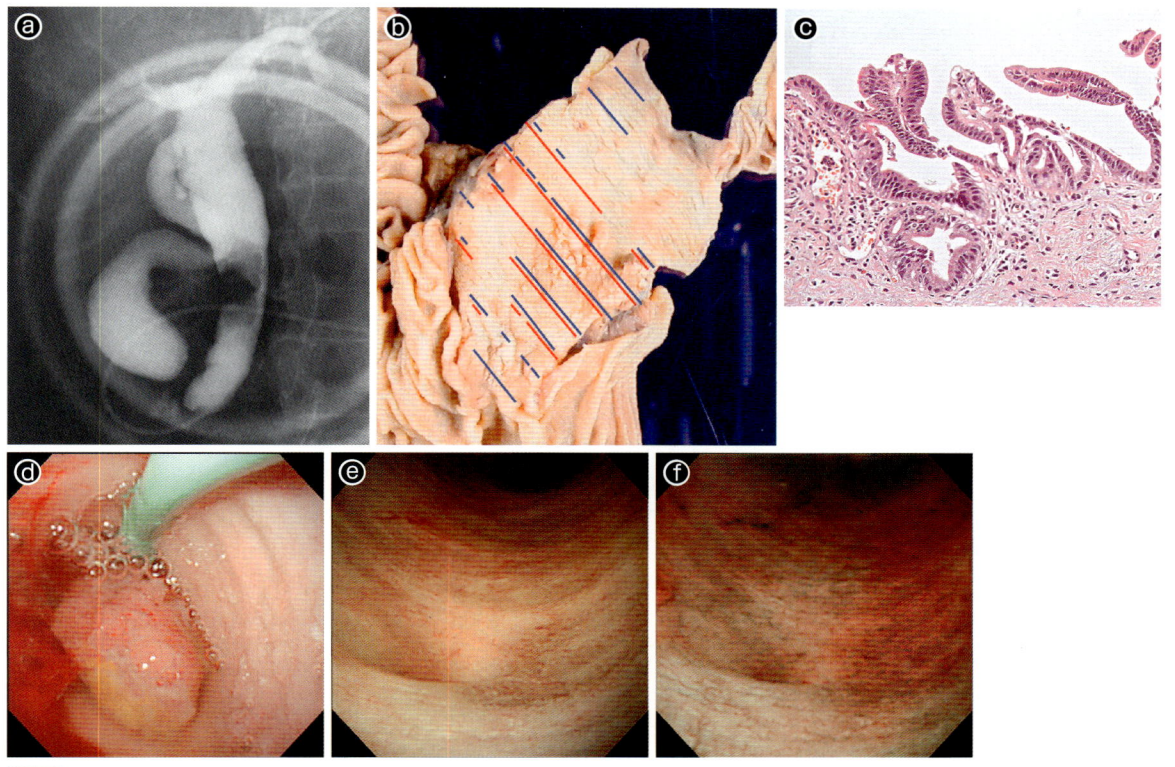

図5 術前のPOCSで肝側の粘膜表層拡大進展診断が困難であった乳頭型胆管癌症例
　a：ERCPで中部胆管に陰影欠損像を認める．
　b：切除標本肉眼像（青線：表層拡大進展，赤線：上皮下進展），主病巣から離れて胆嚢管分岐部横の肝側断端近くにも異型上皮が認められた．
　c：上記の病理組織像．一層の平坦な癌上皮からなる粘膜表層拡大進展巣であった．
　d：主病巣から十二指腸側のPOCS像．主病巣には乳頭状の腫瘍粘膜を認め，十二指腸側へ連続して表層拡大進展を疑う不整な小顆粒状粘膜を認めた．
　e：主病巣の肝側のPOCS像．胆嚢管分岐部の表層拡大進展巣は術前に認識できなかった．
　f：同部（主病巣肝側）のNBI観察．やはり表層拡大進展巣は指摘できなかった．

経乳頭的胆嚢鏡（peroral cholecystoscopy；POCCS）
（図6）

　本手技では胆嚢管を通して子スコープを胆嚢内に挿入する必要がある．したがって適応は胆嚢管が拡張しているconfluence stoneやMirizzi症候群などに限られる．バルーンカテーテルで胆嚢管を拡張し，POCCSを行う方法[9]もあるが，最近では腹腔鏡下胆嚢摘出術の進歩のためか，あまり普及していない．今後このPOCCSが普及するには，腹腔鏡下手術を上回る簡便性と確実性，安全性が確保される必要があろう．

おわりに

　未だ多くの課題は残されているが，電子スコープ化によってPOCSは一歩前進したといえよう．今後のさらなる発展を期待したい．

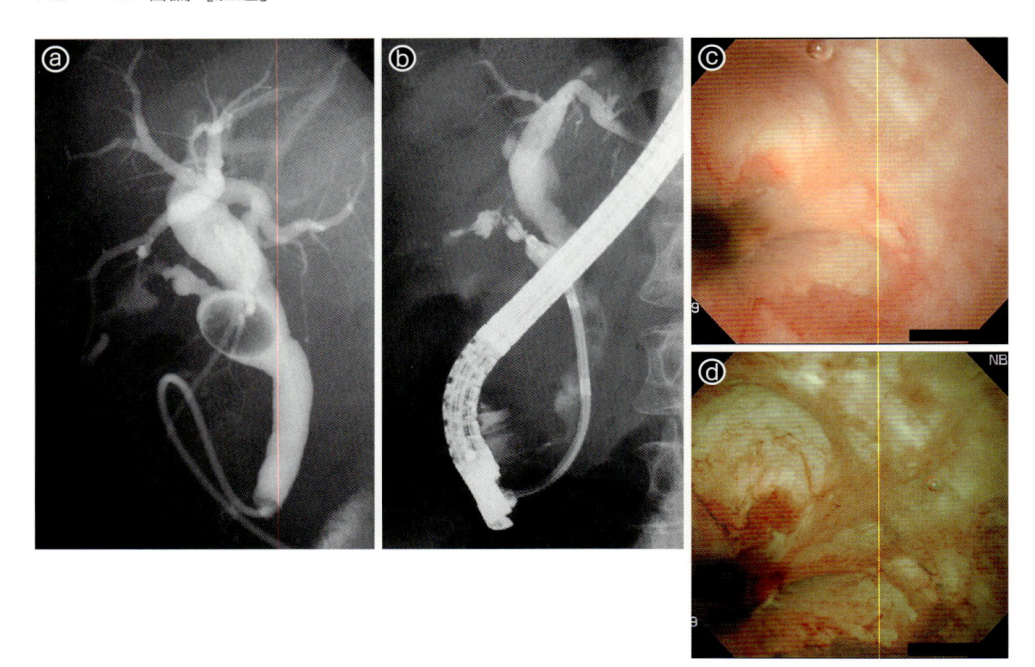

図6 confluence stone に対する POCCS
a：胆管造影．合流部に結石を認める．
b：胆道鏡下に電気水圧破砕器で砕石後 POCCS を行った．
c：胆嚢管には瘢痕様の灰白色調の平滑な粘膜が観察された．
d：NBI 観察では瘢痕様粘膜が明瞭に観察される．

文　献

1) 竹腰隆男，丸山雅一，杉山憲義，他：逆行性膵・胆管鏡．Gastroenterol Endosc　1975；17：678-682
2) Nakajima M, Akasaka Y, Fukumoto K, et al：Peroral cholangiopancreatoscopy (PCPS) under duodenoscopic guidance. Am J Gastroenterol 1976；66：241-247
3) 田中聖人，向井秀一，中島正継，他：経口的胆膵管鏡法（PCPS）における電子内視鏡システムの応用．Gastroenterol Endosc　1998；40：824-832
4) Arisaka Y, Masuda D, Yamada Y, et al：A case of cholesterosis of the common bile duct diagnosed by peroral cholangioscopy. Dig Endosc　2005；17(Suppl)：S69-S71
5) Itoi T, Sofuni A, Itokawa F, et al：Peroral cholangioscopic diagnosis of biliary-tract diseases by using narrow-band imaging (with videos). Gastrointest Endosc　2007；66：730-736
6) 河上　洋，粟谷将城，大和弘明，他：胆管癌に対する胆道鏡診断の意義と限界：POCS．肝胆膵画像　2008；10：393-397
7) Itoi T, Sofuni A, Moriyasu F：Role of peroral cholangioscopy in the preoperative diagnosis of malignant middle and lower bile duct cancers：a preliminary study using 10 Fr plastic stent. Dig Endosc　2005；17(Suppl)：S57-S59
8) 宇野良治，長岡康裕，奥田耕司，他：直接的経口胆管鏡による検査と治療．日消誌　2007；104：1614-1624
9) 星　一，前谷　容，安斉　保，他：バルーンダイレーターによる胆嚢管拡張後の経口的胆嚢内視鏡の試み．日消誌　1992；89：1229

（有坂好史，増田大介，小倉　健）

II 各論：[胆道]

経皮的胆管鏡による診断と治療

　経皮経肝胆道鏡（percutaneous transhepatic cholangioscopy；PTCS）が開発されてから約30年が過ぎようとしている．これまでPTCSは，胆管癌も含めた胆道疾患の頻度が比較的高い本邦において，診断および治療に大きな役割を果たしてきた．しかし，胆管癌の臨床病理学的特徴が明らかとなり，近年のMDCT, MRCPをはじめとする優れたmodalityの登場と相まって，現在では侵襲的なPTCSが活躍する場面は少なくなっている．しかし実際の臨床の場では症例によってはPTCSの有用性を感じることは少なくない．そこで本稿では，PTCSを用いた胆管疾患診療の実際についてその有用性と併せて述べてみたい．

適応

　胆道疾患の診断・治療におけるPTCSの役割を表1に示す．診断的PTCSの主たる目的は，胆道造影での狭窄（biliary stricture）や陰影欠損像（filling defect）を呈する病変の良悪性鑑別診断と，胆管腫瘍（大部分は癌）の水平方向への進展度診断である．このほかに当科で積極的に行っている化学放射線治療や内視鏡的抗腫瘍療法の効果判定などがある[1〜4]．

　一方，治療的PTCSはおもに肝内・肝外結石の砕石や除石を対象として用いられてきた．特殊なものとして狭窄長が長く通常のカテーテルでのネゴシエーションが困難な症例に対する内瘻化の補助やレーザー治療などの内視鏡的抗腫瘍療法に用いる場合もある．

PTCS の specification

　著者らが用いているPTCSの仕様を表2に示す．当科では1990年代半ばよりおもにペンタックス社製の電子胆道スコープ（ECN-1530）を使用してきた．電子胆道スコープは従来のファイバースコープに比べて明らかに明瞭な画像が得られ，より詳細な観察が可能である（図1）．しかしこのスコープはほかの多くのPTCS同様，外径が15 Frと太径であり16 Frまでの瘻孔拡張を要しなければならない．したがって，詳細な観察を要しない場合は外径が10 Frのファイバースコープ（FCN-10X）を用いている．なおオリンパス社からも間もなく電子経皮経肝胆道スコープ（CHF-XP260）が発売される予定である．

表1　胆道疾患の診断・治療における経皮経肝胆道鏡の役割

診 断	治 療
1．良悪性鑑別診断	1．結石破砕・除石*
2．腫瘍進展度診断	2．内瘻化の補助
3．抗腫瘍療法の効果判定	3．抗腫瘍療法

＊：経皮経肝胆道鏡下乳頭括約筋切開術を含む

表2 経皮経肝胆道鏡のスペック

会社名	オリンパス			ペンタックス		
型式名	CHF-P20	CHF-XP20	CHF-XP260	FCN-10X	FCN-15X	ECN-1530
光学系	ファイバー	ファイバー	電子	ファイバー	ファイバー	電子
視野角	120°	120°	90°	95°	125°	120°
観察深度	3〜50 mm	3〜50 mm	3〜30 mm	3〜50 mm	3〜50 mm	3〜50 mm
軟性部外径	4.9 mm	3.7 mm	3.9 mm	3.4 mm	4.8 mm	5.1 mm
先端部外径	4.9 mm	3.5 mm	3.4 mm	3.5 mm	4.9 mm	5.3 mm
彎曲部 up	160°	160°	160°	180°	180°	180°
彎曲部 down	130°	130°	130°	130°	130°	130°
鉗子口径	2.2 mm	1.2 mm	1.2 mm	1.2 mm	2.2 mm	2.0 mm
有効長	380 mm	450 mm	450 mm	350 mm	350 mm	350 mm
全長	690 mm	740 mm	730 mm	650 mm	650 mm	630 mm

PTBD ルート作製

　PTCS を行うにあたってはまず経皮経肝胆道ドレナージ（PTBD）ルート[5)]を作製しなければならない．以下に当科における PTCS 施行までの手順を述べる．

前処置

　禁飲食，補液，抗菌剤の投与を行う．術前には cholangio-venous reflux 予防のためにハイドロコーチゾン 500 mg を静注する．鎮痛剤として塩酸ペチジン（ソセゴン®）を用いる．穿刺時は鎮静剤を用いずに，0.035 インチガイドワイヤー（GW）留置後の瘻孔拡張時はフルニトラゼパム（サイレース®）を用い，併せて両腕の抑制も行っている．

胆管穿刺部位

　胆管穿刺部位は肝外胆管病変と肝門部病変（肝内胆管病変）で異なる．

1 肝外胆管病変

　肝外胆管病変では呼吸変動が少なく瘻孔ができやすい左肝内胆管アプローチを優先している．穿刺部位の第一選択は胆管拡張が目立たない場合でも同軸方向で穿刺が比較的容易な B3 の立ち上がりとしている（図2a のルート1）．この場合，病変までの距離が少ないと後述するドレナージチューブのアーチファクトを起こす懸念があるが，上部胆管病変であっても右肝内胆管にチューブ先端を留置すれば PTCS 観察上大きな問題はない．右胆管からのアプローチはおもに処置回数が多くなることが予想される PTCS 截石術に用いる場合が多い．これは右からの PTCS のほうがスコープ操作，術者の体位が圧倒的に楽だからである．

　右肝内胆管アプローチの際もなるべく胆管に"平行"に穿刺する（図2b のルート1 または図2c のルート1）．この場合でも病変が肝外胆管であれば図2b のルート2 のように B5，B8 の分岐部での穿刺が容易で，病変までの距離に

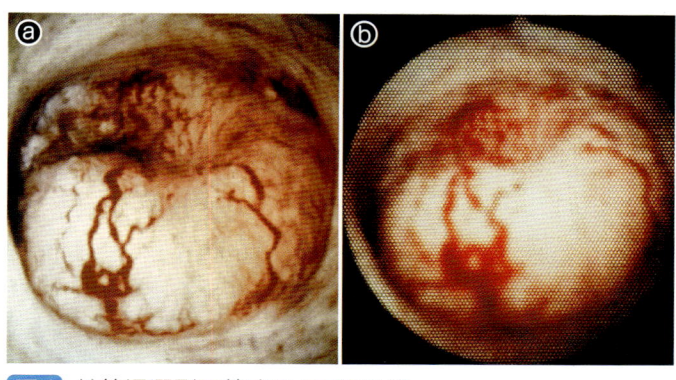

図1 結節浸潤型胆管癌のPTCS像
a：電子スコープ．その部位に一致して蛇行する，広狭不整の腫瘍血管を認める．
b：ファイバースコープ．aと同一病変．電子スコープ画面と同じ大きさに拡大．非常に良く撮影されているが，電子スコープ像ほどは明瞭ではない．

よってはドレナージチューブを左肝内胆管に留置する．

❷ 肝門部病変

　肝門部病変の穿刺部位は切除，非切除の違いや施設の方針で大きく異なる．全肝ドレナージでPTCSを行うという施設や，切除肝はドレナージおよび評価の対象とならないことより残存肝のみにドレナージを行い，PTCSを後日行う施設も多い．

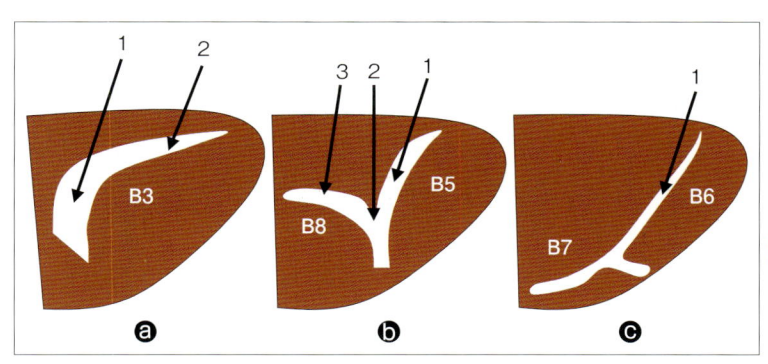

　実際の穿刺についてであるが，肝門部病変で胆管が"泣き別れ"となっている場合には穿刺部位と病変との間に十分な距離がとれない場合があり，ドレナージチューブが狭窄部近傍に接触してアーチファクトを示すとPTCS観察時にしばしば評価困難となる．したがってこの場合はできるだけ肝門部から離れた部位に穿刺するべきである（図2aのルート2）．B5，B8が"泣き別れ"になっていない場合はB5からB8へ，B8からB5へチューブを留置することも可能である．これはB6，B7に関しても同様である．

図2 PTBD穿刺部位
a：左肝内胆管からのアプローチ
b：右前区域枝からのアプローチ
c：右後区域枝からのアプローチ

PTBD手技の実際（図3）

右肝内胆管からのPTBDのシェーマを図3に示す．当科では通常，穿刺に22G針（ヒューバー針）を用いている．
① 穿刺後（図3a）に0.018インチGWを留置する（図3b）．
② 皮膚切開を行い，5Frのカテーテルが外筒となっている19G針を被せていく（図3c）．
③ 次に5Frのカテーテルを残して0.035インチGWと交換する（図3d）．
④ その後8Fr，10Fr，12Frまで筋膜ダイレーターを用いて瘻孔拡張を行う（図3e）．通常当科では一期的拡張はここまでで，11FrのバルーンつきPTCDドレナージチューブを狭窄手前に留置している（図3f）．16FrのPTCSを用いるときはさらに拡張が必要となる．
⑤ 二期的な拡張は3日目以降に行い，PTCSカテーテルなどにより14Fr，16Frまで拡張した後に16FrバルーンつきPTBDチューブあるいはPTCSチューブを病変手前に留置する．

> **重要**
> 腹部手術の既往がある場合や高度な胆管炎や肝硬変などでは瘻孔拡張は容易ではなく，必要に応じてハードタイプのGWや2Fr程度の段階を踏んだ拡張を行う．とくに左肝内胆管ルートの拡張は角度が急峻なため無理は禁物である．

PTCS手技の実際とコツ

基本的手技

① PTCSの挿入

PTCSを挿入するにあたり注意することは，すでに瘻孔が完成している場合は別として，瘻孔完成に少しでも不安がある場合は迷わずGW誘導下にPTCSを挿入することである（図3g）．また強い抵抗を感じるときはGWがスコープの何時方向から出ているのかを考えて，瘻孔の中心をスコープが通るように進めることが大切である．それでもスコープ通過が困難な場合は，無理はせずにさらに2Fr太めのドレナージチューブで拡張して再挿入するか，そのままサイズアップしたチューブを留置して後日PTCSを行うのがよい．

GW誘導下に行う場合，より良い観察ができるようにGW先端が病変はもちろんのことその病変付近にもできるだけ当たらないように注意する．

② PTCSによる内視鏡観察

観察は通常水深下で行うが，灌流用の生理食塩水は体温と同程度に温めておくのが望ましい．観察前に造影剤を胆管内に入れると歪んだ画像となり，洗浄するのに時間がかかるため避けたほうがよい．実際の観察では明瞭な内視鏡像を得るために，胆汁や胆管内の汚れや気泡をできるだけ吸引

図3 PTBDの実際

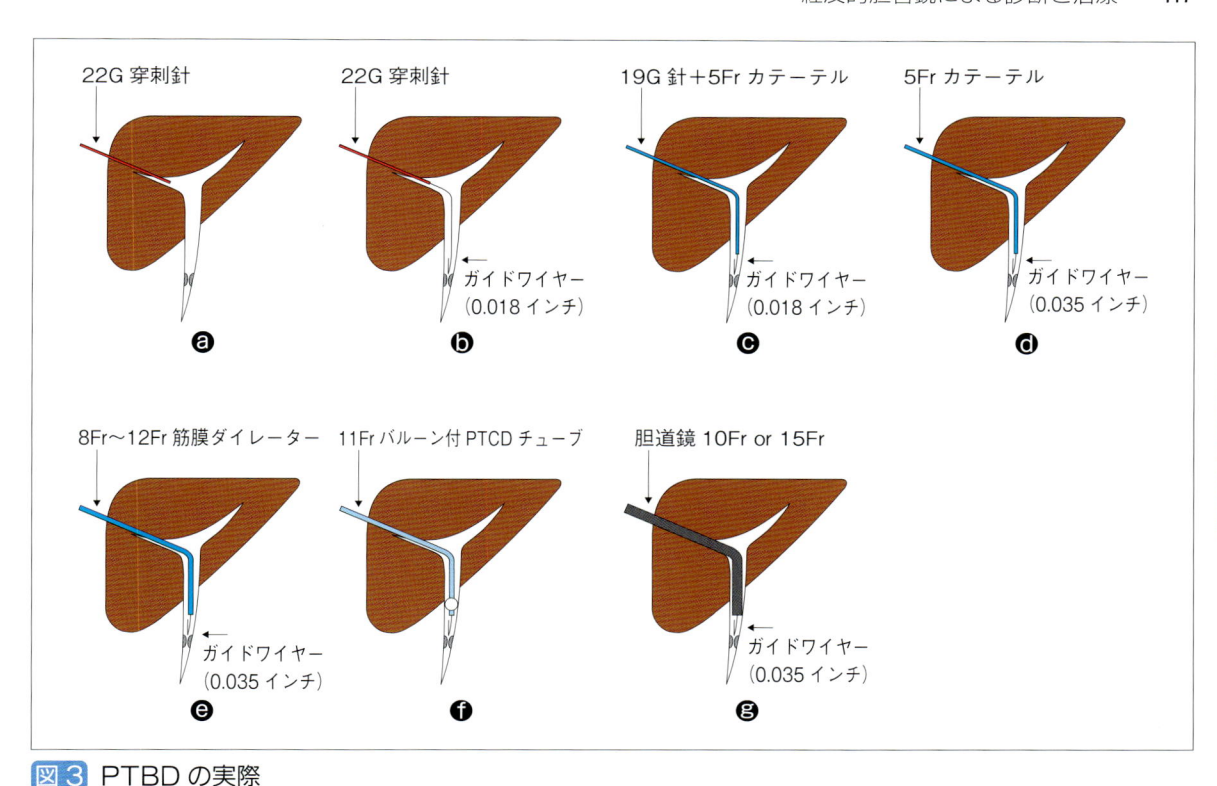

し，透明な生理食塩水に置き換える．この際に強い吸引は胆管粘膜や腫瘍からの出血を引き起こすため緩徐な吸引を心がける．胆管内の汚れや気泡を上手に取り除くには，スコープ側の送水口に三方活栓をつけて汚れや気泡を上手にPTCS外に取り出すか，観察上問題とならない肝内胆管枝まで戻ってそれらを放出するのがよい．

観察中は内視鏡画面の中心に目的の病変部が位置するようにスコープを操作する．具体的にはPTCSは上下アングルの2方向しか有さないため，スコープ先端の捻りと上下アングルの協調操作により行う．さらに肝外胆管は右肝動脈の拍動，呼吸により大きく移動する場合がある．鎮静剤を用いない場合には，患者に息止めをしてもらえば良好な静止画は比較的撮影可能だが，鎮静剤を用いた場合には息止めが困難でありクオリティーの高い静止画や動画を得るのは困難である．これを克服する一つの方法として，われわれは患者側の動きに合わせて上下アングルも動かし，画面上では全体として大きな動きとはならないような工夫を行っている．

また上部消化管内視鏡画像と同様に，撮影する胆管内視鏡像（静止画，動画とも）も一つのストーリーとなるように遠望，近接ともに十分撮影しておく．実際に学会や論文などに投稿できるようなクオリティーの高い胆管内視鏡像はそのなかのごく一部しかないのが現状である．

❸ PTCS による胆管生検

PTCS が経口胆道鏡に比して特筆すべき点として挙げられるのは直視下生検がわりと自由にできることである．とくに狭窄部は前述したテクニックを用いれば狭窄中心部からの生検が可能である．

> **⚠ 重要**
>
> しかし，ここでも若干のコツがある．鉗子をただ押すだけではなく，鉗子をできるだけスコープ先端に近づけるまで引いたのちに術者がスコープごと目的の部位に鉗子を押しつけ，助手が左手で鉗子をさらに押し込みながら右手で把持している鉗子をゆっくりと閉じる（図4）．この操作がもっとも的確かつ大きな組織が採取できるコツである．

PTCS における
トラブルシューティング

PTCS に伴うトラブルの多くは PTBD に伴うものである．

1．瘻孔ができていない

呼吸変動が大きい場合や，腹水がある，あるいは栄養不良などの場合で，とくに右肝内胆管からのアプローチでは瘻孔ができにくいことがある．チューブがきちんと留置されているにもかかわらず瘻孔ができていない場合は GW 誘導下での PTCS 挿入を試みる．通常問題なく挿入できる場合が多いが，できない場合の多くは瘻孔とスコープの軸があっていない場合である．この場合，初めに穿刺した際の息止めがどの状態（浅呼気・吸気，深呼気・吸気なのか）であったのかを覚えておくとよい．穿刺時と同様な状態にしてもらい内視鏡と透視画像で合わせていくとまず挿入できる．

一方，後述するチューブ逸脱時や GW を留置せずにチューブを抜いてしまった場合は，スコープの挿入は容易ではない．経皮側の瘻孔にスコープ先端を入れて，いわゆる腹腔鏡として肝表面を観察することとなるが，基本的には必ず肝側の瘻孔部は見えるはずである．鎮静剤を投与していない場合は前述した初めに穿刺した際の息止めの位置を思い出して，呼吸をゆっくりしてもらい，凹んだ，あるいは色調の異なる瘻孔部を探す．鎮静剤を使用している場合には呼吸のコントロールが難しく，肝側瘻孔部の内視鏡観察がさらに難しくなるが，なんとか見つける努力をする．われわれは幸いにも同様なケースでこれまですべて瘻孔を見つけ出している．成功の大きな理由としては深呼気あるいは深吸気での穿刺をできるだけ避けていることが挙げられる．これにより，鎮静剤投与下でも通常の呼吸変動の範囲内に肝側瘻孔が経皮側瘻孔から観察できたためと考えられる．

2．チューブが逸脱していた

右肝からのアプローチ症例で肝門部手前にチューブを留置している場合には，チューブが肝表面でたわみ，チューブが逸脱する方向に力が加わってしまうことがある．この原因としては減黄に伴う肝臓の変位や大幅な呼吸変動が瘻孔をできにくくしていることが挙げられる．多くの場合は用いているドレナージチューブがい

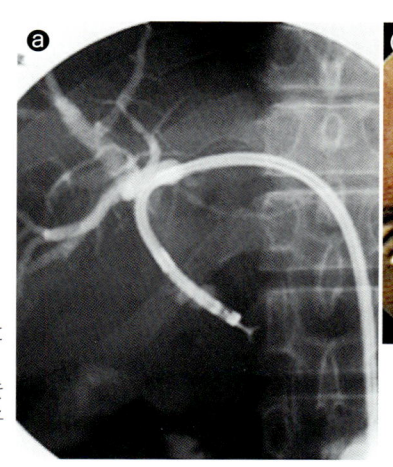

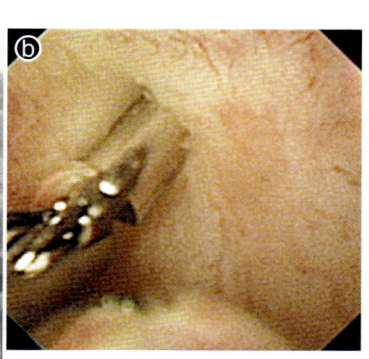

図4 PTCSによる生検
a：X線像．スコープと鉗子先端との距離を離さない．
b：内視鏡像．鉗子を手前まで引きスコープごと目的の部位に鉗子を押しつける．

わゆる"引っかかりの少ない"先端ストレートタイプや先端ピッグテイルでも糸付きでないタイプが多い．当科ではバルーン付きチューブを使用しているため，肝門部病変で狭窄より末梢に留置していてもチューブが逸脱した経験がほとんどないが（肝表面でたわむことはある），バルーンタイプや先端糸付きチューブでも逸脱してしまう場合には，PTCSによる内視鏡観察は犠牲にして狭窄を越えてのドレナージチューブの留置が望ましい．

また逸脱した場合には，肝側の瘻孔より起こる胆汁性腹膜炎や癌細胞を含んだ胆汁の腹腔内への播種を避けるために，早期に発見して再留置する必要がある．排液胆汁量の減少や発熱，そして穿刺部の違和感，時に右肩への放散痛（左からのアプローチの場合は時に左肩への放散痛）に注意しておく．

3．出血が止まらない

PTBD関連手技では出血はしばしばみられるが，止まらないほどの出血はきわめてまれである．止血困難な出血は大部分は動脈性の出血である．動脈性の出血では，しばしばその短時間に大量の出血による胆管内圧の上昇と動脈壁の破綻に伴う強い疼痛がみられる場合が多い．この場合には太径のチューブにより一時的な止血ができてもチューブを抜いたとたん再出血する場合が多く，時に動脈瘤を形成している場合もある．こうした場合は動脈カテーテルを用いたコイル塞栓などのIVR治療の準備もしておく．

一方，静脈系（肝静脈や門脈系）では一見ひどい出血に見えても大部分は留置していたチューブで再圧迫すれば止血可能である．場合によっては止血用として若干太めのチューブを留置する場合もある．ただしこれは比較的太くない血管の場合であり，門脈本幹などからの出血（胆管門脈瘻）などではいかなる内科的治療も無効である場合が多い．

4．瘻孔損傷をしてしまった

瘻孔損傷をしても再度チューブを留置しておけば通常問題になることはない．

5．検査中あるいは終了後，悪寒戦慄がみられた

多くはPTCS検査中の過度の生理食塩水の灌流による胆管内圧の上昇に伴うcholangiovenous reflux が原因である．また体温以下の生理食塩水の大量注水も原因となりうる．血圧低下などの pre-shock 時にはステロイドの静注を行う．

6．瘻孔播種が疑われる

瘻孔部が硬く，赤く腫れ上がってくる場合には癌の瘻孔播種を第一に考える．ひどい場合には持続的な出血や肋間神経に浸潤して疼痛を訴えることもある．大きくならないうちに早めに皮膚科や形成外科にコンサルトして筋膜，肋骨も含めた外科的切除を考慮する．

PTCS 診断[6)~9)]

1．内視鏡的良悪性鑑別診断

PTCS による良悪性鑑別はこれまで多くの報告がある[6)~9)]．悪性胆道病変，特に悪性狭窄では結節状隆起（図1）・乳頭状隆起（図5）や乳頭顆粒状粘膜（図6），広狭不整や蛇行する拡張血管（図1，7），そして易出血性の発赤調の不整粘膜などを呈する．またリンパ節による胆道狭窄では上記の内視鏡像は呈さず，単なる腫瘤像や圧排像のみが見られる場合もある．一方，良性狭窄や良性隆起性病変では上記所見を認めることは少ないものの鑑別困難例も存在する

（図8）こともも念頭におく必要がある．

このような通常光のみの内視鏡診断には限界があり，これまでにメチレンブルー染色による診断，自家蛍光診断，そして最近では狭帯域光（Narrow Band Imaging；NBI）による内視鏡診断も試みられている[10),11)]．

2．内視鏡的水平方向進展度診断

胆管癌の肉眼的形態分類は腫瘍の高さにより乳頭型，結節型，平坦型に，浸潤様式により膨張型，浸潤型に分類される．われわれの切除例153例の病理学的検討では乳頭型や結節型の多くは浸潤部を意味する壁内進展よりも腫瘍性上皮の進展を意味する表層進展のほうが長いという結果であった[11)]．したがって，切離線を決定するにあたっては乳頭型や結節型を呈する場合にはPTCSによる水平方向への進展度診断を行う意義がある．とくに，表層進展型胆管癌や粘液産生胆管腫瘍の場合には胆道鏡による観察が有用な場合が多い．

しかしながら，水平方向への進展度診断は必ずしも容易ではなく，特徴とされる腫瘍部から連続する乳頭状・顆粒状粘膜や発赤調粘膜がすべての症例でみられるわけではなく，とくにⅡb癌のように1層の上皮を癌が置換したような場合には内視鏡像で鑑別することはきわめて困

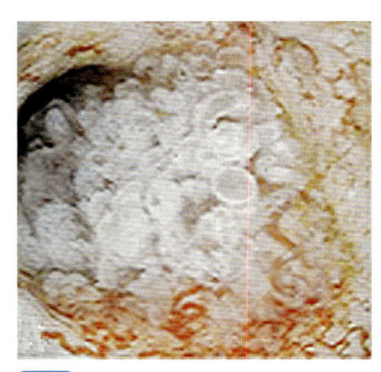

図5 乳頭型胆管癌の PTCS 像

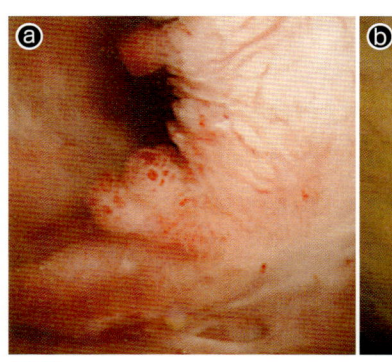

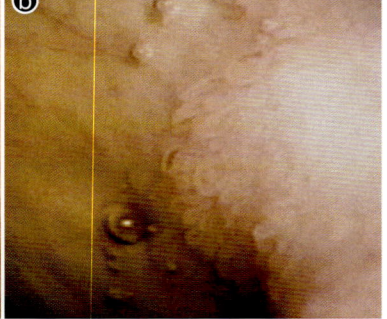

図6 胆管癌の乳頭顆粒状粘膜の PTCS 像
　　a：乳頭顆粒状粘膜
　　b：顆粒状粘膜の表層進展部

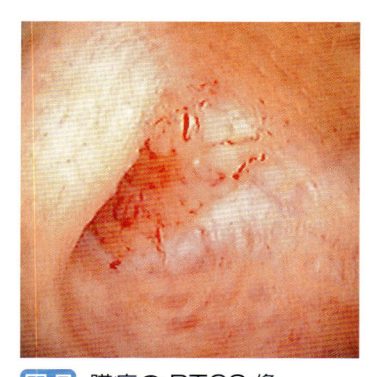

図7 膵癌のPTCS像
偏側性の圧排と狭窄部に細いが，広狭不整と蛇行する腫瘍血管を認める．

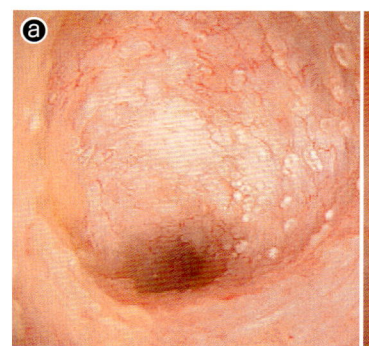

図8 慢性膵炎のPTCS像
a：下部胆管に狭窄と周囲にコレステロージスを認める．
b：狭窄部は圧排様でこまかく蛇行した血管を認める．膵癌との明らかな鑑別は時に困難である．

難である．さらにPTBDチューブや結石のアーチファクトである発赤や過形成粘膜などは後述する生検組織診断に頼らざるをえない．

前述したように，胆管癌の水平方向進展度診断に関しても通常光観察の限界を克服すべくNBIを含めたさまざまな試みが行われている[10),11)]．

3．生検による組織学的診断

上記の内視鏡診断に加えて直視下生検を行うことはきわめて重要である[12)]．生検による狭窄や隆起病変の良悪性鑑別診断能は90％を超えるとされているが，組織診断をもってしても全例を診断できるわけではないことを念頭におく必要がある．その理由には，①採取可能な検体量が少ない．すなわち情報量が少ない．とくに表層進展の診断のための生検では鉗子と生検部位が接線方向になることが多く，結果として十分な組織量がとれないことが多い，②常に細胞変性の強い胆汁に曝露されている環境のため炎症が起きやすく，時々みられる非腫瘍性の幼若異型上皮と腫瘍との鑑別が困難な場合がある，③壁内進展を主体とする平坦型胆管癌や膵癌，あるいはリンパ節の圧排例では胆管内腔からのアプローチに限界がある，などが挙げられる．

また，意外に取り上げられることは少ないが，実際に起こりうる問題が組織のコンタミネーションである．狭窄部からの生検を初めに行う施設が多いが，同じ生検鉗子を用いて引き続き生検を行う場合，生検鉗子のカップ内に直前に採取した組織が残っている場合がある．正確な診断のためにはこうしたコンタミネーションの可能性をできるだけ排除する工夫が必要である．

最後に問題となるのがHE診断である．元来，胆管生検は消化管病理のなかでもきわめて件数が少なく，そのうえ検体量も小さいため病理医のなかでも診断に苦慮する場合が多いとされている．内視鏡所見と病理所見との間に大きな隔たりがある場合には再生検だけではなく異なる専門病理医にセカンドオピニオンを仰ぐことも必要と考えられる．

われわれはこうした生検組織の限界を打破すべく，分子生物学的手法を用いて少量の内視鏡下サンプルから癌診断を行い，通常のHE診断の補助診断として用いている[13)]．

4．抗腫瘍療法後の効果判定

いくつかの施設ではPTCSによる抗腫瘍療法後の効果判定も行われている．しかし抗腫瘍

療法後の胆管にはかなりのアーチファクトが加わるため正確な内視鏡診断は困難であり，生検組織による癌の遺残の評価が主となる．ここで注意しなければならないのは，生検により癌陰性であったとしてもあくまでも胆管内腔に露出している癌が認められないという意味のみであり，深く浸潤した癌細胞が消失したかどうかはわからないということである．

PTCS を用いた治療手技

1．PTCS による内瘻化

処置具が発達した現在，大部分の胆管狭窄の解除は容易である．しかし狭窄が高度あるいは狭窄が長い場合，肝側に留置した PTBD チューブからは狭窄遠位側胆管が造影されず，シーキングカテーテルと通常ガイドワイヤーを用いても狭窄突破が難しいときがごくまれにある．このような場合には狭窄近傍まで PTCS を進めてスコープを押しつけながら造影することで胆管が描出され，さらにその位置のまま狭窄部にガイドワイヤー（ラジフォーカスガイドワイヤーなどがよい）先端を押し当てることで狭窄突破ができることがある．狭窄部を確認しない力まかせのガイドワイヤーの押しは，かえって出血を招き，その後の PTCS 下の操作を難しくするため，必ず画面上のどの位置からガイドワイヤーが出るのかをあらかじめ確認して，画面上その位置に狭窄部中心をもってくることが大切である．

2．PTCS による癌治療[1〜4),14)]

1）Nd-YAG レーザー

Nd-YAG レーザー治療は以前より悪性胆道狭窄に対して用いられていた治療法の一つである．レーザー伝送路であるファイバーには接触型と非接触型の 2 種類があり，いずれも 2.2 mm のチャンネル径を有する PTCS での使用が可能である．

接触型と非接触型の使い分けは腫瘍の形態により決めているが，基本的には接触型を使って慎重に焼灼を行うが，乳頭型のような腫瘍容積が大きく対象が大きい腫瘍では時に非接触型を使用する．接触型，非接触型ともに 1 回当りの照射時間は 0.5〜1 秒としている．また胆管腫瘍における出力は接触型では上限を 15〜20 W，非接触型では 30 W としている．

2）PDT（photo dynamic therapy）

PDT は腫瘍親和性光感受性物質とレーザー光線による光線力学反応を利用して悪性腫瘍を治療する方法である．本邦においては食道疾患や肺の悪性疾患をはじめとしてすでに臨床応用されているが，胆管癌においては残念ながら保険適応となっていない．胆管癌に対する PDT は RCT も含めすでに多くの報告があり胆管癌に対する姑息的な治療としては支持されている治療法の一つである．

まず，レーザー照射の約 48 時間前に光感受性物質を静注する．48 時間後 PTCS 下にエキシマダイレーザーを用いて波長 630 nm の赤色レーザー光を病巣に対して照射する．照射条件は 4 mJ/pulse（40 Hz），200 mJ/cm^2，平均仕事量は 100 J/cm^2 としている．

3）アルゴンプラズマ凝固療法（APC）

近年，乳頭部腫瘍に対して十二指腸から，あるいは肝細胞癌に対して経乳頭的に経口胆道鏡で APC を用いて腫瘍焼灼を行うという試みが行われている[14)]．

4）スネアポリペクトミー

茎を有する乳頭型胆管癌に対して volume reduction を目的として，PTCS 下にポリペクトミースネアで腫瘍を切除することも可能である．ただし遺残している茎部は浸潤している場合が多く，これに対してはほかの治療法と組み合わせた追加治療が必要である．

5）エタノール局注療法

本法も胆管癌の volume reduction の手段の一つであるが，適応は大きな隆起型胆管癌に限定される．前述した治療と同様に，ほかの治療法と組み合わせた併用療法の必要がある．

おわりに

PTCS による胆管疾患の診断と治療について PTBD の手技と併せて述べた．経乳頭的アプローチが発展した今日では，PTCS を用いた診断・治療に携わる機会は少ないが，だからこそしっかりとした理論と手技を身につけたいものである．

文　献

1）篠原　靖,武田一弥：切除不能悪性胆道狭窄に対する胆道ドレナージルートの選択と併用療法の検討．東医大誌　2000；58：160-174
2）武田一弥,篠原　靖,中村和人,他：胆管癌に対する PDT．臨牀消化器内科　2001；14；1171-1175
3）糸井隆夫,篠原　靖,武田一弥,他：YAG レーザー治療併用による胆管 Stenting．消化器内視鏡 2003；15；1241-1245
4）Itoi T, Sofuni A, Itokawa F, et al：Salvage therapy in patients with unresectable hilar cholangiocarcinoma. Dig Endosc 2006；18：232-238
5）糸井隆夫：ドレナージ前準備と穿刺部位の決定まで．胆と膵　2009；30：179-185
6）Nimura Y, Kamiya J, Hayakawa N, et al：Cholangioscopic differentiation of biliary strictures and polyps. Endoscopy 1989；21(Suppl 1)：351-356
7）前谷　容,佐藤正弘,大橋茂樹,他：良性中枢側胆道狭窄の PTCS 像の検討―特に悪性胆道狭窄との対比．消化器内視鏡　1994；6：735-741
8）小林　剛,藤田直孝,野田　裕,他：経皮経肝胆道鏡（PTCS）による良悪性胆道疾患の鑑別．消化器内視鏡　1994；6：727-734
9）三好広尚,乾　和郎,芳野純治,他：胆道癌に対する胆道鏡診断の意義と限界．肝胆膵画像　2008；10：387-391
10）Maetani I, Ogawa A, Sato M, et al：Lack of methylene blue staining in superficial epithelia as a possible maker for superficial lateral spread of bile duct cancer. Diagn Ther Endosc 1996；3：29-34
11）Itoi T, Shinohara S, Takeda K, et al：Improvement of choledochoscopy-choromoendoscopy, autofluorescense imaging, or narrow-band imaging. Dig Endosc 2007；19：S95-S102
12）神谷順一,西尾秀樹,新井利幸,他：経皮経肝胆道鏡（PTCS）直視下生検の適応と診断的意義．胆と膵　2003；24：433-437
13）Itoi T, Shinohara Y, Takeda K, et al：Detection of telomerase activity in biopsy specimens for diagnosis of biliary tract cancers. Gastrointest Endosc 2000；52：380-386
14）糸井隆夫,篠原　靖,武田一弥,他：胆道癌に対する胆道鏡を用いた Intervention．肝胆膵画像 2008；10：429-436

（糸井隆夫，祖父尼淳，糸川文英）

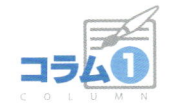

コラム❶ "美しい ERCP"

　ERCP はご存知のように内視鏡は用いるがX線造影検査である．ただ，術者にとってはあくまで内視鏡検査である．内視鏡検査の適応，検査手技，診断・治療が適切に行われたうえで，記録された画像も人に見せることのできるものを"美しい検査"，あるいは"お洒落な検査"と呼んでいる．声には出さないが，領域にかかわらず，わが国の内視鏡医の多くは，内視鏡検査は手技も結果も記録も美しくなければ検査じゃないと思っているはずである．

　ERCP は開発以降，胆膵内視鏡診断・治療の中核となる手技であるが，長い歴史のわりにはいつまでたっても誰でもが簡単に検査ができるようにはならない不思議な手技である．十二指腸スコープは改良され，ERCP から派生した診断的・治療的手技は今なお増加しているが，ERCP の基本手技を習熟していなければ次へ進めないのが実情である．スコープ操作による穿孔や，術後の膵炎など注意すべき偶発症などが多いことから，ERCP の習熟を目的にいろいろな教育手段が提供されている．そのひとつがライブデモとして熟練者が行う手技の供覧である．

　胆膵内視鏡のライブデモを楽しむポイントは，十二指腸乳頭を内視鏡画面のどこに置くか，カニューラをどのように操作したら美しく手技を成功に導くことができるのかを考えながら検査を眺めることである．乳頭とスコープの距離，乳頭に対するスコープ軸をベストの場所に置いて，どうやって決して乳頭を変形させることがない，やさしいカニューラ挿入を行うかを観察することである．つまり，ERCP のトレーニングでは，丁寧なスコープ操作と十二指腸乳頭の正面視がもっとも大切であることを認識することである．そのうえで術者がどういう考えに基づいて手技や考え方を話しているのか，何を見せようとしているのかを想像しながらライブを見ることができるようになれば，カニュレーションの成否や手技の成否より百倍ライブデモを楽しむことができるはずである．一方，上級者にとって学ぶべきは，欧米の内視鏡医の話術である．腕では引けを取っていなくても，あの話術には敵わないと思っている日本の指導医も多いことであろう．

　かく言う私も ERCP は下手ではない，と本人は思っている．その私が昔「うまいなー」と感嘆した内視鏡医が二人いる．ドイツの Nib Soehendra 教授と，この本の監修者，中島正継先生である．なにが上手いのか，処置中の内視鏡の動きに無駄がなく，画面の造り方，見せ方が美しく，動画のなかの一瞬を切り出しても絵になることである．"美しい ERCP"を目指したいものである．

（安田健治朗）

II 各論：[胆道]

経皮的胆嚢鏡と胆嚢 EUS 診断

　胆嚢疾患は，検診や人間ドックにおける超音波検査の普及に伴い，その発見率が増加している．同時に，二次検査において CT，MRI などの非侵襲的画像診断の診断能は飛躍的に向上している．しかしながら，未だに鑑別診断に苦慮する例が見受けられる．本稿では，精密検査としての経皮経肝胆嚢内視鏡検査（percutaneous transhepatic cholecystoscopy；PTCCS）と二次検査としての超音波内視鏡検査（endoscopic ultrasonography；EUS）ついて，その実際を解説する．

経皮経肝胆嚢内視鏡検査（PTCCS）

手　　技

　PTCCS は経皮経肝胆嚢ドレナージ（PTGBD）の瘻孔を介して胆道鏡を挿入して実施する．

　PTGBD は右肋間から行うが，PTCCS を実施するにはドレナージ瘻孔を 16 Fr へ拡張する必要がある．拡張方法には，7 Fr の PTGBD チューブを挿入し，以降 2〜4 Fr ずつ週 2 回のペースで 16 Fr まで拡張する方法と，一期的に 16 Fr まで拡張する方法がある．当科ではダイレーターを用いて一期的に拡張し，最終的には 10 Fr のダイレーターを内筒にして 16 Fr のドレナージカテーテルを留置している[1]．PTCCS は瘻孔の拡張から約 2 週間後に実施する．瘻孔が完成していないときには 18 Fr のシースを用いて PTCCS を行うこともある．

　胆道鏡の胆嚢内への挿入は，瘻孔の破壊を避け，安全に実施するためガイドワイヤー誘導下に行う．まず，胆道鏡の吸引ボタンを外し，胆道鏡の先端チャンネルから胆嚢内に留置したガイドワイヤーの後端を挿入し，吸引ボタン装着部から出した後，胆道鏡を進めていく．胆嚢内に胆道鏡が到達したらガイドワイヤーを抜去し，観察を始める．観察時には胆汁吸引と生理食塩水の注入により良好な視野を確保して実施する．このときに，過度な生理食塩水の注入は疼痛の原因となるため注意する必要がある．また，胆道鏡の挿入を繰り返す際に瘻孔を破壊してしまう危険性もあるため，挿入は慎重に愛護的に行い，挿入が難しく感じればガイドワイヤーを再挿入して実施する．

PTCCS による胆嚢疾患の診断と治療の実際

胆嚢癌の診断

● 早期胆嚢癌の内視鏡所見

Ip 型（有茎性隆起型）：表面粘膜不整な結節状または乳頭状の有茎性隆起で，隆起表面には拡張・蛇行した新生血管を認める．

Is 型（広基性隆起型）：亜有茎性あるいは立ち上がり急峻な広基性隆起で，隆起表面には拡張・蛇行した新生血管を認めることが多い（図1）．

IIa 型（表面隆起型）：表面粘膜が不整な丈の低い結節状隆起で，表面にびらん，出血がみられることが多い．

IIb 型（表面平坦型）：正常な粘膜構造である網目状構造が消失し不整な顆粒状粘膜を呈して Is 型や IIa 型病変の周囲に観察されることが多い[1),2)]．

PTCCS による直視下生検の病理組織学的診断の正診率は 97％ と高率である[2)]．

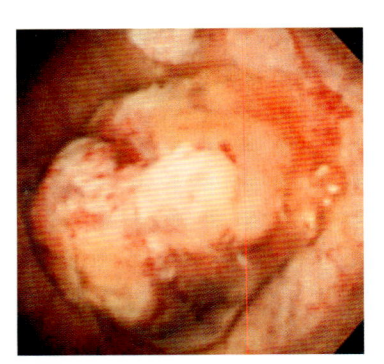

図1 Is 型胆嚢癌
表面に新生血管を認める．

胆嚢結石の治療

胆嚢結石の除去は電気水圧式衝撃波（electrohydraulic lithotripsy；EHL）を用いて破砕し，破砕片はバスケット鉗子にて回収する．EHL により結石を数 mm 大まで破砕し，バスケット鉗子にて把持し瘻孔より体外へ排出する[3),4)]．この手技を結石がなくなるまで繰り返す．

微細な破砕片により視野が妨げられるときには，スコープをいったん抜去することが肝要である．瘻孔を介して破砕片が体外へ排出され，再挿入後視野がとりやすくなる．また，1 回の治療で終了できないときには 16～18 Fr のドレナージカ

超音波内視鏡検査（EUS）

手　技

EUS はラジアル走査方式とリニア，コンベックス走査方式に分けられる．ラジアルタイプは 360 度の断層を得ることができ，リニア，コンベックスタイプは内視鏡の長軸に平行な断層が描出される．胆嚢の描出にはラジアルタイプが向いており，リニア，コンベックスタイプは超音波内視鏡下穿刺吸引細胞診（endoscopic ultrasonography-guided fine-needle aspiration；EUS-FNA）に用いられることが多い．

EUS は通常の上部消化管内視鏡検査に比べ検査時間が長くなることや，径が太いため苦痛を感じることが多く，鎮静剤を使用し実施することが多い．この際，鎮静剤による副作用，とくに呼吸抑制に十分に注意してモニター管理下で検査を実施する．

EUS による胆嚢の描出方法は，まず内視鏡を十二指腸球部から下行部まで挿入し，十二指腸内の空気を抜いた後，バルーンを脱気水で膨らませる．EUS 像で膵頭部を描出し，下行部から

テーテルを留置し小結石の排出を期待する（図2）.

展望

　PTCCSは胆嚢隆起性病変の精密診断に用いられていたが，現在では造影超音波やEUSなど，他のmodalityの発達により診断に用いられることはほとんどなくなっている．一方，外科的切除が不能なハイリスク患者における胆嚢結石，とくに急性胆嚢炎発症例においてはPTCCS下の結石除去は有用である．今後は，診断ではなく治療面での利用に限られると思われる．

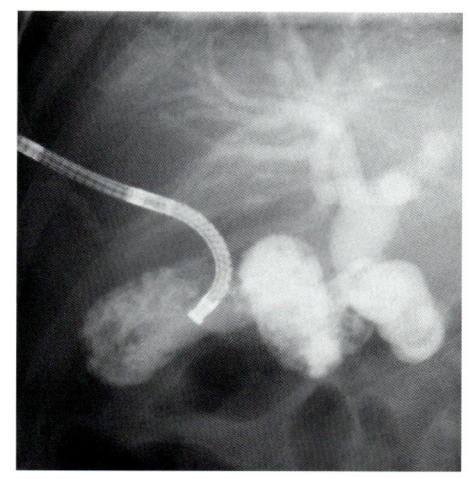

図2 PTCCS下造影X線写真

> **重要**
> 　PTCCSは瘻孔を介して挿入を行うため，瘻孔破壊を起こさないように愛護的に操作を行うことが重要である．
> 　観察時には生理食塩水を還流するが，注入速度は適宜調節することが良好な視野の確保の一助になる．
> 　EHLは押し付けすぎると破砕時に粘膜を損傷する恐れがあるので，過度に力を加えず押し当てる程度で実施することが重要である．

球部までゆっくり引き抜いてくると膵内胆管から上流側の胆管が描出され，同時に胆嚢も描出されてくる．胆嚢が描出されたら内視鏡の左右上下アングルをゆっくり動かし，内視鏡の押し引き操作を加えて胆嚢全体の描出を行う[5]．胆嚢は頸部，体部，底部および胆嚢管の描出も重要である．症例によっては，胃前庭部からも胆嚢は描出されることがある．

　実施上とくに注意するべき点は，EUSは先端硬性部が通常の内視鏡より長く硬いため，無理な操作による穿孔の危険性が高いことを十分に留意する必要がある．

胆嚢 EUS 診断の実際

胆嚢隆起性病変の鑑別診断

　まず初めに隆起性病変の基部の形態を確認することが重要である．有茎性病変では茎部の描出，あるいは隆起性病変が粘膜から遊離しある一部分のみで粘膜と接している像を捉えることができれば有茎性と診断できる．有茎性と診断できれば，非腫瘍性病変あるいは腫瘍性でも腺腫，腺腫内癌の可能性が高くなる．

　表面像は，有茎性では結節状や平滑状と顆粒状に分類され，前者では腺腫，腺腫内癌，後者では非腫瘍性病変，とくにコレステロールポリープなどに特徴的である（図3）．無茎性では，表面不整像は胆嚢癌が示唆される．

　内部エコー像は，密で充実性の実質様エコー像と点状エコー像に分類される．実質様エコー像は有茎性では腺腫，腺腫内癌の腫瘍性病変，無茎性では胆嚢癌にみられ，点状エコー像はコレステロールポリープなどの非腫瘍性病変に特徴的とされる（図4）．孤立性の点状高エコースポットの存在はコレステロールポリープを示唆し，小無エコースポットは拡張したRAS（Rokitansky-Achoff sinus）と考えられ腺筋腫症に特徴的な所見である[6]（図5）．

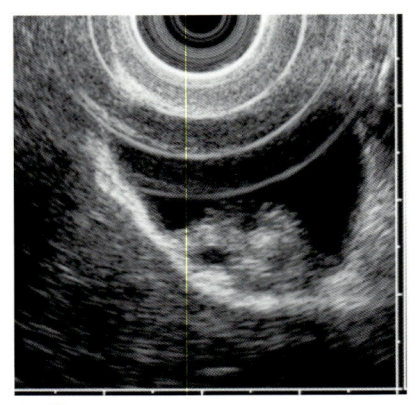

図3 胆嚢ポリープ
表面顆粒状を呈している．

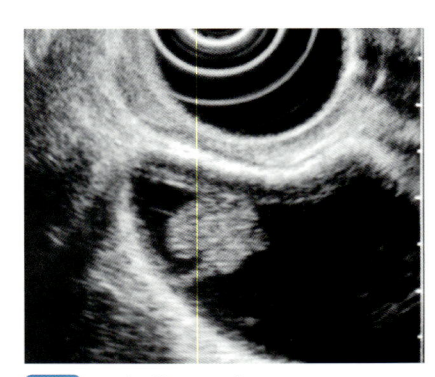

図4 胆嚢ポリープ
点状エコー像を認める．

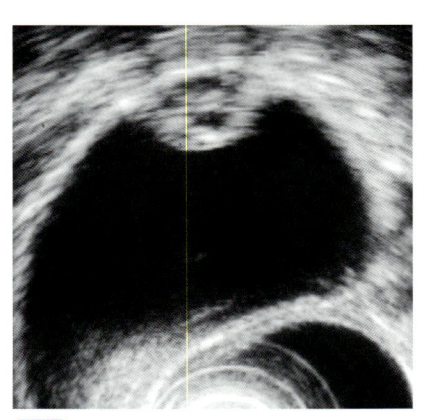

図5 胆嚢腺筋腫症
RASが明瞭に認められる．

胆囊癌の深達度診断

EUSによる胆嚢壁は3層あるいは2層に描出される．3層に描出されるときは，内腔側より第1層は高エコー層で境界エコーと粘膜層(m)，第2層は低エコー層で固有筋層(mp)と漿膜下層(ss)の浅層の一部，第3層の高エコー層は漿膜下層(ss)と漿膜に相当する．2層に描出されるときは，第1層の低エコー層が粘膜層(m)，固有筋層(mp)と漿膜下層(ss)の浅層の一部であり，第2層の高エコー層が漿膜下層(ss)と漿膜となる[7),8)]．このため，外側高エコー層（第3層）の不整像がみられればss浸潤，ss以深と診断される．

胆嚢癌の壁深達度診断能は83.8％と高率ではあるが，約16％が診断困難である[9)]．これは微小浸潤が現在のEUSでは描出困難であることや低エコー層に漿膜下層(ss)の浅層の一部も含まれるため診断がきわめて困難な例が存在するためである（図6，7）．

展望

CTやMRIによる胆嚢隆起性病変の鑑別診断能は低いため，二次検査としてはEUSがもっとも優れている．膵胆管合流部の描出も可能なため合流異常の診断も行える．ただし，手技に習熟するのに時間を要することから，教育システムの確立が必要である．

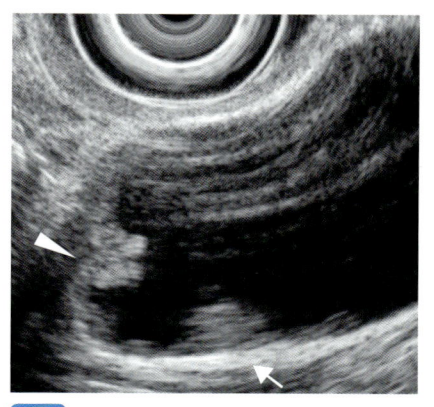

図6 胆嚢癌
深達度m（矢印），ss（矢頭）

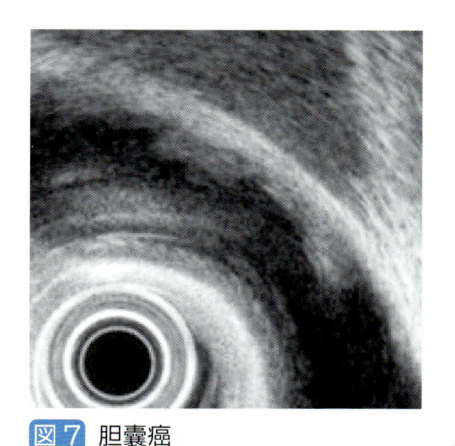

図7 胆嚢癌
IIa型　深達度mと診断したが，ssであった．

重要

EUSの先端硬性部が通常内視鏡よりも長いことを十分に理解し，穿孔の危険性を常に注意する必要がある．

胆嚢病変の描出では，胆嚢底部や頸部が描出しづらい症例が存在することも考慮し検査を実施すべきである．経十二指腸走査のみでなく，胃前庭部からの経胃走査も組み合わせることで死角なく観察できる症例もあり，臨機応変に対応することが重要である．

文　献

1) 乾　和郎, 中澤三郎, 芳野純治, 他：早期胆嚢癌の診断—内視鏡（経皮的・超音波内視鏡を含めて）. 胆と膵　1992；13：143-148
2) 乾　和郎, 中澤三郎, 芳野純治, 他：経皮経肝胆嚢内視鏡検査. 臨牀消化器内科　1996；11：765-769
3) 乾　和郎, 中澤三郎, 芳野純治, 他：経皮経肝胆嚢鏡, 胆管鏡（PTCCS, PTCS）による胆石破砕法の有用性. 胆と膵　1992；3：569-575
4) 奥嶋一武, 乾　和郎：経皮経肝胆道鏡（PTCS）, 経皮経肝胆嚢鏡（PTCCS）による胆石症の治療. 辻忠男, 宮谷博幸 編：胆道・膵の治療内視鏡. 2007, 68-73, メジカルビュー社, 東京
5) 安田健治朗：胆膵領域. 中澤三郎 監, 芳野純治, 乾　和郎 編：超音波内視鏡実践マニュアル. 2001, 32-43, 金原出版, 東京
6) 木村克己：有茎性胆嚢隆起性病変の超音波内視鏡診断. 日消誌　1997；94：249-260
7) 乾　和郎, 芳野純治, 若林貴夫, 他：胆嚢ss癌のEUS診断. 消化器画像　2002；4：349-352
8) 小山内学, 真口宏介, 糸川文英, 他：膵・胆道腫瘍のEUS診断. 臨牀消化器内科　2005；20：1537-1544
9) 三好広尚, 乾　和郎, 芳野純治, 他：EUSによる胆嚢癌の壁深達度診断. 胆と膵　2005；26：819-821

（服部昌志, 乾　和郎, 三好広尚）

II 各論：[胆道]

ESTによる胆道結石治療のコツ

　内視鏡的乳頭切開術（endoscopic sphincterotomy；EST）が臨床に導入されてから約35年が経過した[1〜3]。最初は胆嚢摘出後の遺残総胆管結石症や小結石例が適応として施行されていた。巨大結石例や多発結石例は採石バスケット鉗子で除去できないことより初期には禁忌であった。しかし砕石バスケットの開発・改良により[4,5]，とくにシーススライド式砕石バスケットの開発・導入により[6,7]，巨大結石例や多発結石例に対しても安全に結石除去が可能になった。現在では大部分の総胆管結石症例は経乳頭的に除去が可能である。しかし肝内結石併存例，confluence stone例，術後胃症例などは経乳頭的に砕石・採石が困難であるため，経皮経肝胆管内視鏡（percutaneous transhepatic cholangioscopy；PTCS），経口的胆管内視鏡（peroral cholangioscopy；PCS）[8]，電気水圧衝撃波破砕術（electronic hydraulic lithotripsy；EHL）や体外衝撃波破砕療法（extracorporeal shockwave lithotripsy；ESWL）などが施行されている。

　本項ではESTを用いた経乳頭的採石・砕石法について述べる。

適応

　主乳頭が正面視できればほぼ全例で経乳頭的治療が可能である。

　しかし，肝内結石併存例，胆管狭窄を伴う症例，BillrothⅡ法やRoux-Yで吻合された残胃症例などでは，採石・砕石に難渋する場合がある。バルーン式小腸鏡を用いて乳頭に到達して治療を行うか，経皮経肝ルートを形成し，胆道造影下にESWLを施行し砕石するか，PTCS下にEHLを用いて砕石する。

術前検査

　腹部CT検査を行い，結石のCT値を測定し結石の種類を想定する（図1）。結石が描出されず，CT値が40以下の場合には，コレステロール系結石が考えられる。コレステロール系結石は，ビリルビン結石より硬く，破砕に難渋する可能性がある。

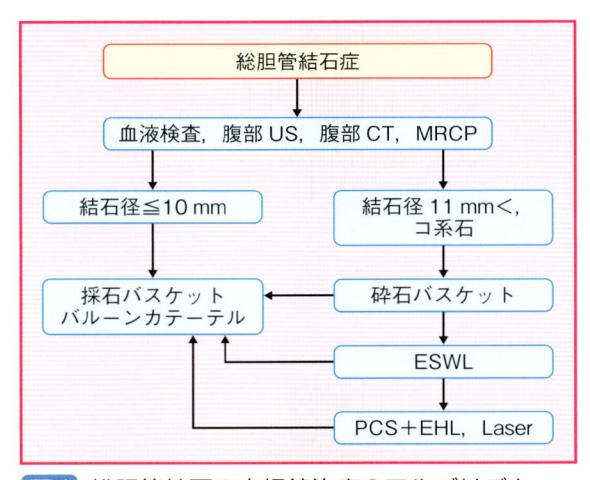

図1 総胆管結石の内視鏡治療のアルゴリズム

内視鏡的乳頭切開術（EST）の実際とコツ

基本的手技

① 総胆管へERCP用造影チューブを選択的に挿管し，0.035 inchの絶縁式ガイドワイヤー（Jagwire：Boston Scientifics社製またはRevo Wave：オリンパスメディカルシステムズ社製）を用いて交換し，確実にパピロトーム（Clever Cut3：オリンパスメディカルシステムズ社製）を総胆管に留置する（図2 a, b）．

② ガイドワイヤーを胆管内に留置した状態で，切開方向を11～12時に向けてPSD-60のEndo-cut mode（effect 3でエンドカットスピードは600 msに設定）で切開する[9]．

③ 切開していくと，切開部が拡がり，パピロトームが総胆管内へ深く挿入される．適宜カッティングワイヤーを抜いて，入り過ぎないように調節し切開する（図3 a, b）．

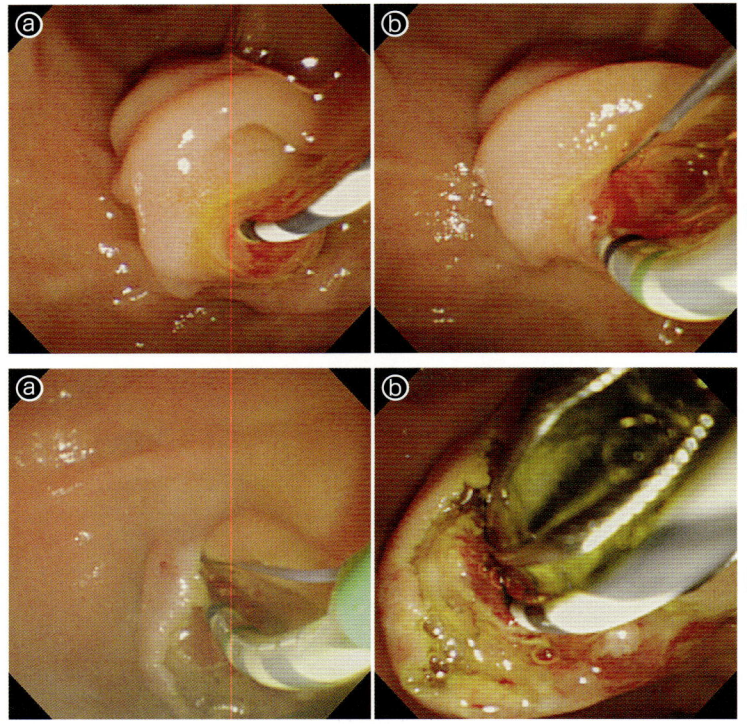

図2 パピロトーム挿入
a：総胆管にガイドワイヤーを留置．
b：ガイドワイヤーに沿わせてパピロトームを挿入する．

図3 結石除去
a：Endocut modeで12時方向に切開する．
b：採石バスケット鉗子で結石を除去する．

パピロトームが胆管へ挿入できない場合

① プレカット

① プレカットには先端からカッティングワイヤーが付いているプレカット用パピロトームを使用する．

② パピロトームを開口部に挿入し，造影を行い膵管が造影されないことを確認する．方向は11～12時に向かって切開する．

③ 主乳頭部を切開していくと胆管口が開口し，胆管への挿管が選択的に可能になったら，ガイドワイヤー型に代えてESTを行う．

❷ 膨大部切開術

　主乳頭を正面視できない症例，結石が主乳頭に嵌頓している症例などが適応である．
① 針型ナイフ（KD-10Q：オリンパスメディカルシステムズ社製）を使用し，乳頭膨大部の真ん中（頂部）より Endocut mode を用いて針で切開を開始する（図4a，b）．
② 高周波装置のペダルを踏みながら主乳頭部に切開を加える（on and touch）．
③ 切開範囲は膨大部の上縁を越えないように注意する．下縁は開口部までだが，切開中に胆管が開口したらそれ以上は切開しない．
④ 切開していくと粘膜部が左右に離れて括約筋が露出する．
⑤ 膨大部中心と上縁の中間のあたりの括約筋部に切開を追加すると胆管が開口し，胆汁が排出される（図5a，b）．

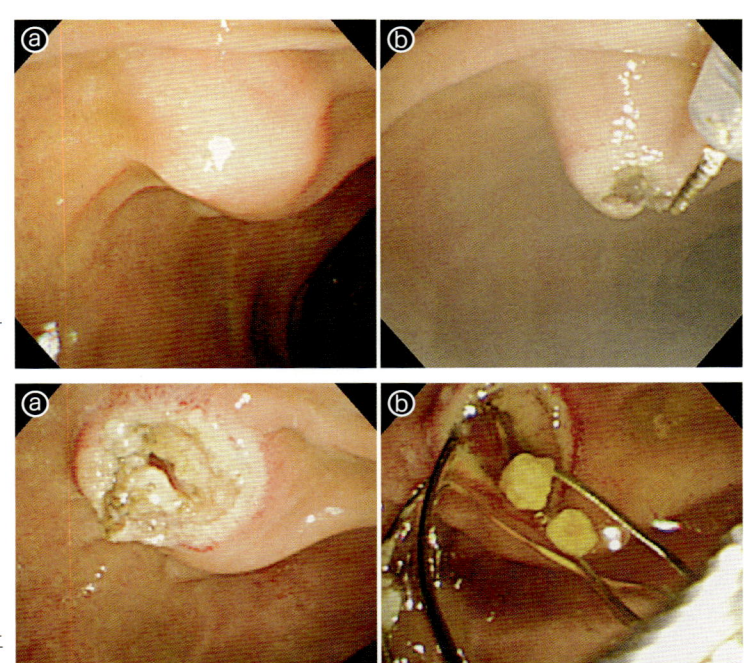

図4
a：乳頭膨大部を正面視する．
b：頂部より針型ナイフで切開する．

図5
a：胆管口が露出したら，それ以上切開しない．
b：採石バスケット鉗子で結石を除去する．

> **重要**
> プレカットも膨大部切開術も無理をしないことが重要である．胆管口が開口しないときには，手技を中止し，1週間後に再検する．切開口の上縁に胆管口を確認する．

採石・砕石法

① EST 後の乳頭部を結石が通過しなければならないことより，結石径が 10 mm 以上の場合や多数結石例では砕石バスケット鉗子 (lithotriptor) による内視鏡的機械的砕石術 (endoscopic mechanical lithotripsy；EML) を施行し，結石を小さく破砕して採石し除去する．

② 多発結石例の場合には総胆管下部の結石か

内視鏡的採石・砕石の実際とコツ

基本的手技

① EST 後の主乳頭から，カニューラを挿管し胆管造影を行い，結石の大きさ，個数を確認する（図 6 a）．

② 透視下に結石をバスケット鉗子で把持する．上下にバスケット部分を動かして，周囲の胆管粘膜を巻き込まないようにしながら，ゆっくりとバスケットを閉じる（図 6 b）．

③ 次いで，金属シースをプラスチックチューブに被せて挿入する（図 6 c）．

④ その後に手元のハンドル部を操作して砕石する．

⑤ 大結石例では，破砕片が大きいため，同様に砕石を繰り返して行い，結石片が 10 mm 以下になるまで行う．

⑥ 結石の除去が終了したら（図 6 d），7 Fr 経鼻胆道ドレナージ (endoscopic nasobiliary drainage；ENBD) または 7 Fr 胆管ステント (endoscopic biliary stent；EBS) を挿入して終了する．

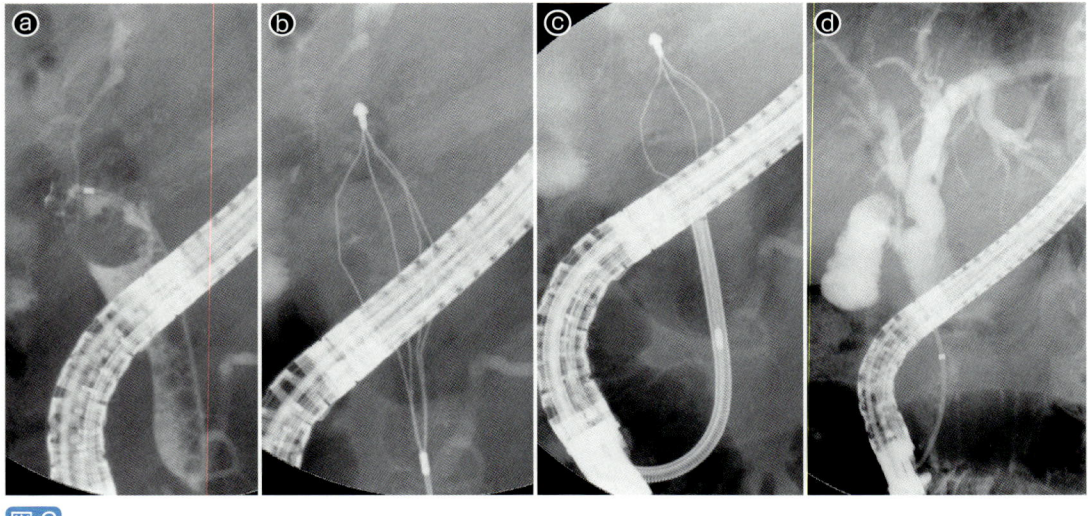

図 6
a：総胆管中部に径 18 mm の結石を認める．
b：砕石バスケット鉗子で結石を把持する．
c：金属シースを被せて結石を破砕する．
d：破砕した結石を除去する．

ら順番に採石・砕石を行う．
③ バルーンカテーテルを使用しても採石できない小結石や胆泥にはフラワーバスケット鉗子（オリンパスメディカルシステムズ社製）などが有効である．

EML 破砕困難例への対処

❶ ESWL 併用

結石が胆管内に嵌頓した症例，confluence stone 症例や 3 cm 以上の大結石例では，砕石バスケット鉗子での把持が不能なため，7 Fr ENBD を挿入して透視下に ESWL を併用して破砕している．

❷ PCS 下の EHL 併用

EML で砕石不能な場合や ESWL も施行不可能な高齢者には PCS 下に EHL を施行している．経口胆道スコープ CHF-B260（オリンパスメディカルシステムズ社製）[10]を挿入し，結石を正面視して，生理食塩水を還流しながら 1.9 Fr EHL プローブ（AUTOLITH 社製）を結石の中心に当てながら破砕する．砕石されたら，EML を施行して結石を除去する．

術後処置

採石・砕石処置後には，原則として ENBD または EBS を挿入することが必要である．これにより術後の胆管炎は予防される．

> **重要**
> ESWL で結石を確実に破砕することが重要である．呼吸停止などができない場合には PCS 下に EHL を行う．EHL では結石の一点を続けて破砕することが重要である．

採石・砕石時のトラブルシューティング

バスケット嵌頓に対する対処

　結石が硬いために砕石できず，砕石バスケットが破損し，結石を把持したまま胆管内に嵌頓する．また切開口が結石より小さい場合にもバスケットが嵌頓する．無理に結石を取り出そうとすると十二指腸穿孔や出血などを引き起こす．この場合にはESWLやエンドトリプターを使用することで，バスケット嵌頓を解除できる．再度砕石を行う際にはあらかじめESWLを併用するほうが安全である．

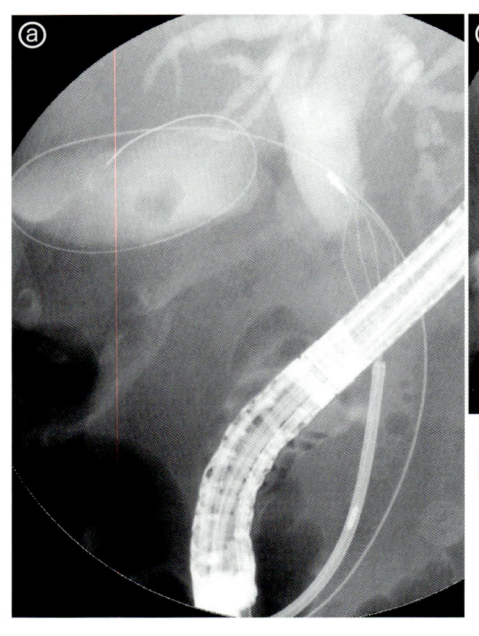

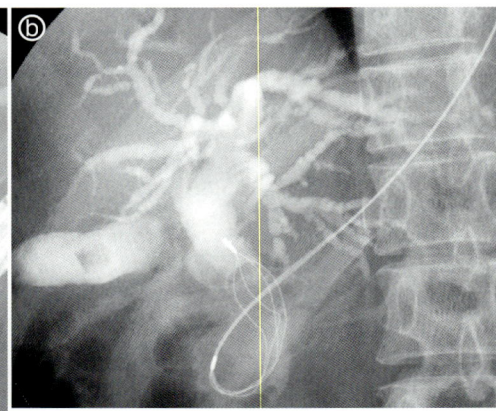

図7
a：胆嚢管結石が硬く，ガイドワイヤー式EMLで破砕できなかった．
b：バスケットワイヤーを残してスコープを抜去する．
c：ワイヤーに金属シースを被せて十二指腸へ導く．
d：手元の操作でバスケット嵌頓が解除された．

胆嚢結石併存例の対応

　胆嚢結石を併存している症例では，総胆管結石治療後に原則として胆嚢摘出術を勧めている．最近は腹腔鏡下に切除している．しかし高齢者や基礎疾患などのために胆嚢結石を放置することもある．可能であれば手術を勧めるが，手術できない症例では胆嚢炎の併発に注意しながら観察する．

おわりに

　術前に，各々の患者の状態や結石の種類，大きさ，個数などを把握することで，処置具や砕石方法を適切に選択することができ，無理なく安全に採石・砕石が行える．

エンドトリプターの使用方法

① 嵌頓したバスケット（図7a）の手元操作部をペンチなどで切り離して，プラスチックシースを引き抜いて鋼線だけにする．
② 嵌頓したバスケットの鋼線を残したまま，ゆっくりと透視下に十二指腸スコープを抜去する（図7b）．
③ 次いでバスケットの鋼線の口側にエンドトリプターの金属シースを被せて透視下に十二指腸乳頭部へ確実に導く（図7c）．
④ 鋼線の手元部分をエンドトリプターのハンドル部分に巻きつけて，ハンドルを回転させていくと金属シースが直線化される．時に患者は疼痛を訴える．疼痛は一時的なので，透視下で確認しながらゆっくりとハンドルを回転させる．結石が破砕され，バスケット嵌頓は解除される（図7d）．

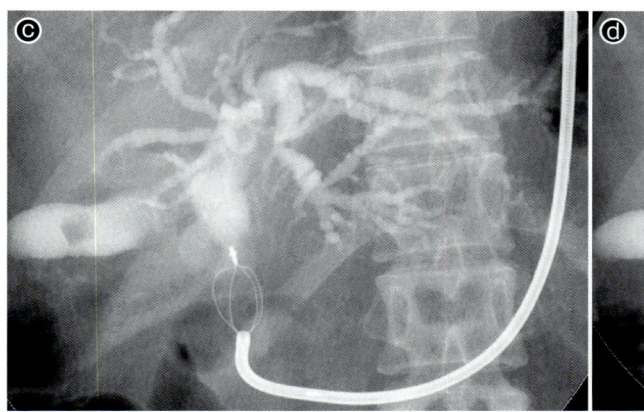

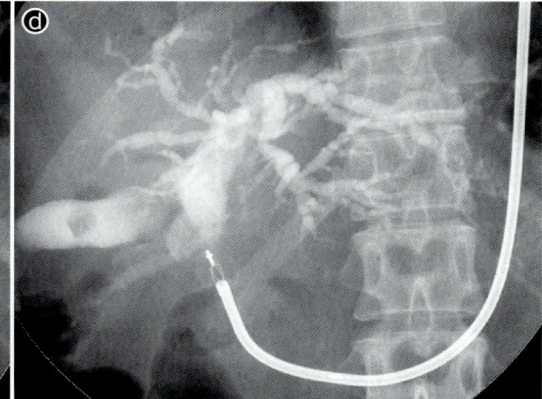

重要
エンドトリプターでも嵌頓が解除できない場合には，バスケット部分を目標にしてESWLを行うことで結石が破砕され，嵌頓が解除できる[11]．

文 献

1) Kawai K, Akasaka Y, Hashimoto Y, et al：Endoscopical Sphincterotomy of the Ampulla of Vater. Gastrointest Endosc 1974；20：148-151
2) Classen M, Demling L：Endoskopische Sphinkterotomie der Papilla Vateri und Steinextaktion aus dem Ductus Choledochus. DMW 1974；99：496-497
3) 相馬 智, 立川 勲, 岡本安弘, 他：内視鏡的乳頭切開術および遺残胆道結石摘出の試み. Gastroenterol Endosc 1974；16：446-453
4) Dempling L, Seuberth K, Rieman JF：A mechanical lithotripter. Endoscopy 1982；14：100-101
5) 吉田俊一, 中島正継, 藤本荘太郎, 他：砕石バスケットカテーテル（Mechanical lithotriptor）による胆石破壊の試み. Gastroenterol Endosc 1985；27：1596-1604
6) 樋口次男：胆石破砕―改良型鉗子を用いた mechanical lithotripter による総胆管結石破砕術. 消化器内視鏡 1989；1：231-237
7) 五十嵐良典, 安斎 保, 小川 聡, 他：細径シーススライド式バスケットの使用経験. Endoscopic Forum for digestive disease 1989；5：295-299
8) Tsuyuguchi T, Saisho H, Ishihara T, et al：Long-term follow-up after treatment of Mirizzi syndrome by peroral cholangioscopy. Gastrointest Endosc 2000；52：639-644
9) 五十嵐良典：Endoscopic Spincterotomy（EST）. 丹羽寛文 監, 矢作直久 編：消化器内視鏡治療における高周波発生装置の使い方と注意点. p.103-108, 2005, 日本メディカルセンター, 東京
10) Igarashi Y, Okano N, Satou D, et al：Peroral cholangioscopy using a new thinner videoscope（CHF-B260）. Digest Endosc 2005；17：S63-66
11) 平田信人, 串田誉名, 石井英治, 他：総胆管結石除去における EST. 消化器内視鏡 2006；18：979-986

（五十嵐良典）

II 各論：[胆道]

EPBDによる胆道結石治療のコツ

内視鏡的乳頭バルーン拡張術（endoscopic papillary balloon dilation；EPBD）は，内視鏡的乳頭括約筋切開術（endoscopic sphincterotomy；EST）に代わりうる胆管結石の治療法として1990年代後半頃から日本を中心に行われている．ESTと異なりEPBDは文字どおり乳頭を切開せずに風船（バルーン）で拡げるだけの手技であるため，拡張手技自体は容易で術後の出血や穿孔の心配もほとんどない[1),2)]．またEST後の乳頭機能は高度に低下あるいは廃絶するのに対して，EPBD後は乳頭機能の温存が期待できる[3)～5)]．一方でEPBD後の乳頭開口部はEST後に比べて狭いため，乳頭拡張後の切石術はむしろESTよりも手技の熟練を要し，また大きな結石は胆管内で破砕しなければならず手間がかかるという欠点がある．さらに術後膵炎の頻度がESTよりも高いことも懸念されている[6)～8)]．

われわれは世界的にも早い1994年5月から胆管結石の治療法としてEPBDを導入しており，結石径・数に関係なく経乳頭的アプローチが可能な胆管結石はすべてEPBDの適応としている．これまでに1,400例を超える胆管結石に対してEPBDを行っており，早期成績および長期予後について評価・報告してきた[9)～14)]．本稿ではこうした多数例の経験をもとに，効率よく安全に治療を行うためのEPBDによる胆管結石治療のコツについて解説する．

EPBDを行う前に

1．胆管結石の診断

重症急性胆管炎や胆石膵炎などの緊急胆道ドレナージが必要な症例を除き，待機症例に対しては腹部超音波やCT，MRCP，超音波内視鏡などの非侵襲的な画像検査で胆管結石の診断を行い，診断が確定した時点でERCP/EPBDを施行する．ERCPに起因する偶発症を回避するためにも，診断目的のERCPを安易に行ってはならない．

2．患者背景の把握

術前に，基礎疾患はもちろんのこと内服薬（とくに抗血小板薬と抗凝固薬）についても詳細に聴取する．われわれは抗血小板薬投与中の症例でも出血なく安全にEPBDで切石できることを報告しているが[12)]，原則として日本消化器内視鏡学会のガイドラインに準じて休薬している．抗凝固薬（ワーファリン®）に関しては，輸血を要するEPBD後出血を1例経験しており[11)]，術前に休薬あるいはヘパリン化を行う．

重症急性胆管炎や胆石膵炎急性期において安全にEPBDにて切石できるかは現時点では不明であり，胆管ドレナージなどで炎症が改善したのちにEPBDでの切石を試みる．なお，われわれの検討では急性膵炎の既往はEPBD後膵炎の有意な危険因子ではなく，EPBDの適応外とはしていない[10)]．

3. インフォームド・コンセント

術前に，胆管結石を治療する必要性，治療成功率，他の治療法，そして起こりうる偶発症（とくに致死的な重症膵炎が起こる危険性があること）について時間をかけて十分に説明し，患者およびその家族からインフォームド・コンセントを得る．

内視鏡的乳頭バルーン拡張術（EPBD）の実際とコツ

① 胆管へのカニュレーション

① 乳頭拡張用バルーンカテーテルはワイヤーガイドに挿入するため，あらかじめ胆管内にガイドワイヤーを深挿入しなければならない．EPBDを施行するには胆管の選択的造影と深挿入の技術が必須である．
② 胆管造影はなるべく上部胆管から行い，小結石を肝内胆管に上げないようにする．透視画面で結石がはっきりと視認できなければ，IDUSで結石の存在を確認してからEPBDを施行する．
③ 膵管造影はEPBD後膵炎の危険因子であるため[10),13)]，EPBDにて切石する際には不必要な膵管造影は避ける．最近，われわれは膵管への造影剤注入を避けるためにワイヤーガイドカニュレーションを採用している．

② 乳頭拡張用バルーンカテーテルの選択

① 乳頭拡張用バルーンカテーテルを選択するうえでもっとも重要なのはバルーン径である．われわれは通常8 mm径のバルーン（バルーン長は4 cm）を使用している．
② 胆管径の細い症例に対しては，乳頭浮腫や胆管損傷を回避するため6 mm径や4 mm径のバルーンカテーテルを選択する．細径のバルーンカテーテルは拡張時の乳頭でのポジショニングが若干難しいので，ある程度の長さのバルーン（4 cm長）を使用する．

③ 乳頭拡張用バルーンカテーテルの挿入

① あらかじめバルーンおよびシャフト内の空気を抜き，造影剤で満たしておく．これは透視下でのバルーンの視認性を良くするためである．
② すでに肝内胆管まで進めてあるガイドワイヤーに被せて乳頭拡張用バルーンカテーテルを乳頭に挿入する．その際にスコープの鉗子起立装置を立てすぎるとバルーンにピンホールがあくことがあるので，鉗子起立装置はあまり使わずスコープ操作で挿入するようにする．具体的には，内視鏡画面でバルーンカテーテルの先端が出たのが確認できたら，スコープのアップアングルをかけて乳頭に近づき（このとき内視鏡画面は赤玉になる），透視画面で確認しながら手元操作でカテーテルを進めていく．

④ EPBD

① 内視鏡および透視画面でバルーンの中央部が乳頭に位置しているのを確認してから，生食で半分に希釈した造影剤で加圧する．空気で拡張している施設もあるが，バルーン破損（ピンホール）に気づくのが遅れ，胆道気腫や後腹膜気腫などを起こす危険があるため勧められない．

② 内視鏡画面でバルーンの位置がずれないように注意しながら、ゆっくりと加圧していく（15秒間で0.5気圧程度）．すると透視画面でバルーンの中央部にノッチができるのが確認できるので，このノッチが切れるまで加圧を続ける（約4気圧）．この時点で圧を上げるのをやめ，15秒間その状態を保持してから減圧してバルーンカテーテルを乳頭から抜去する（図1）．ワイヤーガイド式の切石処置具を使用する場合には、バルーンカテーテルのみ抜去してガイドワイヤーは胆管内に残しておく．

③ われわれは，EPBD導入当初は一律に8気圧の拡張圧で2分間の拡張を行っていた（「従来法」）．しかし開腹手術を要する重症膵炎を1例経験してから、なるべく乳頭への負担を軽減するために上記の方法を採用している（「現行法」）．従来法と現行法で切石率とEPBD後膵炎の頻度および重症度を比較したところ（表1）[13]，切石成績は両法で差がなく，膵炎の頻度は現行法で少ない傾向があった．さらに膵炎の重症度は現行法で有意に軽症であった．

EPBDの拡張法は施設によりさまざまであり，標準的な方法がないのが現状であるが，われわれの「現行法」がEPBDの標準的方法になりえると考えている．

表1 EPBDの方法による切石成績とEPBD後膵炎の頻度および重症度の比較

	現行法 (n=324)	従来法 (n=324)	p値
完全切石	313 (96.6%)	314 (96.9%)	NS
ERCP回数	1.5	1.4	NS
結石破砕	78 (24.1%)	86 (26.5%)	NS
膵炎	13 (4.0%)	24 (7.4%)	NS
膵炎の重症度			0.0441
軽症	10	16	
中等症	3	7	
重症	0	1	

〔文献13）を改変〕

注1．現行法：拡張圧はバルーンのノッチが切れるまでで，拡張時間は15秒間．
　　従来法：拡張圧は8気圧で，拡張時間は2分間．
注2．EPBD後膵炎の定義および重症度はCottonの基準（Cotton PB, et al：Gastrointest Endosc 1991：37：83-93）に準じる．

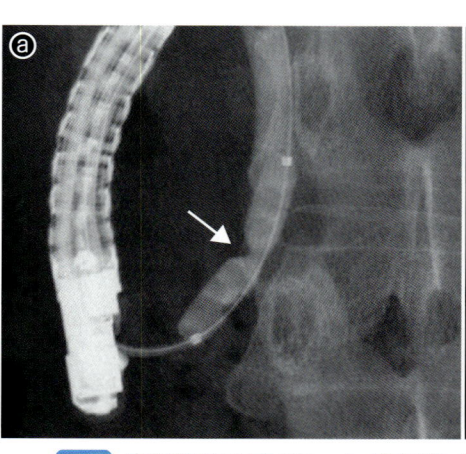

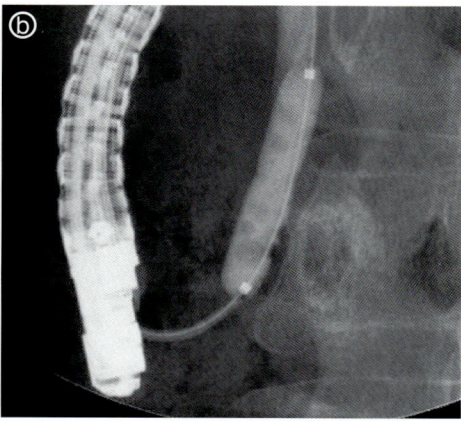

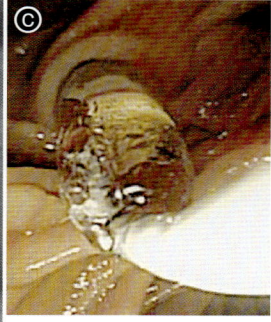

図1 内視鏡的乳頭バルーン拡張術（EPBD）
a：生食で希釈した造影剤でゆっくりと加圧すると，バルーンの中央部にノッチができる（↑：乳頭括約筋に相当）．
b：バルーンのノッチが完全に切れるまで加圧する（約4気圧程度）．バルーンのノッチが切れたら加圧をやめ，15秒後に減圧してバルーンを抜去する．
c：内視鏡像

EPBDによる切石の実際とコツ

① 処置具の挿入

EPBD後の乳頭開口部はEST後に比べて狭いため，切石用バスケットやバルーンカテーテルが膵管内にも入りやすい．乳頭を拡張した後も油断することなく，切石処置具の胆管内への選択的な挿入を心がける．ワイヤーガイドのバスケットやバルーンカテーテルは処置具の膵管内への誤挿入を防止するのに有用である．

② 1個ずつ切石する

透視画面で視認可能な結石は原則としてバスケットカテーテルで切石する．最初から切石用バルーンカテーテルで除去しようとすると，小切石が乳頭から出ずに胆管下部にはまり込みその後の切石が困難になることがあるからである．結石が複数個ある場合には，一度に複数の結石を掴まないようにして下部胆管の結石から1個ずつ切石する．

③ 使用するバスケットカテーテル

市販されているバスケットカテーテルには4線，6線，8線，4線と8線が組み合わさったフラワータイプなどがあるが，結石を掴みやすいのは8線バスケットで，逆に掴んだ結石を胆管内で外しやすいのは4線バスケットである．われわれは，いざというときに結石を外せる安心感を重視して，4線バスケットを使用することが多い．8線バスケットは，結石破砕後の小結石片や胆泥などを除去する際に用いている．

④ 乳頭に負担をかけない切石のコツ

結石を把持したバスケットは手元で引っ張って結石を取り出すのではなく，スコープを使って乳頭から出すようにする．すなわち，手元操作で乳頭のところまでバスケットを引いてきて手元に抵抗を感じたら，スコープを持っているほうの指（右利きならば左指）でカテーテルを固定してバスケットとスコープを一体化させ，スコープを反時計回りに捻りながら下十二指腸角方向に押す．こうすることで乳頭に負担をかけずに胆管の長軸方向に結石を取り出すことができる．

⑤ 結石破砕

結石短径が10 mm以上の結石はそのまま胆管から取り出すことができないため，あらかじめ機械式結石破砕（EML）バスケットで破砕する．大きな結石をそのまま取り出そうとするとバスケット陥頓を起こしたり，胆管穿孔や乳頭損傷を起こしたりする危険性がある．これらの重篤な偶発症は注意していれば回避できるものなので，破砕するのに迷ったら躊躇わずに破砕するという習慣を身につけなければならない．また嵌頓を起こしたときのために，エンドトリプターとバスケットワイヤーを切断するためのペンチは検査室に常備する．

⑥ ワイヤーガイド式EMLバスケット

従来のEMLバスケットは先端が硬く，胆管に挿入するのにある程度の技術を要した．しかし最近ではワイヤーガイドのEMLバスケットが市販されており，EPBD後の胆管挿入の負担がある程度軽減された．われわれはトラペゾイドRX採石用バスケットカテーテル（ボストン・サイエンティ

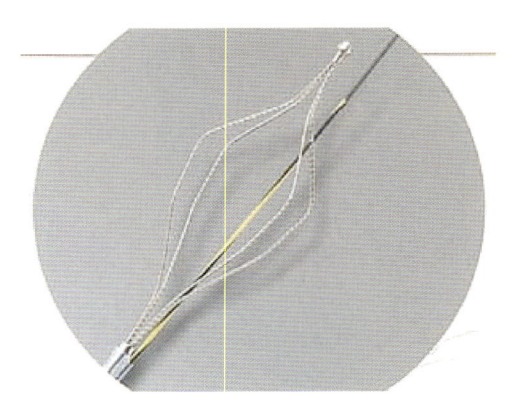

図2 トラペゾイドRX（Trapezoid™ RX）採石用バスケットカテーテル（ボストン・サイエンティフィック社）

フィック社）を頻用している（図2, 3）．このEMLバスケットの優れているところは，1）バスケットで結石を把持したらそのまま手元のハンドルを握るだけで破砕できるため手技が単純，2）バスケットワイヤーの型崩れが起きづらいため，ワイヤーガイドで胆管内に挿入したら胆管からバスケットを出すことなく複数個の結石を破砕することが可能，3）結石嵌頓時に先端チップが外れる安全機構を有する，などの点である．

⑦ 遺残結石の確認

ESTと異なりEPBDでは小結石片の自然排石は期待できないので，遺残なく完全に切石する．これは長期予後を検討するうえでも非常に有用である．遺残結石の確認にはIDUSが有用である[15]．

⑧ 手技時間

われわれは1回の手技時間をスコープ挿入後60分としている．その時点で遺残結石が認められる場合には胆管炎予防のために胆管チューブステントを留置し，3〜7日後に再切石する．その際にはEPBDは追加しない．

⑨ 術後膵炎の予防

胆管造影に難渋し膵管を何度も造影してしまった症例に対しては，EPBD後膵炎の予防のため膵管ステント留置を考慮する[16]．

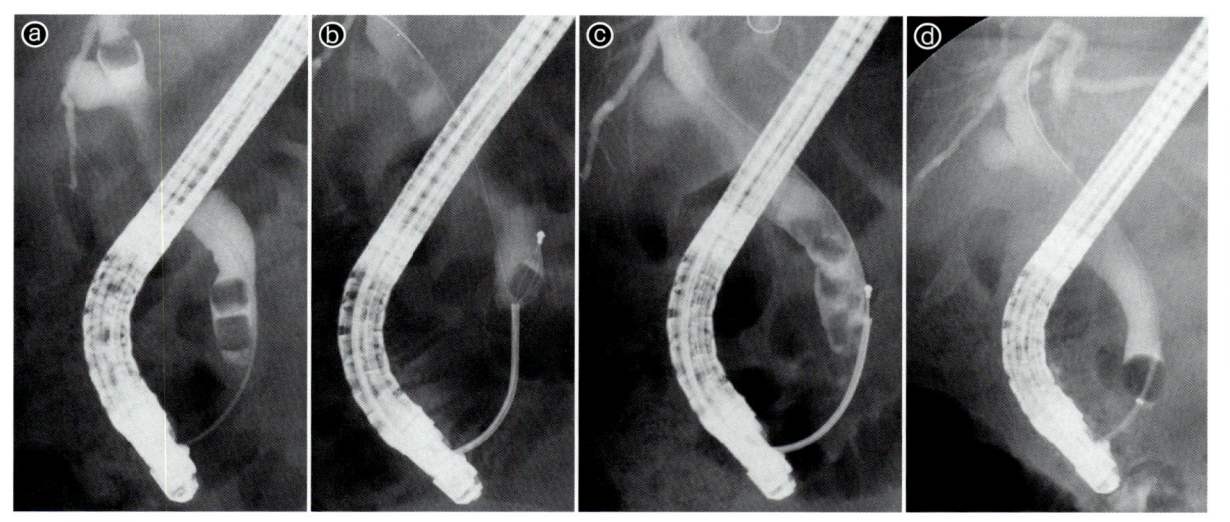

図3 多数大結石例に対するEPBDでの切石
a：胆管内に短径10 mm以上の結石を最低3個認めた．
b：EPBD後，ワイヤーガイドにトラペゾイドRX採石用バスケットカテーテルを挿入し，結石を破砕した．
c：EMLバスケットを一度も胆管から出すことなく，すべての結石をこまかく破砕した．
d：一度の手技で完全切石することができた．

重要
① 不必要な膵管造影はしない．
② 胆管径よりも太いバルーンは使用しない．
③ 乳頭拡張後も愛護的に乳頭を扱う．
④ 10 mm以上の結石は破砕する．
⑤ 遺残なく切石する．

おわりに

効率よく安全に EPBD にて胆管結石を治療するコツを表2にまとめた．EST に比べ切石に手間がかかるという EPBD の弱点は，手技の工夫や各種処置具の開発・改良によりある程度克服できると思われる．EPBD 後の早期偶発症はバルーン拡張だけに起因するのではなく，拡張後の切石手技も関係していると考えている．ERCP の基本手技だけでなく，EPBD の特性を十分に理解し EPBD に相応しい切石術を身に付けることが，安全に EPBD で切石するためのコツである．

表2 効率よく安全にEPBDで切石するためのコツ

① 胆管への選択的造影を心がけ，膵管造影はしないようにする（ワイヤーガイドカニュレーションを導入する）．
② 胆管径よりも太い乳頭拡張用バルーンは使用しない．
③ 拡張圧はバルーンのノッチが切れるまでで，拡張時間は15秒間で十分である．
④ EPBD 後も処置具の選択的な胆管への挿入を心がける（ワイヤーガイドの処置具の利用を考慮する）．
⑤ 結石はスコープを使って胆管の長軸方向に取り出す．
⑥ 大きな結石は躊躇わずに破砕する．
⑦ 遺残なく完全に切石する（IDUS で遺残結石の有無を評価する）．
⑧ 胆管のカニュレーションが困難な症例に対しては，膵管ステントの留置を考慮する．

文献

1) Kawabe T, Komatsu Y, Tada M, et al：Endoscopic papillary balloon dilation in cirrhotic patients：Removal of common bile duct stones without sphincterotomy. Endoscopy 1996；28：694-698
2) Park DH, Kim MH, Lee SK, et al：Endoscopic sphincterotomy vs. endoscopic papillary balloon dilation for choledocholithiasis in patients with liver cirrhosis and coagulopathy. Gastrointest Endosc 2004；60：180-185
3) Yasuda I, Tomita E, Enya M, et al：Can endoscopic papillary balloon dilation really preserve sphincter of Oddi function? Gut 2001；49：686-691
4) Kawabe T, Komatsu Y, Isayama H, et al：Histological analysis of the papilla after endoscopic papillary balloon dilation. Hepatogastroenterology 2003；50：919-923
5) Isayama H, Komatsu Y, Inoue Y, et al：Preserved function of the Oddi sphincter after endoscopic papillary balloon dilation. Hepatogastroenterology 2003；50：1787-1791
6) Baron TH, Harewood GC：Endoscopic balloon dilation of the biliary sphincter compared to endoscopic biliary sphincterotomy for removal of common bile duct stones during ERCP：a metaanalysis of randomized, controlled trials. Am J Gastroenterol 2004；99：1455-1460
7) Fujita N, Maguchi H, Komatsu Y, et al：Endoscopic sphincterotomy and endoscopic papillary balloon dilatation for bile duct stones：A prospective randomized controlled multicenter trial. Gastrointest Endosc 2003；57：151-155
8) DiSario JA, Freeman ML, Bjorkman D, et al：Endoscopic balloon dilation compared with sphincterotomy for extraction of bile duct stones. Gastroenterology 2004；127：1291-1299
9) Komatsu Y, Kawabe T, Toda N, et al：Endoscopic papillary balloon dilation for the management of common bile duct stones：experience of 226 cases. Endoscopy 1998；30：12-17
10) Tsujino T, Isayama H, Komatsu Y, et al：Risk factors for pancreatitis in patients with common bile duct stones manage by endoscopic papillary balloon dilation. Am J Gastroenterol 2005；100：38-42
11) Tsujino T, Kawabe T, Komatsu Y, et al：Endoscopic papillary balloon dilation for bile duct

stone: immediate and long-term outcomes in 1000 patients. Clin Gastroenterol Hepatol 2007; 5: 130-137
12) Ito Y, Tsujino T, Togawa O, et al: Endoscopic papillary balloon dilation for the management of bile duct stones in patients 85 years of age and older. Gastrointest Endosc 2008; 68: 477-482
13) Tsujino T, Kawabe T, Isayama H, et al: Efficacy and safety of low-pressured and short-time dilation in endoscopic papillary balloon dilation for bile duct stone removal. J Gastroenterol Hepatol 2008; 23: 867-871
14) Tsujino T, Kawabe T, Isayama H, et al: Management of late biliary complications in patients with gallbladder stones *in situ* after endoscopic papillary balloon dilation. Eur J Gastroenterol Hepatol (in press)
15) Ohashi A, Ueno N, Tamada K, et al: Assessment of residual bile duct stones with use of intraductal US during endoscopic balloon sphincteroplasty: comparison with balloon cholangiography. Gastrointest Endosc 1999; 49: 328-333
16) Aizawa T, Ueno N: Stent placement in the pancreatic duct prevents pancreatitis after endoscopic sphincter dilation for removal of bile duct stones. Gastrointest Endosc 2001; 54: 209-213

(辻野　武，伊佐山浩通，小俣政男)

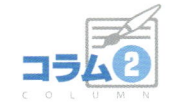

コラム❷ どんどん広がる ERCP

　ERCP が開発以降，胆膵内視鏡の中核に位置することはここで改めて述べるまでもないが，その ERCP から派生した，あるいはその延長線上の手技の数には目を見張るものがある．

　十二指腸スコープ下に，カニューラで造影剤を胆膵管に入れれば ERCP，メスで乳頭を切開すれば EST，胆管結石や膵管結石はこの手技で治療ができる．EST 後に細径内視鏡を胆膵管内に挿入すれば経口的胆膵管鏡（PCPS），細径超音波プローブを入れれば IDUS，胆管や膵管にステントを入れれば胆管ドレナージ（ERBD），膵管ドレナージ（ERPD）などの診断・治療が可能となる．これらの手技は新しい装置や処置具の開発によって可能となり，胆膵領域の医療に貢献している．内視鏡検査と言われながら X 線造影検査であったり，超音波検査となったり，本当の意味での胆膵内視鏡検査であるなど，性格の異なる多くの検査手技の要となっている．さらに，胆汁や膵液の細胞診あるいは経乳頭的な生検によって病理組織診断が可能である．胆膵内視鏡は ERCP に始まり ERCP に終わると言って差し支えない．詳細は本文に載っているので熟読をお願いする．このように ERCP はたくさんの手技や処置を生み，まだまだこれからも新しい家族を増やすことになろう．

　ただ，ERCP という手技は時に膵炎や胆管炎，消化管穿孔といった偶発症を引き起こすことから，教育やトレーニングが重要な要素になっている．基本手技である ERCP に習熟し，偶発症に対応できるようになれば皆さんの胆膵疾患へのアプローチはより確実で確固たるものになるはずである．

〔安田健治朗〕

II 各論：[胆道]

術後消化管における結石治療の工夫

　ERCPおよびその関連手技は，膵胆道疾患に対する不可欠の診断・治療法であるが，胃切除術後Billroth II法やRoux-en-Y再建症例において施行することは容易でない．以前は，Billroth II法やRoux-en-Y再建症例に対しておもに経皮経肝的ルートからの経皮経肝的胆管造影法（percutaneous transhepatic cholangiography；PTC）およびその関連手技が用いられていたが，近年の内視鏡機器の進歩や，QOL重視の観点から積極的に経乳頭的処置が試みられている[1)~9)]．

　本稿では，胃切除術後Billroth II法およびRoux-en-Y再建症例に対するERCPおよび関連手技のうち，良性胆道疾患として比較的頻度の高い総胆管結石症に対する経乳頭的治療の現状について解説する．

Billroth II法再建例

　内視鏡機種としては，通常，直視鏡が用いられるが，一部の症例では十二指腸内視鏡（後方斜視鏡）が用いられている．直視鏡は輸入脚への挿入が容易であり，穿孔の危険性も少ないと考えられる[4)~6),9)]．一方，十二指腸内視鏡は内視鏡の有効長が長いほか，鉗子孔径が大きく，ERCPに続いて結石破砕等の治療手技を行うことが可能である．内視鏡機種の選択は，検査の目的や術者の好みにより決められているが，一種類の内視鏡で十二指腸乳頭部に到達できない場合には，適宜他の機種に変更する必要があり，近年ではダブルバルーン式やシングルバルーン式小腸内視鏡の応用も試みられている[10)~12)]（表1）．

表1 術後消化管における胆管結石に対する標準的な内視鏡治療手技

	Billroth II	Roux-en-Y
使用スコープ	おもに直視鏡（困難例では小腸内視鏡）	直視鏡・小腸内視鏡（小児用大腸内視鏡を用いる場合もある）
ESTの手技	pushタイプ・shark finタイプのパピロトーム使用（困難例ではERBD後針状パピロトーム使用，あるいはEPBDを考慮）	

胃切除後症例の総胆管結石症に対する経乳頭的治療の実際

基本的手技

① 内視鏡挿入

　内視鏡の挿入は基本的に左側臥位で行い，輸入脚の吊り上げの影響やブラウン吻合のために輸入脚への挿入に難渋する場合には，消化管内の胆汁を目印とし，必要により透視や水溶性造影剤での造影を併用する．また，輸入脚が長い場合にはループの形成を避けるために，送気は必要最低限とし，腸管を折り畳みながら内視鏡を挿入していく．内視鏡のたわみが強い場合には必要に応じて用手圧迫を併用し，直視鏡では先端透明フードを用いることにより内視鏡の挿入性が向上する場合もある．また，ループ形成のためにトライツ靱帯を通過できない場合は，いったん内視鏡を引いてループを解除する必要があり，無理な内視鏡挿入による穿孔を避けるよう留意する．

② 胆膵管造影

　十二指腸乳頭到達後の胆膵管の造影は，腹臥位にて行うが，通常のERCP時とは逆方向からのアプローチとなる．直視鏡では見上げ方向となるため，曲がり癖のないカテーテルを使用すると胆管へ挿入しやすいが，手術の影響等から総胆管末端部が屈曲している場合もある．胆管への深部挿管が困難な場合には，先端部の柔らかい親水性ガイドワイヤーをカテーテルより少し出しながら深部挿管を試みるほか，先端彎曲カテーテルの使用を考慮する．

③ EST

　内視鏡的乳頭括約筋切開術（endoscopic sphincterotomy；EST）を行う場合には，pushタイプやshark finタイプのパピロトームを用いるが，パピロトームを押しながら切開していくため，切開長が長くなり過ぎないように留意する．切開・凝固双方を併用するEndo Cutモードを使用すると，切開長を調節しやすい（図1）．また，パピロトームを切開したい方向に向けることができない場合や，内視鏡画面で切開する方向を確認できない場合がある．このような場合には，内視鏡機種の変更や，先端部の回転能を有するパピロトームの使用のほか，細径プラスチックステントでの内視鏡的逆行性胆管ドレナージ（endoscopic retrograde biliary drainage；ERBD）施行後に，針状パピロトームを用いてプラスチックステントに沿って切開する手法も有用である（図2）．また，内視鏡的バルーン拡張術（endoscopic papillary balloon dilation；EPBD）を用いる場合もある[6]．

④ 切　石

　切石を行う際に十二指腸内視鏡を用いると通常どおりの処置具が使用可能であるが，直視鏡でバルーン・バスケットカテーテル以外に機械式バスケット砕石法（mechanical basket lithotripsy；MBL）を用いる場合には，鉗子孔径の大きい処置用内視鏡が必要である．

> **重要**
> 　内視鏡挿入時には送気を必要最低限とし，抵抗がある場合は穿孔を避けるために内視鏡を無理に押し込まず，一旦引く方がよい．手技上の制約がある領域であり，手技の施行に難渋する症例では，適宜内視鏡機種や処置具の変更を考慮する．

図1 総胆管結石症（Billroth II法例）
　　a：直視鏡を用いての ERC にて総胆管に結石を認める．
　　b：push 型パピロトームを用いて EST を施行．
　c，d：プラスチックステントを用いて ERBD を施行した．

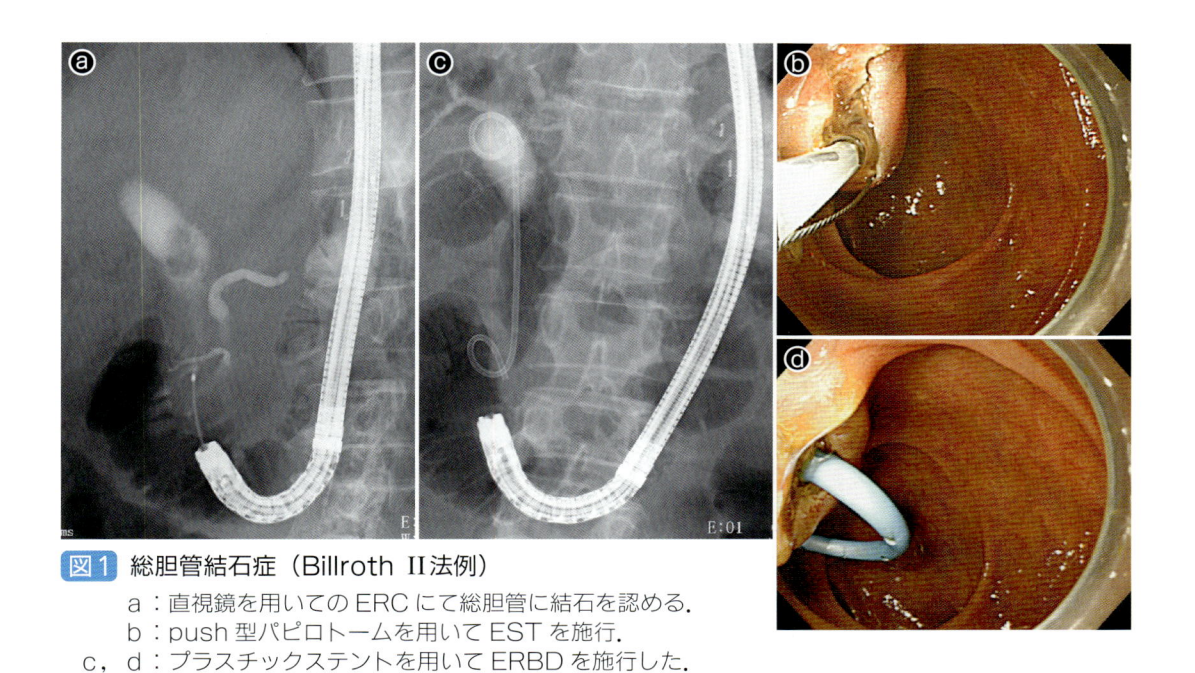

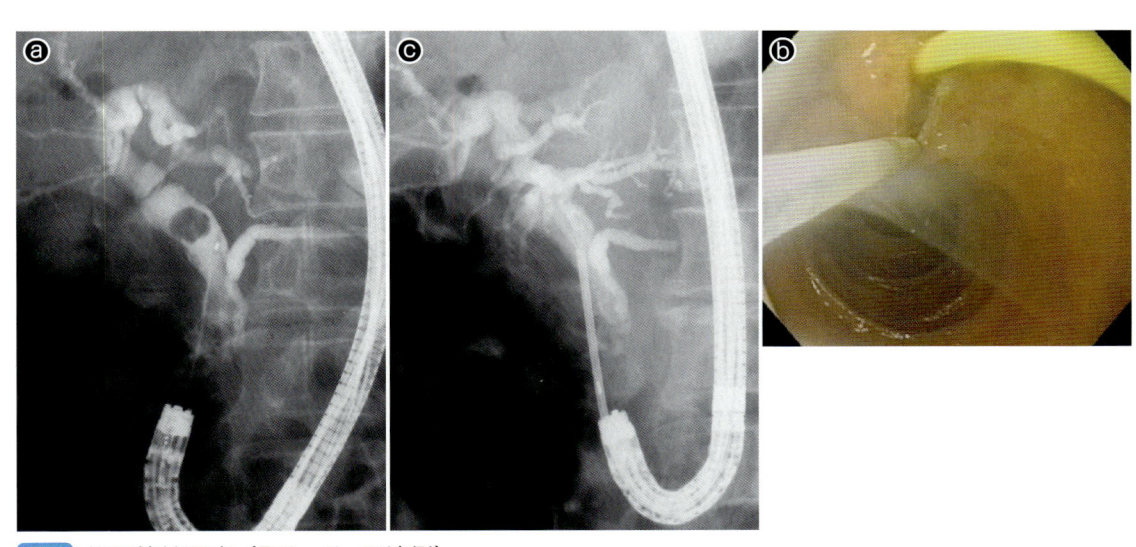

図2 総胆管結石症（Billroth II法例）
　a：直視鏡を用いての ERC にて総胆管に結石を認める．
　b：ERBD 施行後に針状パピロトームを用いて十二指腸乳頭部を切開する．
　c：処置用内視鏡下に MBL を施行した．

ダブルバルーン式・シングルバルーン式内視鏡の使用

　従来のダブルバルーン式あるいはシングルバルーン式小腸内視鏡では，有効長不足のために通常のERCP用処置具を用いることができない．そこで，これらの機種でERCP関連手技を行う場合には，プッシングチューブの延長により手技が可能となる細径プラスチックステントでのERBDを除き，十二指腸乳頭部へ到達後にオーバー

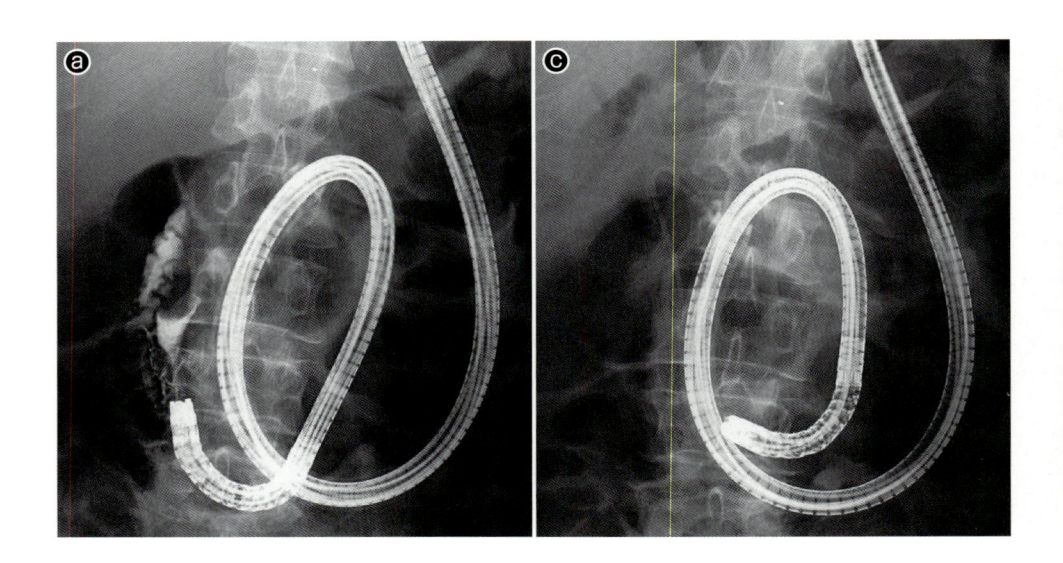

Roux-en-Y 再建例

　Roux-en-Y再建例では，十二指腸乳頭部までの距離が一段と長く，屈曲部も多いため，挿入性の点から直視鏡を選択することが多い．直視鏡のなかでも通常の上部消化管用の機種では有効長が不足する場合が多いため，ERCP用の処置具が使用可能で，有効長が通常の上部消化管用直視鏡より長い小児用大腸内視鏡の有用性が報告されてきた．近年は，ダブルバルーン式およびシングルバルーン式小腸内視鏡が応用されているが，これらの機種でERCP関連手技を行う手順は前述のとおりである（表1）．

　Roux-en-Y再建例での内視鏡の挿入や胆膵管の造影，治療手技は基本的にBillroth II法再建例と同様であるが，十二指腸乳頭部までの距離が長いうえに，空腸空腸端側吻合部で急峻なカーブを生じることが多いため，Billroth II法再建例より手技的な難易度が高くなる．また，Roux-en-Y再建例では，ループを形成することが多く，十二指腸乳頭部到達時に多数のループを形成していると内視鏡の操作性が低下してしまう．また，小児用大腸内視鏡では，内視鏡先端での鉗子孔の開口部が，上部消化管用直視鏡とは異なっている点に留意する．

自験例の検討

　過去10年間に胃切除術後（Billroth II法およびRoux-en-Y再建）総胆管結石症例36例に対してERCPおよび関連手技を施行した．使用した内視鏡機種は直視鏡が32例で，そのうち最近

チューブを残していったん小腸内視鏡を抜去する．オーバーチューブは，バルーンへの送気用ルートを残すように留意して，直視鏡を挿入可能な長さに切断する．その後，オーバーチューブ内に直視鏡を挿入してERCP関連手技を行うが，内視鏡は使用予定の処置具を挿入可能な鉗子孔径の機種を選択する（図3）．また，最近ではダブルバルーン式内視鏡に小腸用より有効長の短い大腸・術後消化管用が登場しており，この機種を使用する方法もある．

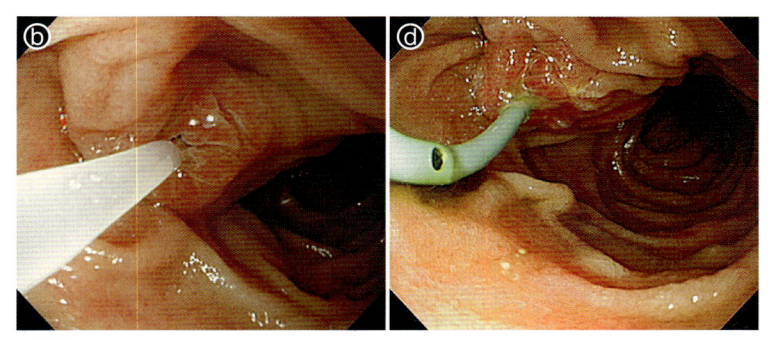

図3 総胆管結石症（Roux-en-Y 再建症例）
a，b：シングルバルーン式小腸内視鏡を用いてのERCにて総胆管に結石を認める．
c，d：小腸内視鏡の鉗子孔より細径プラスチックステントを用いてERBDを施行した．その後，内視鏡を上部消化管用直視鏡に交換したうえで針状メスを用いてESTを追加している．

の2例ではシングルバルーン式小腸内視鏡を使用しており，十二指腸内視鏡使用例は4例である．十二指腸乳頭部への到達率は94.4％で，そのうちBillroth II法再建例では96.7％，Roux-en-Y再建例で83.3％であり，Roux-en-Y再建例で低率であった．なお，十二指腸乳頭部に到達した症例では，1例を除き胆管の造影に成功している（成功率97.1％）（表2）．

治療手技については，EST後に切石を施行した症例が19例で，そのうち3例ではMBLを併用している．EPBD後に切石を施行した症例が3例，切石を行わずにERBDで経過観察した症例が7例で，ERBD施行例のうち5例ではESTを付加している．また，治療手技を予定しながら不成功に終わった症例は3例（9.4％）であった（表3）．

表2 十二指腸乳頭部への到達率・胆膵管造影成功率

	到達率	造影成功率
Billroth II	96.7%（29/30）	96.6%（28/29）
Roux-en-Y	83.3%（5/6）	100%（5/5）
計	94.4%（34/36）	97.1%（33/34）

表3 ERCP関連治療手技の内訳

処置	例数
EST＋切石	19（MBL併用3）
EPBD＋切石	3
ERBD	7（EST付加5）
処置不能	3
計	32

EST 施行例で使用したパピロトームは，針状あるいはへら状メス（ERBD 挿入後）19 例，push タイプあるいは shark fin タイプ 4 例，通常型（pull タイプ）1 例であった．偶発症としては，Billroth II 法再建例での輸入脚における穿孔（外科的治療施行）と，EST 後の出血（内視鏡的止血術施行）を各 1 例に認めている．

おわりに

胃切除術後（Billroth II 法・Roux-en-Y 再建）総胆管結石症例に対する ERCP および関連手技について述べてきたが，依然として制約のある領域であり，今後のさらなる内視鏡機器・処置具の開発・改良や，手技の工夫が望まれる．また，比較的高度な手技が求められるため，熟練者による実施が望ましい領域である．

文 献

1) Safrany L：Endoscopy and retrograde cholangiopancreatography after Billroth II operation. Endoscopy 1972；4：198-202
2) Gostout CJ, Bender CE：Cholangiopancreatography, sphincterotomy, and common duct stone removal via Roux-en-Y limb enteroscopy. Gastroenterology 1988；95：153-156
3) Elton E, Hanson BL, Qaseem T, et al：Diagnostic and therapeutic ERCP using an enteroscope and a pediatric colonoscope in long-limb surgical bypass patients. Gastroenterology 1988；95：153-156
4) 安田健治朗，塚田圭子，上野山義人：Billroth II 法例における EST. 消化器内視鏡 2000；12：848-851
5) 長谷部修：Billroth II 法例での ERCP. 消化器内視鏡 2000；12：814-815
6) 村木 崇，小松健一，浜野英明，他：乳頭到達困難例―Billroth II 法胃切除後. 胆と膵 2005；26：7-10
7) 高橋邦幸，真口宏介，潟沼朗生，他：胃全摘後症例に対する ERCP 関連手技. 胆と膵 2005；26：11-17
8) 猪股正秋，照井虎彦，遠藤昌樹，他：胃全摘・Roux-en-Y 再建例に対する ERCP および経十二指腸乳頭の内視鏡治療. 胆と膵 2005；26：19-25
9) 宇野耕治，酒田宗博，安田健治朗：Billroth II 法または Roux-en-Y 再建後の ERCP―診断と治療. 消化器内視鏡 2007；19：831-836
10) 良沢昭銘，岩本早耶香，浦山直樹，他：術後再建腸管に対する検査・治療―Roux-en-Y 再建症例に対する ERCP を中心に. 消化器内視鏡 2007；19：1611-1618
11) Chu YC, Yang CC, Yeh YH, et al：Double-balloon enteroscopy application in biliary tract disease―its therapeutic and diagnostic functions. Gastrointest Endosc 2008；68：585-591
12) Kawamura T, Yasuda K, Tanaka K, et al：Clinical evaluation of a newly developed single-balloon enteroscope. Gastrointest Endosc (in press)

（宇野耕治，森川宗一郎，安田健治朗）

II 各論：[胆道]

胆道ステントの実際

内視鏡的胆道ステント留置術は，1980年にSoehendraらによって最初に報告された[1]．その後本邦でも，安田ら[2]，富士ら[3]によって導入され，今日では閉塞性黄疸に対する第一選択の治療法として評価されている．本稿では，プラスチックステントからメタリックステントまで，その適応，選択などについて概説する．

適応

胆道ステントの適応は，悪性および良性胆道狭窄あるいは総胆管結石による閉塞性黄疸や胆管炎である．また，術中胆道損傷による術後胆汁瘻なども適応となる．

ステントの種類

ステントは，その材質からプラスチックステント（plastic stent；以下，PS）とメタリックステント（metallic stent；以下，MS）の2種類に大別される．

PSは安価であること，交換が容易であることが長所であるが，外径に制限があるため胆泥による閉塞をきたしやすく開存期間が短い．

一方，MSは細径のdelivery systemで大口径のステント留置が可能であること，flexibleな形状をもちmesh構造を有するため，胆管壁に密着したステント表面を胆管上皮が被覆し[4]，胆泥の付着する機会が減少することにより長期の開存期間が期待できる．しかし，mesh構造であるがゆえに腫瘍内腔増殖（tumor ingrowth）により閉塞するという短所をもつ．これを克服するために考案されたのがカバー付きメタリックステント（covered metallic stent；以下，cMS）である．それぞれのステントの特徴について表1に示す．

表1 各種ステントの特徴

ステントの種類	長 所	短 所
plastic stent（PS）	・安価 ・交換が容易	・胆泥により閉塞しやすい ・逸脱しやすい
metallic stent（MS）	・細いdelivery systemで大口径のステント留置が可能 ・肝内胆管の側枝を塞がない ・メッシュを通して複雑な留置法が可能	・高価 ・腫瘍内腔増殖による閉塞をきたす ・閉塞時の抜去が困難
covered metallic stent（cMS）	・細いdelivery systemで大口径のステント留置が可能 ・腫瘍内腔増殖がない ・閉塞時に抜去可能	・高価 ・逸脱することがある

1．プラスチックステントの種類

各社からさまざまな形状，材質，外径，長さのPSが市販されている．形状については，フラップを有するストレート型（図1a），ピッグテール型（図1b）に大別される．

ストレート型はステントの挿入・抜去が簡便であり，とくにステントとプッシャーチューブが糸で接続され，留置後に切り離すことができるタイプのもの（Flexima™ Biliary Stent System, ボストン・サイエンティフィック社）（図1c）は初心者でも扱いやすい．ピッグテール型のものは，挿入・留置に際して若干の慣れが必要であるが，いったん留置されれば自然脱落や迷入は起こりにくい．このほか，側孔を有さないタネンバーム型（図1d）のもの（Soehendra® Tannenbaum® 胆管ステント，COOK Medical社）もある．

材質についてはポリエチレンやフレキシマ（ポリウレタンの一種），フッ素樹脂などが用いられる．また，長期開存を目的として内層がフッ素樹脂，外層がpolyamide elastomerの2層構造となっているもの（Double Layer Biliary Stent，オリンパスメディカルシステムズ社）（図1e）もある．

2．メタリックステントの種類

各社からさまざまなMSが市販されており，材質はステンレスやナイチノールが用いられている．作製方法の違いから，金属糸を編み込んだもの（図2a〜d）と金属の筒をレーザーでカットしたもの（図2e, f）に分類される．編み込み型のものはステント展開時に短縮が起こる．そのほかMSでは柔軟性，拡張力，直線化する力などにそれぞれ特徴があり，ステント選択時のポイントとなる．

①柔軟性：柔軟性が高いほど屈曲した胆管に

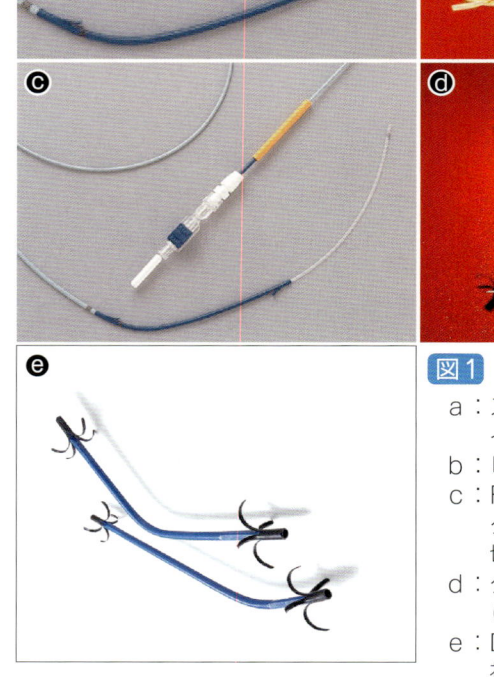

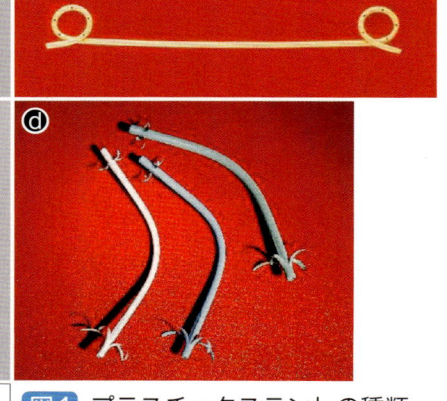

図1 プラスチックステントの種類
a：ストレート型．Flexima™ Biliary Stent System（ボストン・サイエンティフィック社）
b：ピッグテール型．Zimmon型胆管ステント（COOK Medical社）
c：Flexima™ Biliary Stent System（ボストン・サイエンティフィック社）は，ステントとプッシャーチューブが糸で接続され，留置後に切り離すことができる．
d：タネンバーム型．Soehendra® Tannenbaum® 胆管ステント（COOK Medical社）
e：Double Layer Biliary Stent（オリンパスメディカルシステムズ社）

フィットする．
② 拡張力（radial force）：拡張力の強いステントは胆管のドレナージを確実にする．
③ 直線化する力（straightening force）：屈曲した胆管の形に追従せずに直線化しようとする力でkinkingを生じて閉塞したり，胆泥形成の原因になったりする．一般的に拡張力が強いと直線化する力が強くなる．

表2におもなMSの特徴を示す．

編み込み型とレーザーカット型の違いについては短縮性の違いがもっとも大きいが，肝門部胆管狭窄などに対してstent through stent[5]の形で複数本のMSを留置する際には，メッシュ間隙を広げやすいという点でレーザーカット型のほうが容易である．Niti-Sシリーズ（センチュリーメディカル社）は編み込み型ではあるが，独特の編み込み法により直線化する力がきわめて弱く，胆管の形に追従しやすいためkin-

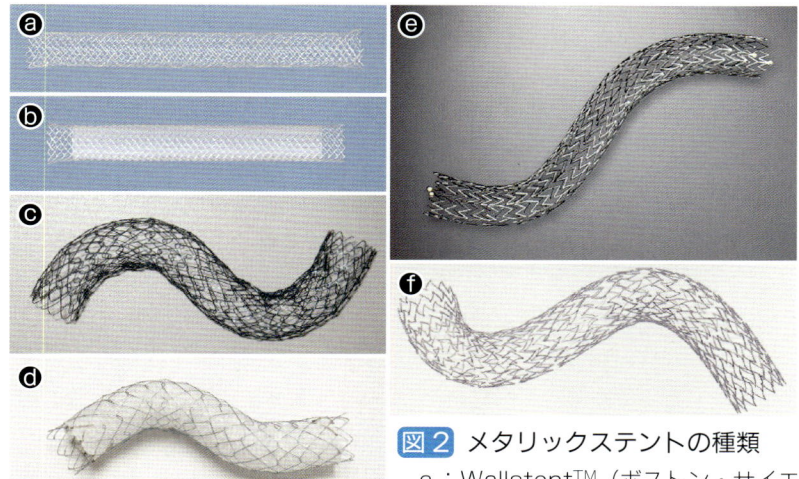

図2 メタリックステントの種類
a：Wallstent™（ボストン・サイエンティフィック社）
b：Covered Wallstent™（ボストン・サイエンティフィック社）
c：Niti-S D-type（センチュリーメディカル社）
d：Niti-S ComVi（センチュリーメディカル社）
e：Zilver®（COOK Medical社）
f：JOSTENT®（ゼオンメディカル社）

表2 おもなメタリックステントの種類と特徴

タイプ	編み込み			レーザーカット			
商品名	Wallstent™	DIAMOND	Niti-S D-type	Zilver®	JOSTENT®	LUMINEXX™	SMARTeR
材質	ステンレス	ナイチノール	ナイチノール	ナイチノール	ナイチノール	ナイチノール	ナイチノール
Delivery system	8 Fr	8 Fr	8.5 Fr	7 Fr	7.5 Fr	7 Fr	7 Fr
短縮性	35%	20%	15%	なし	なし	なし	なし
柔軟性	普通	軟	軟	普通	やや軟	普通	普通
拡張力	強い	普通	普通	普通	普通	やや強い	やや強い
直線化する力	強い	普通	弱い	普通	普通	やや強い	やや強い

kingが生じにくいのが最大の特徴である．また，stent through stentの形で留置することを意識して，ステントの中央部のみメッシュ間隙を疎にしたY-typeや全体のステント間隙をやや疎にしたLarge Cell D-typeも市販されている．

cMSについては，tumor ingrowthを防ぐことにより，通常のMSよりも長期の開存が期待できることから[6]，とくに中下部胆管狭窄に対して第一選択と考えられる．表3に現在本邦で市販されている2種類のcMSの特徴を示す．

これまで唯一市販されていたcovered Wallstent™（ボストン・サイエンティフィック社）の欠点である，強すぎる直線化する力，鋭利なstent断端などがNiti-S ComVi（センチュリーメディカル社）では改善されているが，長期成績については今後の評価が待たれる．またcovered Wallstentの欠点を改善したWallFlex stent（ボストン・サイエンティフィック社）も2009年に市販が開始される予定である．

胆道ステントの実際とコツ

基本的手技

通常のERCPの手技により胆管造影を行い，狭窄部の長さ，および乳頭から狭窄部までの距離を測定する．続いて，ガイドワイヤーを肝内胆管まで挿入し，カテーテルを抜去する．次にガイドワイヤーに被せてPSあるいはMSのdelivery systemを挿入していく．

① PSの留置

PSをプッシャーチューブで押していき，PS先端が狭窄部を越え，かつPS下端のフラップあるいはピッグテール部が乳頭部に達したら，ガイドワイヤーあるいはガイドカテーテルを抜去してステントをリリースする．図3に，胆嚢摘出術に伴

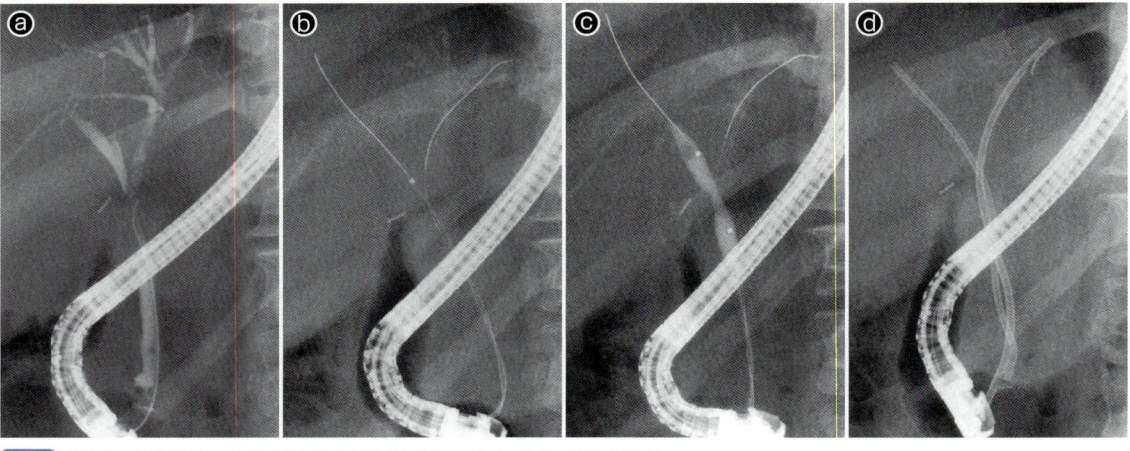

図3 胆嚢摘出術に伴う肝門部胆管狭窄に対するPS留置例
　a：肝門部に狭窄を認める．
　b：左右の胆管にガイドワイヤーを留置した．
　c：とくに狭窄が高度であった胆管右枝根部を胆管拡張用バルーンで拡張した．
　d：左右の胆管にそれぞれ7FrのPSを留置した．

表3 カバー付きメタリックステントの種類と特徴

商品名	covered Wallstent	Niti-S ComVi
材質	ステンレス	ナイチノール
膜材質	シリコン	PTFE
Delivery system	8 Fr	9 Fr
短縮性	35%	15%
柔軟性	普通	軟
拡張力	強い	普通
直線化する力	強い	弱い
Stent 断端	鋭利	滑らか

ステントの選択

現状におけるコンセンサスとしては，良性疾患や術前減黄などの一時的減黄にはPSが第一選択である．また，中下部悪性胆道狭窄にはcMSが第一選択となる．肝門部・上部悪性胆道狭窄についてはPSあるいはMSのいずれを第一選択とすべきか結論が得られていない．また悪性胆道狭窄でも治療方針が決定していない症例，余命が1～2カ月以内の症例では，PSが第一選択となることはいうまでもない．

う肝門部胆管狭窄に対してPSを2本留置した症例を呈示する．

❷ MSの留置

MSのdelivery systemをガイドワイヤーに被せて挿入し，狭窄部を越える．編み込み型のMSでは展開時にステントが短縮するため，最終的に留置する位置より上流側から展開を開始しながらdelivery systemを引いてくる．レーザーカット型のMSでは短縮が起こらないため留置予定の場所に合わせて，この位置を維持するように展開すればよい．展開の方法は，いずれもdelivery

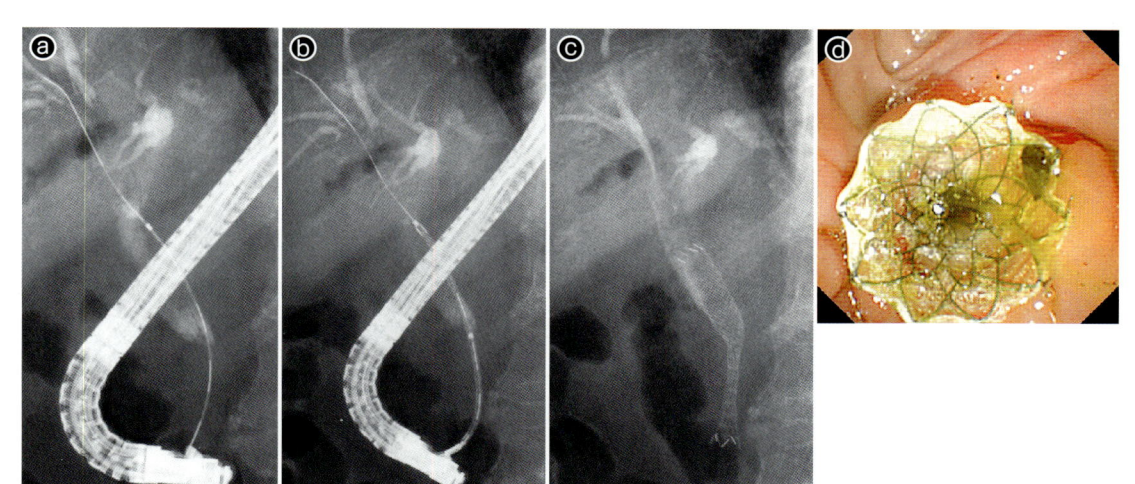

図4 膵癌による下部胆管狭窄に対するcMS留置例

a：下部胆管に狭窄を認める．留置するcMSの長さを決定するため，マーカー付きのガイドワイヤーを用いている．
b：編み込み型のcMSは留置予定部位よりやや上流側から展開を始め，delivery systemを引いてくる．
c：cMSが留置された．
d：下端を十二指腸に出す場合には，5～7mm（ステントのセル2個分くらい）を目安にする．

system の内筒を固定して外筒をゆっくり引くことによって行う．ステントが完全に展開したら delivery system を抜去する．図4に，膵癌による下部胆管狭窄に対して cMS を留置した症例を呈示する．

ステント留置のコツ

狭窄が強く肝臓側の造影が困難な場合には，まずガイドワイヤーを狭窄部の上流まで進めてから造影を行うが，この際にはトリプルルーメン仕様のタンデム™ XL（ボストン・サイエンティフィック社）や，シングルルーメンタイプではあるがガイドワイヤーを挿入したまま造影可能な MTW 社製 ERCP カテーテルを用いると，空気を混入させずに造影することができる．

狭窄が高度で PS あるいは MS の delivery system の挿入が困難な場合には胆管拡張用バルーンあるいは，胆管拡張用のテーパードカテーテル（Soehendra™ 胆管拡張用カテーテル，COOK Medical 社）を用いて狭窄部の拡張を行ってから挿入を試みる．

狭窄部の長さを計測する際には，1 cm 間隔に計測できるマーカーを有するガイドワイヤー（チアリーダー＋M，トライメド社）を用いると便利である．このようなガイドワイヤーがない場合には，ガイドワイヤーを留置したままで先端マーカー付のカテーテルをX線透視下で狭窄上縁から狭窄下縁あるいは乳頭部まで引き抜き，手元で長さを測定する．

ピッグテール型の PS を使用する際には，十二指腸側の直線部とピッグテールの境界にあらかじめマジックでマークを付けておくとリリースポイントが明確となり適切な位置での留置が可能とな

合併症予防と対策

1．胆嚢炎

MS を留置する際に胆嚢管に癌浸潤がある症例では胆嚢炎の合併率が高いことから適応外としている施設もある[7]．MS 留置後の胆嚢炎に対する治療としては経皮的に胆嚢を穿刺し，感染胆汁を吸引する経皮経肝的胆嚢穿刺吸引術（percutaneous transhepatic gallbladder aspiration；PTGBA）をまず試み，改善がみられなければ経皮経肝的胆嚢ドレナージ術（percutaneous transhepatic gallbladder drainage；PTGBD）を考慮する．

2．膵　　炎

PS でも MS でも膵管口の閉塞により膵炎を生じることがある．通常，8 Fr 以上の PS を留置する場合や乳頭をまたいで MS を留置する場合には，ステントによる膵管口の圧迫を避ける目的で内視鏡的乳頭括約筋切開術（endoscopic sphincterotomy；EST）を施行しておく必要がある．出血傾向などがあり EST の付加が困難である場合には，できるだけ細径の PS を選択すべきである．

3．ステント逸脱

MS の逸脱は短縮によるものである．これを防止するためには，MS を留置する前に PS で減黄をはかり，狭窄部の上流の胆管拡張が軽減してからステントを留置すること[5]，狭窄部が高度な場合には predilatation しておくこと，できるだけ狭窄部をステント中央に位置させること，などが重要である．

4．ステント閉塞

MS 閉塞の際には，バルーンカテーテルによるステント内のクリーニングや PS の留置を行う．cMS も同様であるが，スネアによるステント抜去も不可能ではない（図6）．

る（図5）．

MS の長さの選択については，tumor overgrowth を防止するため，またステント逸脱や kinking を防止するためにも可能なかぎり長めのものを選択する．

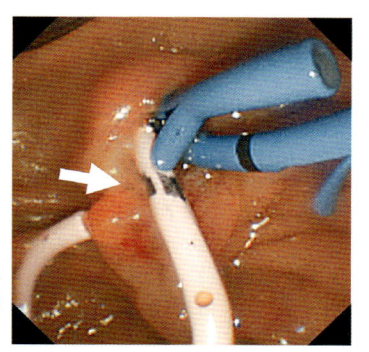

図5 ピッグテール型 PS へのマーキング
　ピッグテール型 PS は，十二指腸側の直線部とピッグテールの境界にあらかじめマジックでマーク（矢印）を付けておくとリリースポイントが明確となり適切な位置での留置が可能となる．

重要
　ステント挿入時には delivery system を鉗子チャンネルから押し込むだけでなく，アップアングルと鉗子起上装置を用いて挿入していく．

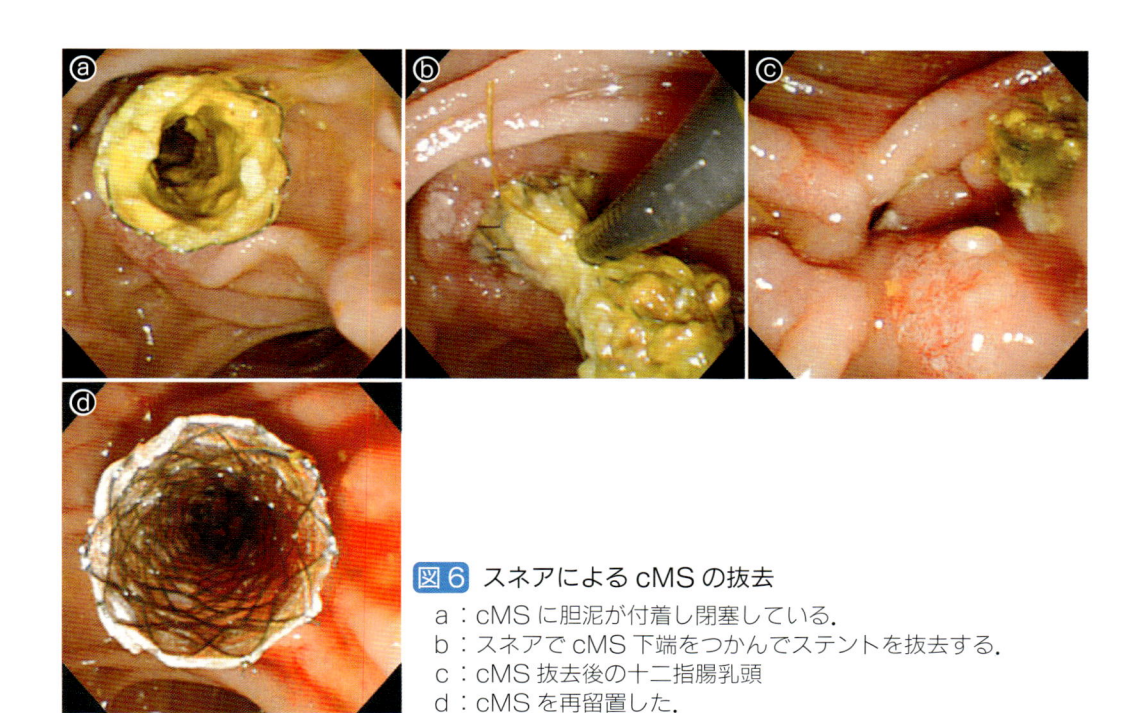

図6 スネアによる cMS の抜去
　a：cMS に胆泥が付着し閉塞している．
　b：スネアで cMS 下端をつかんでステントを抜去する．
　c：cMS 抜去後の十二指腸乳頭
　d：cMS を再留置した．

おわりに

　内視鏡的胆道ステント留置術は,経皮経肝的アプローチに比べ侵襲が少なく治療期間の短縮が期待できることから,閉塞性黄疸に対する第一選択の治療法とされている.しかしながら肝門部狭窄例に対して片葉ドレナージと両葉ドレナージのどちらが優れるか,PSとMSのどちらがよいのか,などの問題も残されており[8],今後の検討が望まれる.

文　献

1) Soehendra N, Reynders-Frederix V : Palliative bile duct drainage—A new endoscopic method of introducing a transpapillary drain. Endoscopy 1980 ; 12 : 8-11
2) 安田健治朗,中島正継,光吉靖夫,他:大口径処置用十二指腸ファイバースコープの使用経験.第19回日本消化器内視鏡学会秋季大会講演予報集.1981, p.272
3) 富士　匡,有山重美,永富裕二,他:内視鏡的胆道ドレナージ法—内瘻化の試み.Gastroenterol Endosc　1982 ; 24 : 812-817
4) 秋山哲司,中村正明,池田美雪,他:悪性胆道狭窄に対する金属ステントによる胆道内瘻化症例の臨床的検討.Gastroenterol Endosc　1993 ; 35 : 32-42
5) 良沢昭銘,秋山哲司,沖田　聡,他:内視鏡下 metallic stenting における留置法の工夫.胆と膵　1997 ; 18 : 543-548
6) Isayama H, Komatsu Y, Tsujino T, et al : A prospective randomized study of "covered" versus "uncovered" diamond stents for the management of distal malignant biliary obstruction. Gut 2004 ; 53 : 729-734
7) 伊佐山浩通,中井陽介,小松　裕:中部・下部悪性胆道閉塞に対する Metallic Stent を用いた経乳頭敵 Stenting.消化器内視鏡　2003 ; 15 : 1193-1199
8) 岩野博俊,真口宏介,高橋邦幸,他:胆道ドレナージ—胆管ステントの種類と,その適応は？　跡見裕,上村直実,白鳥敬子,他 編:臨床に直結する肝・胆・膵疾患治療のエビデンス.2007, 170-173, 文光堂,東京

　　　　　　　　　　　　（良沢昭銘,岩野博俊,坂井田功）

II 各論：[膵臓]

内視鏡による慢性膵炎の早期診断
── ERCP から EUS まで

　慢性膵炎の疾患概念が確立されてから約60年が経過したが，その病因，病態については不明な点が今なお多い．また，膵臓は解剖学的な見地から胃，大腸などと異なり，組織採取が容易とはいえず，慢性膵炎の診断は，現在でもおもに画像診断に依存する部分が大きい．1995年，日本膵臓学会から発表された慢性膵炎診断基準[1]では，「膵臓内部に慢性変化が生じ，膵内外分泌機能の低下を伴う非可逆性の病態」と定義され，確診群，準確診群，疑診群に分類された．2001年には，準確診群の所見にMRCP（magnetic resonance cholangiopancreatography）による膵管像所見が追加され，現行の診断基準として用いられている[2]（表1）．また慢性膵炎は，代償期，移行期，非代償期に病期が分類され，それぞれ基本的な治療方針が提唱されている[3]．しかしながら，現行の基準は，進行した病態を診断することはできるものの，膵機能に障害が発生する以前の，いわゆる"早期"慢性膵炎は診断されない可能性があり，課題として残されている．

　慢性膵炎は一度発症すると，非可逆性の病態であり，より早期の診断を目的とした，新たな診断戦略の必要性が叫ばれている．本稿では，慢性膵炎の早期診断の観点から期待が寄せられている，超音波内視鏡（EUS），および内視鏡的逆行性膵胆管造影（ERCP）について最近の知見を述べる．

表1　慢性膵炎の画像による評価

1．慢性膵炎の確診例
- 1a）腹部超音波検査（US）において，音響陰影を伴う膵内の高エコー像（膵石エコー）が描出される．
- 1b）X線CT検査（CT）において，膵内の石灰化が描出される．
- 2）内視鏡的逆行性胆道膵管造影（ERCP）像において，次のいずれかを認める．
    - （ⅰ）膵に不均等に分布する，不均一な分枝膵管の不規則な拡張．
    - （ⅱ）主膵管が膵石，非陽性膵石，蛋白栓などで閉塞，または狭窄しているときは，乳頭側の主膵管あるいは分枝膵管の不規則な拡張．

2．慢性膵炎の準確診例
- 1a）USにおいて，膵内の粗大高エコー，膵管の不整拡張，辺縁の不規則な凹凸がみられる膵の変形，のうち1つ以上が描出される．
- 1b）CTにおいて，辺縁の不規則な凹凸がみられる膵の変形が描出される．
- 2）MRCPにおいて膵全体に不均一に分布する分枝膵管の不整な拡張，または主膵管の狭窄より十二指腸乳頭側の主膵管および分枝膵管の不整な拡張がみられる．
- 3）ERCP像において，主膵管のみの不規則な拡張，非陽性膵石，蛋白栓のいずれかが観察される．

〔日本膵臓学会：慢性膵炎臨床診断基準2001[2]より引用〕

慢性膵炎の早期診断におけるERCPの有用性

1. 形態診断

ERCPは膵管所見が正確に得られる観点から，慢性膵炎の診断において重要な手法として位置づけられており[4]，現行の国内の診断基準にも項目として記載されている．また，国際的にもCambridge分類によれば，normal, equivocal, mild, moderate, severeの5段階に分類されている[5]（表2, 図1）．慢性膵炎は初期の段階では腺房，あるいは細径の膵管分枝から発生すると推測され，分枝膵管の拡張，膵管の限局的な変化が主膵管の変化に先行して現れるとされる[6)~8)]．

Kamisawaらは，自験例90例を検討し，

表2 慢性膵炎の画像に関する臨床診断基準（Cambridge分類）

	内視鏡的膵管造影所見	
Normal	膵全体に異常所見を認めない	
Equivocal	分枝の異常所見：	1種類の所見のみ
	2枝以下	
Mild	分枝の異常所見：	2種類以上の所見
	3枝以上	
Moderate	主膵管の異常所見と：	2種類以上の所見
	分枝の異常所見	
Severe	Mildに加えて，下記の1つあるいはそれ以上の所見をもつもの：10 mmを超える囊胞性病変，膵全体の腫大（正常の2倍以上），膵管内造影欠損あるいは膵石，主膵管の閉塞，狭窄，高度不整，周囲臓器への波及	

〔文献5）から抜粋〕

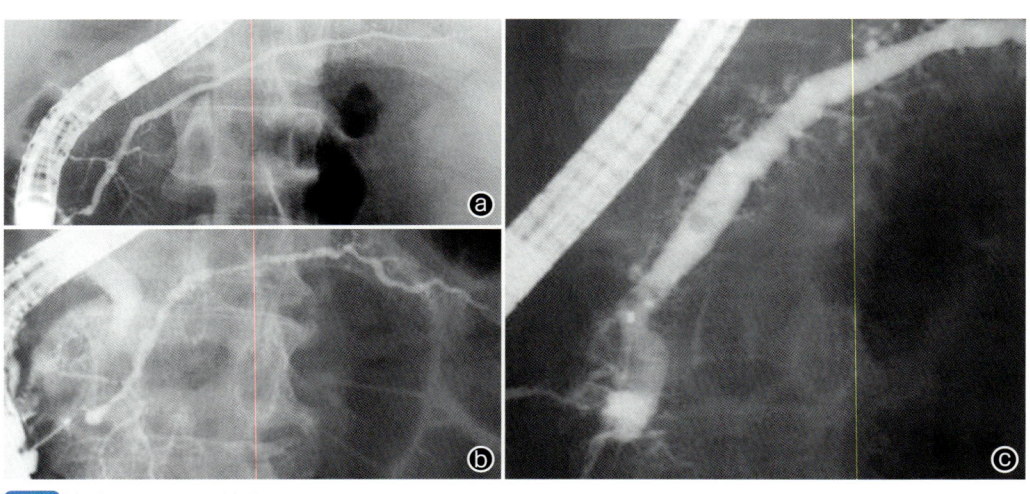

図1 慢性膵炎の膵管像
a：mild
b：moderate
c：severe

ERCPによって得られた慢性膵炎症例の膵管分枝の形態を，異常の程度により3段階に分類し，石灰化を伴う慢性膵炎と伴わない慢性膵炎において比較した結果，石灰化を伴わない慢性膵炎において膵管分枝の不整拡張の度合が軽度であったと報告している[9]．このことから，ERCPによる正確な分枝膵管の形態の評価が，早期診断において大きな役割を果たすことが示唆される．

2．MRCPとの比較

ERCPは，分枝膵管の微細な変化を捉えることが可能であるが，急性膵炎のリスクがあり，また術後症例，たとえばBillroth II法再建，Roux-en-Y再建において膵管造影に難渋する症例が存在する．

MRCPは，非侵襲的に膵管像を得ることが可能であり，機器および撮像技術の向上により，画質の向上がみられ，近年ERCP像との比較検討の報告が散見される．Sugiyamaらは，自験例41例の検討から，MRCPでは分枝膵管の不整拡張の同定がやや不良のため，Cambridge分類のmoderate，severeに該当する症例では診断能に優れるものの，mildに該当する"早期"の症例ではERCPに劣ることを報告している．と同時に，セクレチン併用のMRCPがこの問題を解決しうる可能性も指摘している[10]．

現在セクレチンは製造中止となっているが，今後代用薬剤が再販されれば，早期診断に向けて有用な手段となりうる可能性がある．

3．ERP撮像法の工夫

従来，膵管分枝の描出法として，バルーンカテーテルERP-圧迫撮影法（ERP-CS）が報告されているが[11]，Maeshiroらは，慢性膵炎の早期診断における有用性を報告している．本法は，バルーンによって膵管の下流側をブロックしつつ，X線透視下にて緩徐に造影剤を注入する方法であり，3次分枝以上の分枝膵管まで鮮明に描出可能であるとされる．慢性膵炎の診断率は，通常のERCPでは40％であったのに対し，ERP-CSでは72％に向上したと報告している．合併症は2.5％程度で大半が軽度の急性膵炎であった[12]．

慢性膵炎の早期診断におけるEUSの有用性

1．形態診断

ERCPはあくまで膵管造影検査であり，膵管系の診断が主体となるため，膵実質の変化を捉えることは困難である．一方EUSは，胃，十二指腸から膵を超音波で観察する方法である．体外式腹部超音波（US）と比較して，消化管ガス，脂肪などの干渉を受けにくく，質の高い膵実質画像を得ることが可能で，またERCPで問題となる，検査後の急性膵炎の危険が回避されること，検査後の偶発症が少ないことが特徴である．

慢性膵炎の診断におけるEUSの有用性は，1992年，Zuccaroらによって報告[13]されて以降，追加報告がなされた[14),15]．Wallaceらは，EUSにおける慢性膵炎の所見として，膵実質所見7項目，膵管所見4項目，石灰化と関連した2項目の計13項目を提唱し（表3，図2），EUS所見と組織学的関連所見を関連づけた[16]．表3で示したEUS所見のうち3項目以上がみられる場合，ERCPで膵管に異常が認められる確率が高く，膵液中の重炭酸濃度が低下する頻度も上昇する一方，3項目未満では，ERCP所見や膵液中の重炭酸濃度が正常である可能性が高いとしており，慢性膵炎の初期像を捕捉するためにEUSは有用であるとした．

大坪らは，2001年の診断基準により，ERCP，CTで慢性膵炎と診断された36例のEUS像をWallaceらの分類に基づいて検討した．表3で示された項目のうち，Hyperechoic foci,

Hyperechoic strands, Lobularity, Hyperechoic duct margins が確診例，準確診例の80％以上でみられ，Lobular out gland margin は確診例でのみ認められたとし，前者の4所見，すなわち実質の線維化を表す所見が慢性膵炎の早期の拾い上げに有用である可能性を報告した[17]．

一方，本法の問題点は，所見の判断に術者の主観が影響されること，手術例以外は，EUS 所見と組織所見の比較が困難なことから，長期観

表3 EUS 所見と病理学的所見の関連

EUS features	Histologic correlate
Hyperechoic foci	Focal fibrosis
Hyperechoic strands	Bridging fibrosis
Lobular out gland margin	Fibrosis, glandular atrophy
Lobularity	Interlobular fibrosis
Cyst	Cysts/Pseudocysts
Stone	Calcified stones
Calcification	Parenchymal calcification
Ductal dilatation	Head/Body/Tail, > 3/2/1 mm
Side branch dilatation	Side branch dilatation
Duct irregularity	Focal dilatation/narrowing
Hyperechoic duct margins	Periductal fibrosis
Atrophy	Atrophy
Inhomogenous echo pattern	Edema

〔文献16）より引用〕

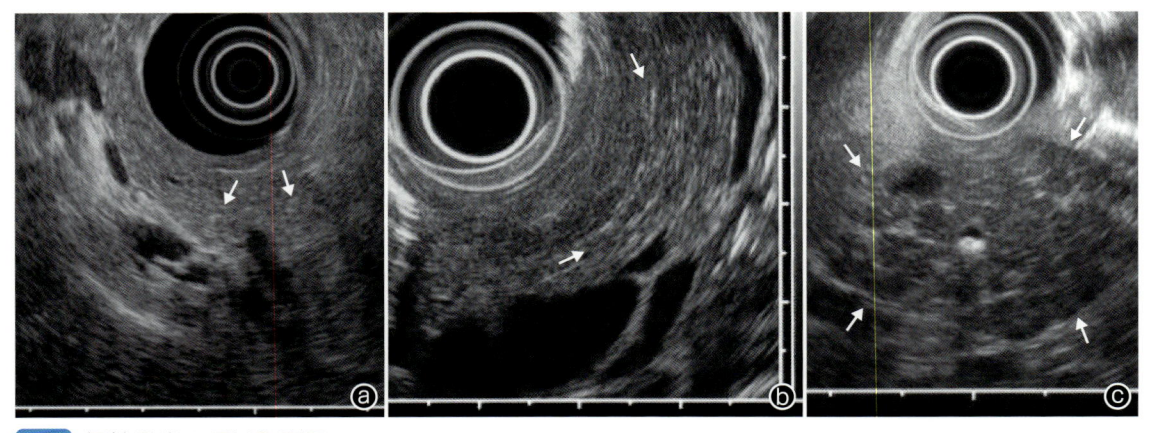

図2 慢性膵炎の EUS 所見
　a：Hyperechoic foci（多数の高エコースポット）
　b：Hyperechoic strands（線状の高エコー）
　c：Lobularity（実質が線状高エコーで囲まれている）

察による所見の変化をもって評価せざるをえないなどがあげられよう．

2．所見の客観的評価

近年，EUSの所見をより客観的に評価する方法の報告がみられる．

Miyakawaらは，region of interest（ROI）を膵体部に設定し，膵実質の異常所見を集計後，得られたデータを用いたヒストグラム分析が有用であったと報告している[18]．また，Irisawaらは，膵実質の線維化がEUS所見では高エコー領域として認識されることに着目し，ROIにおける高エコー領域の範囲を計測定量化した結果，慢性膵炎の程度の評価がある程度可能であったと報告している[19]．

廣岡らは，組織の弾性情報をリアルタイムに表示可能な技術（real time tissue elastography）を用いて慢性膵炎症例を検討し，病理組織学的に線維化が不均一であるという慢性膵炎の特徴がelastographyで捕捉可能であり，将来初期診断へつながる可能性を述べている[20]．

3．超音波内視鏡下穿刺吸引細胞組織診（EUS-FNA）

Hollerbachらは，22G針を用いて超音波内視鏡下穿刺吸引細胞組織診（EUS-FNA）で得られた37例の検体と，ERCP，膵外分泌機能の成績を前向きに比較検討し，EUS-FNAを併用することで，診断の特異性が改善されたことを報告[21]している．今後，組織採取方法を工夫することにより，慢性膵炎を除外する観点から，診断率の向上が期待できる可能性がある．

おわりに

ERCP，EUSを用いた慢性膵炎の診断について早期診断の観点から現状をまとめた．今後とくに，非侵襲的であるEUSに関連した新たな診断体系の構築が期待される．

文献

1) 日本膵臓学会慢性膵炎臨床診断基準委員会：慢性膵炎臨床診断基準検討委員会最終報告．膵臓 1995；10：xxiii-xxvi
2) 日本膵臓学会：慢性膵炎臨床診断基準2001．膵臓 2001；16：560-561
3) 下瀬川徹：慢性膵炎の診断と治療．日本内科学会雑誌 2008；97：522-557
4) Catalano MF, Lahoti S, Geeren JE, et al：Prospective evaluation of endoscopic ultrasonography, endoscopic retrograde pancreatography, and secretin test in the diagnosis of chronic pancreatitis. Gastorointest Endosc 1998；48：11-17
5) Sarner M, Cotton PB：Classification of pancreatitis. Gut 1984；25：756-759
6) Nagata A, Homma T, Tamai K, et al：A study of chronic pancreatitis by serial endoscopic pancreatography. Gastroenterology 1981；81：884-891
7) Axon ATR, Classen M, Cotton PB, et al：Pancreatography in chronic pancreatitis：international definitions. Gut 1984；25：1107-1112
8) Kasugai T, Tanehiro K, Kurimoto K, et al：Progression of radiological changes in relapsing and chronic pancreatitis. J Gastroenterol Hepatol 1989；4：305-311
9) Kamisawa T, Matsukawa M：Possibility of diagnosing early-stage chronic pancreatitis by endoscopic retrograde pancreatography. J Gastroenterol 2007；42（Suppl XVII）：103-107
10) Sugiyama M, Haradome H, Atomi Y：Magnetic resonance imaging for diagnosing chronic pancreatitis. J Gastroenterol 2007；42（Suppl XVII）：108-112
11) 濱田義浩，池田靖彦，眞栄城兼清，他：慢性膵炎の診断におけるバルーンカテーテルERP-圧迫撮影法の有用性．肝胆膵 1996；32：335-340
12) Maeshiro K, Ikeda S, Yasunami Y, et al：

Balloon-catheter endoscopic retrograde pancreatography-compression study for diagnosis of early-stage pancreatitis. J Gastroenterol 2007 ; 42 (Suppl XVII) : 95-102
13) Zuccaro G Jr, Sivak MV Jr : Endoscopic ultrasonography in the diagnosis of chronic pancreatitis. Endoscopy 1992 ; 24 (Suppl 1) : 347-349
14) Buscail L, Escourrou J, Moreau J, et al : Endoscopic ultrasonography in chronic pancreatitis : a comparative prospective study with conventional ultrasonography, computed tomography, and ERCP. Pancreas 1995 ; 10 : 251-257
15) Sahai AV, Zimmerman A, Aabakken L, et al : Prospective assessment of the ability of endoscopic ultrasound to diagnose, exclude, or establish the severity of chronic pancreatitis found by endoscopic retrograde cholangiopancreatography. Gastrointest Endosc 1998 ; 48 : 18-25
16) Wallace MB, Hawes RH : Endoscopic ultrasound in the evaluation and treatment of chronic pancreatitis. Pancreas 2001 ; 23 : 26-35
17) 大坪公士郎, 岡井 高, 土山智也, 他 : 慢性膵炎の診断における超音波内視鏡の有用性. Gastroenterol Endosc 2008 ; 50 : 1093-1098
18) Miyakawa H, Suga T, Okamura K : Usefulness of endoscopic ultrasonography for the diagnosis of chronic pancreatitis. J Gastroenterol 2007 ; 42 (Suppl XVII) : 85-89
19) Irisawa A, Katakura K, Ohira H, et al : Usefulness of endoscopic ultrasound to diagnose the severity of chronic pancreatitis. J Gastroenterol 2007 ; 42 (Suppl XVII) : 90-94
20) 廣岡芳樹, 伊藤彰浩, 川嶋啓揮, 他 : 膵疾患の画像診断における最近のトピックス―膵臓疾患の超音波内視鏡診断. 膵臓 2007 ; 22 : 95-109
21) Hollerbach S, Klamann A, Topalidis T, et al : Endoscopic ultrasonography (EUS) and fine-needle aspiration (FNA) cytology for diagnosis of chronic pancreatitis. Endoscopy 2001 ; 33 : 824-831

（花田敬士，飯星知博，石井康隆）

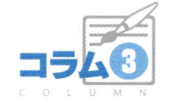

コラム3　IDUS は胆膵内視鏡に必要か？

　細径超音波プローブの開発によって消化管病変の EUS が簡単にできるようになったが，胆膵内視鏡医にとっては別の大きな意味がある．それが IDUS（胆膵管内超音波検査）による胆道，膵臓の観察である．胆管，膵臓，十二指腸乳頭を超音波断層法で輪切りにする本手技の描出法は，開発時には想像を超えた画像であった．周波数が高く対象に近いところから観察する IDUS が超音波断層像としては空前絶後の高品位画像であることに疑いはない．ところが，その適応にはいささか課題があった．つまり，たいていの胆管には細径プローブが入るが，膵管への挿入はそうはいかない．膵頭部しか入らないなど，物理的な限界と，無理に挿入してプローブを破損させて画像が出なかったり，経済的損失の克服はいまだに大きな課題である．

　タイトルに対する答えはもちろん，"必要"となるのだが，その限界と未解決の課題のためまだまだ普及しているとは言えない．IDUS をもっと魅力的な手法にするためには，耐久性が向上するだけでなく，たとえばプローブに治療機能が組み込まれるなど臨床的に必要と思わせる努力をメーカーも内視鏡医もしなければならないと考えている．そのときも，やはり，壊れないでと祈らなければならないであろうか．

（安田健治朗）

II 各論：[膵臓]

膵管癌の鑑別診断
── ERCP から EUS まで

はじめに[1]

遠隔転移を伴う膵癌や動脈浸潤を伴う膵癌は造影 CT で容易に診断でき，組織細胞学的診断は不要とする意見と，通常型膵癌類似の画像所見を呈するまれな組織型の膵腫瘍があり，適切な治療のために全例組織細胞学的診断をすべきだとの意見もある．さらに，膵癌診療ガイドラインでも「画像診断により膵癌と診断され切除された病変において良性疾患が 5〜10％存在し，膵癌では侵襲の大きな手術が施行されることから，画像診断で膵癌の診断に難渋する場合には，組織採取に伴う偶発症を斟酌しても，病理組織学的な確定診断を試みることが望ましい．」との趣旨が述べられている．

胆膵内視鏡診療においても組織細胞学的診断のウエイトが増している．たとえば，US，EUS で 1 cm 以下の小腫瘤を認め CT で腫瘤を認めない場合，経過観察してはならない．みすみす膵癌早期診断の絶好の機会を逃すことになる．このようなときこそ胆膵内視鏡を用いた組織細胞学的診断の出番である．

ERP の診断能と限界

ERP にて正常の膵管像を呈する膵癌（膵尾部，鈎部，頸部上方，末梢膵野など末梢膵管のみに影響を与える部位の膵癌）も 3％足らず存在し，膵炎における膵管の変化との鑑別困難例がみられることから ERP における膵癌診断の感度 70〜86％，特異度 67〜94％とされている．一方，MRCP の膵癌診断の感度 95％，特異度 82％との報告があり，MRCP と ERP の膵癌診断能はほぼ同等と報告されている．ERP は膵液細胞診などの経乳頭的生検を併用するところに，その存在意義が求められている．

EUS の診断能と限界

消化管のガスの影響を受けることがほとんどない EUS は，膵癌全体の診断の感度 86〜100％，特異度 58〜97％，正診率 93％と良好な成績が報告され，造影 CT と同等とされているが，膵小腫瘤検出感度に関しては EUS が群を抜いている[2]．しかし良好な予後が期待できる小病変になればなるほど EUS 画像のみで確定診断を下すのは困難で，ここでも組織細胞学的確定診断の重要性が増している．

病変による手技の選択[3]（図1）

安全な穿刺生検が困難な病変では，経乳頭的アプローチが唯一の生検法である．

1．膵管系（pancreatic duct system）の異常はあるが，腫瘤像のない場合

腫瘤像のない，膵管狭窄，膵管閉塞，膵管拡張，膵囊胞の症例では，ERP 膵液細胞診などの

経乳頭的アプローチが絶対的適応となる．さらに上皮内膵癌のような膵管拡張や膵嚢胞のみを認め，癌の局在が不明な症例では膵液細胞診が唯一の確定診断法である．EUSにて標的となる病変が認められない場合は当然，EUS-FNAの対象となりえない．

2．画像上明らかな腫瘍像が存在し，外科的切除が可能な場合

needle tract seedingの可能性があることから，EUS-FNAの適応については賛否両論がある．さらに経乳頭的アプローチを優先するかEUS-FNAを優先するかについても施設による．偶発症としてのERP後膵炎のリスクを重視するか，腫瘍播種のリスクを重視するかの判断の違いが影響する．細胞学的には剥離細胞である膵液胆汁細胞診断は，穿刺細胞診断よりも難しいことが多い．当院ではまずセクレチン負荷ERP膵液細胞診を行うが，陰性であった場合，EUS-FNAを行うか，画像所見のみで切除するかは，両者の利点欠点を十分説明し，理解を得たうえで，患者の希望に沿った方法をとる．

ただし，膵の端（膵尾部最末端やuncusの端）の病変は一般にERP膵液細胞診の成績が芳しくなくEUS-FNAの成績が優れている．

3．膵炎と膵癌の鑑別が困難な場合

セクレチン負荷ERP膵液細胞診で陰性であった場合，EUS-FNAを行い，陰性であればUS-FNAまで行い，陰性であれば厳重に経過観察する．画像検査のみで診断して安易に経過観察しないことが重要である．

4．画像上明らかな腫瘍像が存在し，切除不能の場合

化学療法または放射線化学療法前に病理学的確証を得るため，当院では被検者の負担が軽く短時間で終了するUS-FNAをまず行う．USにて標的となる病変の描出が困難な場合はセクレチン負荷ERP膵液細胞診やEUS-FNAを行う．画像的に鑑別困難なまれな膵腫瘍の細胞病理学的診断により，化学療法の薬剤選択を行うためである．ERP膵液細胞診を優先するかEUS-FNAを優先するかは施設による．

ERCPと経乳頭的生検法[4]

ERCPを用いた膵癌の確定診断法には，膵液胆汁細胞診，膵・胆管擦過細胞診，経乳頭的膵・胆管生検組織診がある．さらに腫瘤のない膵癌例での局在診断法としてバルーン分割膵液細胞診がある．

適応

① 経乳頭的鉗子生検は膵管に隆起性病変のある症例がもっとも良い適応であり，膵胆管狭窄例や閉塞例にも応用できる．
② 擦過細胞診は膵胆管に狭窄のある症例が良い適応であり，閉塞例ではブラシが病変部まで到達しないことがある．
③ 膵液胆汁細胞診はカニューレが膵胆管内に挿入できれば行える．膵管拡張，膵嚢胞例のような画像的に明らかな悪性所見のない場合も適応となり，上皮内癌例が検出される場合がある．

標準的手技

経乳頭的生検法の基本テクニックとして，カニューレの膵胆管への深部挿管が必要である．

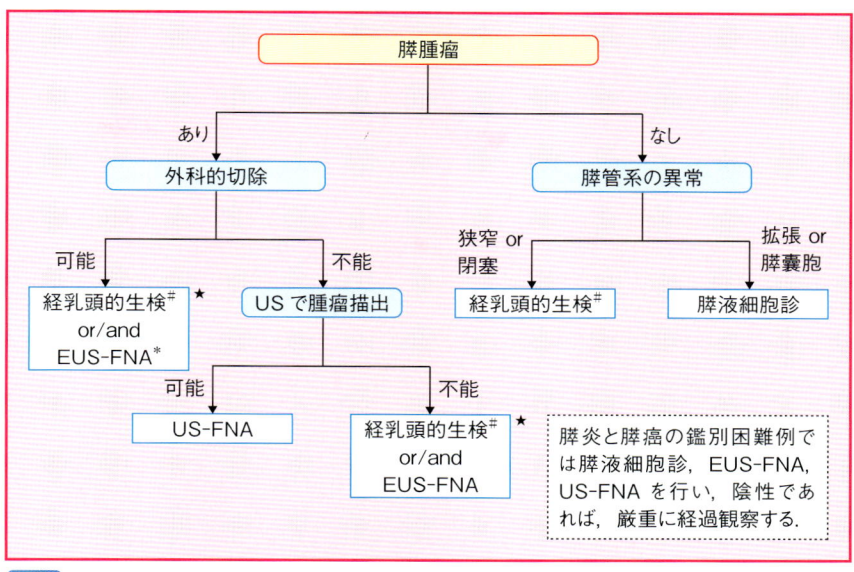

図1 病変による手技の選択
＃：膵液胆汁細胞診，擦過細胞診，鉗子生検を含む．
＊：腫瘍播種の可能性があり，賛否両論あり．
★：経乳頭的生検とEUS-FNAのどちらを優先するかは施設による．

❶ 経乳頭的鉗子生検

　膵胆管造影後，生検鉗子を主乳頭より挿入する．膵管への挿入は比較的容易だが，胆管に鉗子を挿入することは一般に難しく，内視鏡的乳頭括約筋切開術や内視鏡的バルーン拡張術を必要とする場合が多い．

　膵頸部膵管屈曲部を越えるには，内視鏡を右に捻って，内視鏡先端を下行脚深部へ押し進め，頭体移行部主膵管を直線化させるとよい．鉗子が乳頭部を越えない場合や，分枝膵管に鉗子先端部が引っかかり尾側へ挿入困難な場合は，ガイドワイヤー(GW)を膵管内に留置し，GWに沿わせるように生検鉗子を挿入すると，うまくいく場合がある．私どもは，オリンパス社の協力で先端にGWルーメンを造設した片開き細径鉗子(1.8 mm径)を開発し(図2)，良好な膵胆管挿入性を得ている．

　狭窄部主膵管内での鉗子の開放制限を受ける場合は片開き鉗子が有用である．主乳頭からの主膵管走行が逆Z型を示す場合には，内視鏡的副乳頭切開を行った後，生検鉗子を副乳頭から挿入する方法も報告されている．10 Frのダブルルーメンチューブ (Howell biliary introducer：ウイルソンクック社)を挿入し，そのチューブ内を通して組織吸引針，鉗子，ブラシを入れ，組織診や細胞

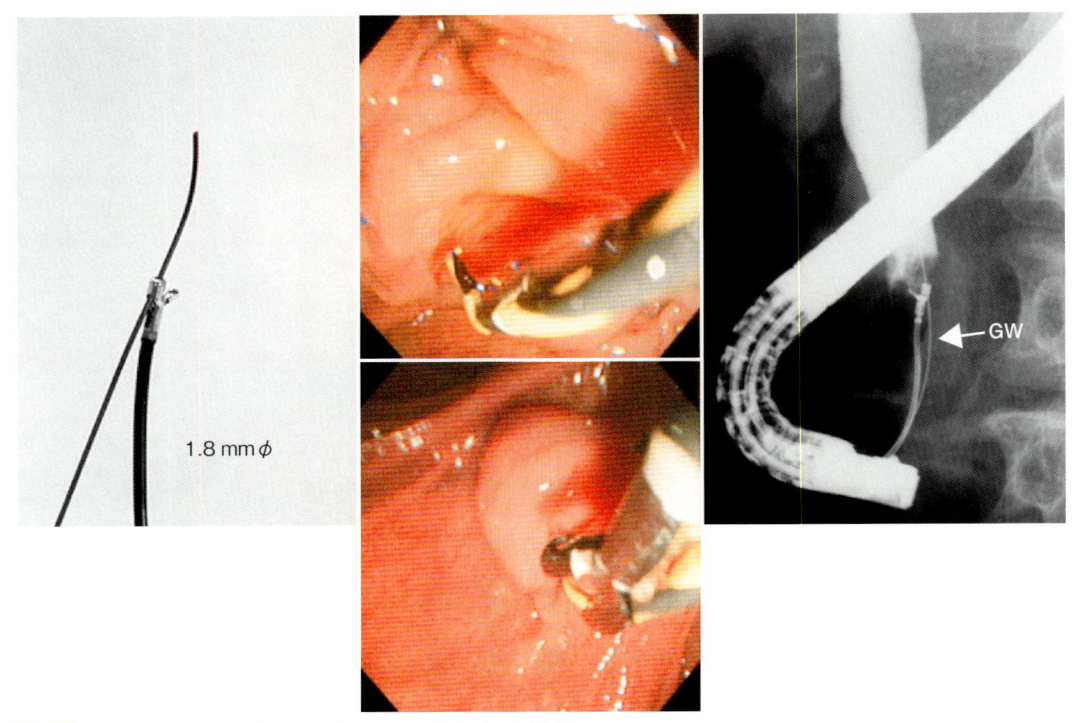

図2 良好な胆管挿入性を目指して開発した生検鉗子
オリンパス社の協力により片開き細径生検鉗子の先端にGWルーメンを造設．

診を繰り返し行う方法も報告されている．
　鉗子生検組織診断の問題点として，癌と異型再生上皮との鑑別に難渋することが挙げられる．

❷ 擦過細胞診

　GWを挿入したまま擦過できる2ルーメンのRapid Exchange™ cytology brush（ボストンサイエンティフィック社）を用いると短時間で安全に施行できる．GWは0.035インチ径が使えるが，0.025インチ径のGWを使用したほうが，カニューレの出し入れに抵抗が少ない．膵管径が細い場合は，GWルーメンのないcytology brush（BC-24Q：オリンパス社）を用いるが，1ルーメンであるため，ブラシを抜いたチューブをGWに沿わせて病変部近傍まで進め，GWを抜去後，チューブ内にブラシを挿入して使用する．手間がかかるが，チューブが細く柔軟なので屈曲が強い場合や狭窄が高度の場合に役立つ．
　膵胆管迅速擦過細胞診で陽性と診断されれば，迅速細胞診断と同時に行っている膵液採取の時間を短縮できる．

❸ 膵液細胞診

　セクレチン製剤の国内製造販売中止に伴い，膵液の採取が困難となり，ブラシやガイドワイヤー，カニューレで擦過後に膵液を吸引採取したり，生食を膵管内に注入して洗浄細胞診を行う工夫が報告されている．当院では2005年から米国製セクレ

チンを輸入し，院内倫理委員会の承認のもと，同意された患者に使用している[5]．投与した米国製セクレチンによる副作用は認めず，用量に依存して採取膵液量は増加し，標準量（0.2μg/kg）の1/64での平均採取膵液量は10mlと十分な量であったので，この量を至適最少用量とした．

セクレチンを静注し，最初の数分間に採取される造影剤の多い分画とその後の造影剤の少ない分画とに分けて，10分間採取した．膵液細胞診による腫瘍径別の膵癌の正診率は，TS 1（n＝13）：85％，TS 2（n＝18）：78％，TS 3（n＝18）：72％，TS 4（n＝14）：64％であり，小膵癌ほど膵液細胞診の成績は良好であった[6]．

セクレチン投与により，採取細胞数の増加と核内構造の明瞭化を認め，膵癌診断の感度はセクレチン使用群で91％（20/22），セクレチン未使用群では57％（29/51）であり，セクレチン使用群では有意に感度が向上した（χ^2検定：$p<0.05$）．

④ 細胞診断基準

膵・胆道癌の細胞は，通常の消化管癌の細胞に比べ，採取される悪性細胞数が少ないことが多く，小型で異型も軽度であるため，その細胞判定にはかなりの熟練が必要である．臨床診断や切除標本の病理組織診断を細胞検査士にフィードバックし，施設の細胞診断基準を見直し改善する不断の努力により診断成績が向上することがいくつかの施設から報告されている．

N/C比の増大，細胞の不規則な重積性，核異型，核の大小不同，核の極性の乱れ，核の偏在，クロマチンの増量，核小体の明瞭化などが重要な悪性所見であり，膵炎で出現することがある大型の細胞を陽性としないように注意することも必要である．

合併症・偶発症とその対処

通常のカニューレより2ルーメンcytology brushのカニューレや生検鉗子は径が太いので，乳頭浮腫をきたしやすく，急性膵炎に注意を要する．とくに主膵管に異常がなく胆管狭窄のみを認める症例では膵機能が良好で，ERCP後膵炎のリスクが高い．このような症例では，十分な輸液を行い，術前・術中の蛋白分解酵素阻害剤の投与量を増やし，術後の症状・血液検査所見などに十分な注意を払い，膵炎の兆候を早く見つけ，CT検査などを迅速に行い，膵炎の早期診断を行うことが重要である．重症急性膵炎も早期診断し，蛋白分解酵素阻害剤の動注療法などを早期に行うことで，救命率が上がるからである．

> **重要**
> 膵液細胞診は膵癌が小さいほど良く診断できる．セクレチン負荷により診断しやすい細胞が得られる．細胞診断成績向上には内視鏡医・病理医・細胞検査士間の良好なコミュニケーションが不可欠である．膵機能の良好な初期病変ほどERCP後膵炎は起こりやすいことを肝に銘じ，検査後の患者管理を十分することが大事．

EUS と EUS-FNA[7]

適　応

　体表からのアプローチが困難な小病変の迅速な確定診断や，EUS のみで描出可能な極少量の腹水や腫大リンパ節の質的診断に EUS-FNA は有効である．画像診断のみでは鑑別困難な転移性膵腫瘍に適切な治療を施すためにも EUS-FNA は有用である．

標準的手技[3]

❶ 病変の描出（図3）

　穿刺用超音波内視鏡（コンベックス式）を用いて，十二指腸または胃を介して病変を描出する．Uncus は十二指腸水平脚〜下行脚，膵頭下部は十二指腸下行脚，膵頭上部は十二指腸球部，膵体尾部は胃体部から観察する．スコープが直線化されたプルの状態で行うと穿刺の抵抗が少なく操作しやすいが，膵頸部の病変などでスコープをストレッチすると，スコープが十二指腸球部からスルスルと抜けてしまい，安定して病変が描出できない場合は，逆にスコープをプッシュの状態にして描出すると画像が安定して穿刺しやすい場合がある．

❷ 穿　刺

　穿刺針を内視鏡の鉗子口から挿入し固定する．穿刺針には 19 G，22 G，25 G の吸引生検針と 19G Trucut biopsy needle があるが，通常 22 G と 25 G の吸引生検針を使用している．吸引生検針は外筒，中空針，スタイレットからなり，固定した段階では外筒内に針がおさまっている．
　外筒を穿刺部位に密着させ，B モード画像で刺

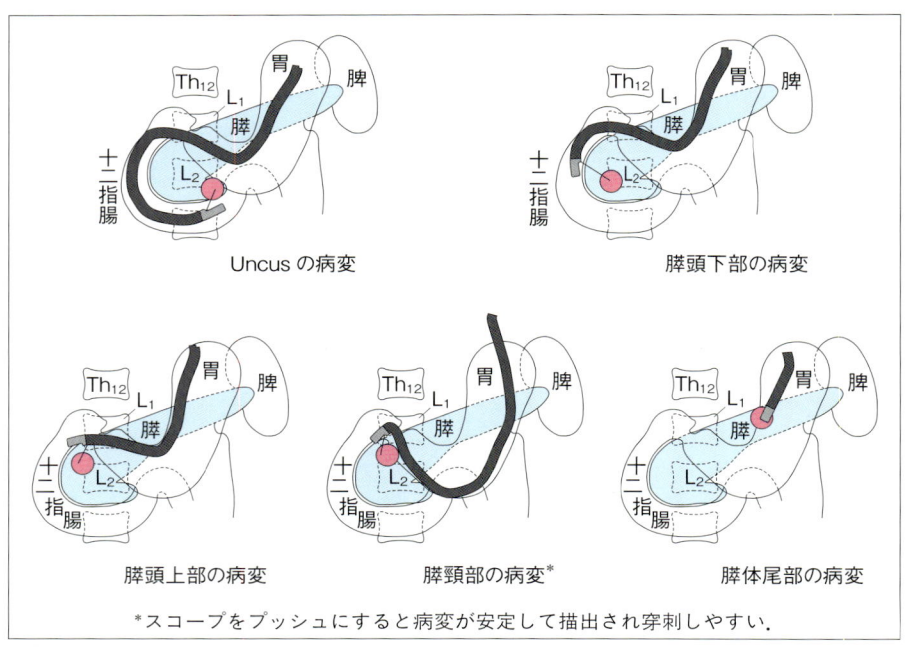

図3　EUS-FNA の手技：病変の局在とスコープの位置

*スコープをプッシュにすると病変が安定して描出され穿刺しやすい．

入方向に病変部をとらえる．カラードプラ像で穿刺ライン上に血流がない位置を見つけ，穿刺針を病変内の手前まで刺入する．このとき，スコープの押し引き・回転操作を行うことで，消化管，胆管，主膵管も穿刺経路から避ける．基本的にスコープ操作者が穿刺を行うが，小病変などで安定した描出が難しい場合には，スコープ操作者は病変の描出に専念し，介助者が穿刺操作を行うとよいとの報告がある．穿刺後スタイレットを引き抜き，注射器を用いて中空針の内腔に陰圧をかける．穿刺針先端部を見失った場合は，穿刺針をゆっくり手前に引いたり，スコープをねじることで先端部を確認し，安全な穿刺のために常に穿刺針先端部を描出しながら行う．穿刺針が確認できない場合は，穿刺針を抜いて，操作し直す．

ストロークは，進めるときはストッパーを用いてすばやく進め，引き戻すときはゆっくり行うと組織が採取されやすくなる．病変内を10回程度行き来し，針内腔に組織を吸引採取する．陰圧を解除後に（針内の検体を確実に針内に残すため）2回ほどストロークをして穿刺針を引き抜く．

③ 検体処理[8]

スタイレットを挿入して，穿刺針内の検体を押し出す．得られた糸状の組織をホルマリン固定液につけ病理組織診に提出するとともに，一部をスライドガラス上に塗抹し細胞診も行う．このとき，細胞診検査士が検査室に立ち会い，迅速ショール染色またはディフ・クイック染色を施行し，迅速細胞診を行う．ディフ・クイック染色はメイ・ギムザ染色に類似し，迅速ショール染色はパパニコロウ染色に類似している．迅速細胞診の実施により適切な部位から検体が採取されているか，検体が十分採取されているかの判断を行い，必要ならば追加穿刺を行う．迅速細胞診を行うことで，正診率が向上することが報告されている．標本が小さく，組織診断困難例もあり，細胞診の有用性が高い．

EUS-FNAの膵腫瘍性病変に対する膵癌診断の感度は80～97％，特異度は82～100％である．

偶発症とその対処

膵に対するEUS-FNAによる偶発症の頻度はおよそ1～2％である．報告の多い合併症は出血，急性膵炎，感染症，消化管穿孔であるが，その大部分が保存的治療にて軽快している．しかし出血に関しては，1例のみラジアル型内視鏡を使用したEUS-FNA後に大量出血をきたし死亡した例が報告されている．

また囊胞性腫瘍の穿刺においては，感染症の合併頻度が充実性腫瘍の穿刺と比較して有意に高いことが報告されている．消化管穿孔については2例の報告があり，いずれも手術を要している．もっとも重大な偶発症として腫瘍播種があり，囊胞性腫瘍，充実性腫瘍各1例に対する穿刺で報告されている．

EUS-FNA後の急性膵炎や感染症予防のため，あらかじめ蛋白分解酵素阻害剤の持続点滴や抗生剤の投与を行っている．

> **重要**
> コンベックス式超音波内視鏡を用いて，標的となる膵病変を迅速に描出できるよう練習する．スコープは直線化した方が針の操作（穿刺・ストローク）が容易である．穿刺針先端部を確認しながら操作することが安全のために重要である．血流が豊富な標的は吸引圧を低めにし，硬い標的には吸引圧を高めにすると検体採取率が上がる．

まとめ

　各種画像検査法の進歩とともに膵の小病変の検出頻度が増加している．小病変になればなるほど画像のみで確定診断を下すのが困難となり，細胞診や組織診が必要となる．小病変からの組織細胞採取に胆膵内視鏡は不可欠であり，組織片が小さく診断困難な場合や膵液・胆汁という液状検体の場合は細胞診の有用性が高まる．

文　献

1) 白鳥敬子，山雄健次，中尾昭公，他：診断法．日本膵臓学会膵癌診療ガイドライン作成小委員会 編：科学的根拠に基づく膵癌診療ガイドライン2006年版．2006, 13-18, 23-27, 金原出版，東京
2) Nakaizumi A, Uehara H, Iishi H, et al：Endoscopic ultrasonography in diagnosis and staging of pancreatic cancer. Dig Dis Sci　1995；40：696-700
3) 北野雅之，坂本洋城，小牧孝充，他：EUS-FNAによる膵腫瘍診断．消化器内視鏡　2008；20：582-591
4) 中泉明彦：内視鏡的逆行性胆道膵管造影（ERCP）．竜田正晴，飯石浩康，中泉明彦，他 編：消化器内視鏡テクニックマニュアル（改訂第2版）．2000, 99-126, 南江堂，東京
5) 中泉明彦，石田哲士，高倉玲奈，他：米国製セクレチン製剤を用いた膵液細胞診による膵癌早期診断と治療に関する研究．成人病　2008；48：38-39
6) Nakaizumi A, Tatsuta M, Uehara H, et al：Cytologic examination of pure pancreatic juice in the diagnosis of pancreatic carcinoma, The endoscopic retrograde intraductal catheter aspiration cytologic technique. Cancer 1992；70：2610-2614
7) 石田哲士，中泉明彦：膵腫瘍に対するEUS-FNA診断．消化器内視鏡　2007；19：984-990
8) 中泉明彦，竹中明美，成瀬靖悦，他：EUS-FNAの穿刺材料の取り扱い—細胞検査士による迅速細胞診の意義．消化器内視鏡　2008；20：670-675

〈中泉明彦，高野保名，上原宏之〉

II 各論：[膵臓]

嚢胞性膵病変診断

膵嚢胞性病変の分類

膵嚢胞とは，病変の肉眼形態を示す用語であるが，その分類は嚢胞壁内面の組織学的性状によりなされている．内面に上皮を有するものは真性嚢胞，欠くものは仮性嚢胞と大きく分類され[1),2)]，さらに真性嚢胞は上皮の性状により腫瘍性と非腫瘍性に分類される．

腫瘍性嚢胞には粘液性嚢胞腺腫・腺癌（MCN），膵管内乳頭粘液腺腫・腺癌（IPMN），漿液性嚢胞腺腫・腺癌（SCN）があげられ，さらに肉眼的に嚢胞の形態を呈する solid-pseudopapillary tumor（SPT），内分泌腫瘍の嚢胞，腺房細胞腫瘍などの充実性腫瘍の嚢胞変性が含まれる．非腫瘍性嚢胞には貯留嚢胞，仮性嚢胞や，先天性嚢胞である嚢胞線維症，多発性嚢胞症が含まれる．

内視鏡的に診断を行うには，それぞれの嚢胞の臨床病理学的な特徴をよく理解することが重要である．

膵嚢胞性病変に対する診断

膵嚢胞性病変の多くは体外式超音波検査（US）や腹部 CT 検査で発見されることが多い．鑑別診断の手順は，詳細な病歴の聴取と診察，および血液生化学検査を確認する．次に，できるだけ侵襲の少ない検査である超音波内視鏡（EUS）や MRCP などから順次施行していく．

EUS は胃あるいは十二指腸内腔より膵臓を描出するため，空間分解能に優れており，嚢胞性病変の診断には欠かすことのできない検査法である[3),4)]．

> **重要**
> EUS で膵嚢胞を観察する場合には，嚢胞の個数（単発か多発か），大きさ，形状（円形，類円形，ぶどうの房状，不整形），嚢胞壁の状態（厚さ，壁肥厚や壁在結節の有無，充実部分の有無），嚢胞内部の状態（多房性か単房性か，出血，debris，粘液の有無），嚢胞と主膵管との交通の有無などに注目し診断する．

以上の検査で，おおよそ腫瘍性嚢胞であるのか，非腫瘍性嚢胞であるのかの鑑別を行い，IPMN が疑われる症例や，主膵管と嚢胞との交通の有無など，膵管の情報を詳細に評価する必要がある場合には，内視鏡的逆行性膵管造影（endoscopic retrograde pancreatography；ERP）を行う．さらに必要があれば ERP に引き続き，管腔内超音波検査（intraductal ultrasonography；IDUS）にて詳細な観察を施行し[5)]，さらに細胞診や組織診を行う．また経乳頭的に膵管鏡を膵管内に挿入することにより主膵管の観察が可能である[6)]．

囊胞性病変に対する鑑別診断

1 非腫瘍性囊胞

　非腫瘍性囊胞の多くは貯留囊胞と仮性囊胞である．貯留囊胞はなんらかの原因により導管に閉塞や狭窄を生じた結果，うっ滞する膵液により膵管内圧の上昇が起こり，膵管が囊胞状に拡張したものである．したがって，囊胞内面を覆う上皮は異型を伴わない1層の扁平な上皮が存在する．一方，仮性囊胞は急性膵炎，慢性膵炎あるいは膵外傷により，膵組織および膵管の損傷をきたし，膵液が膵組織内外に貯留し形成される[7]ため，囊胞壁内面には上皮は存在しない．

　貯留囊胞の画像所見は，通常は小型で単房性の囊胞として捉えられる．仮性囊胞は，時間経過とともに画像所見は変化するが，基本的に，膵内から膵外への囊胞として捉えられることが多い．囊胞内は液体貯留により均一を呈することが多いが，時にdebrisの貯留や出血が起こると，さまざまな画像所見を呈する[8]（図1）．

> **重要**
> 　貯留囊胞や仮性囊胞は内視鏡診断のみでは鑑別診断が難しく，仮性囊胞や貯留囊胞は急性膵炎や慢性膵炎急性増悪後に生じやすいことを念頭におき，病歴の聴取や背景の膵実質の変化にも着目する必要がある．

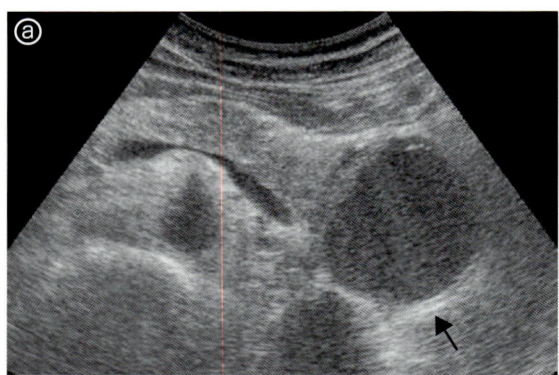

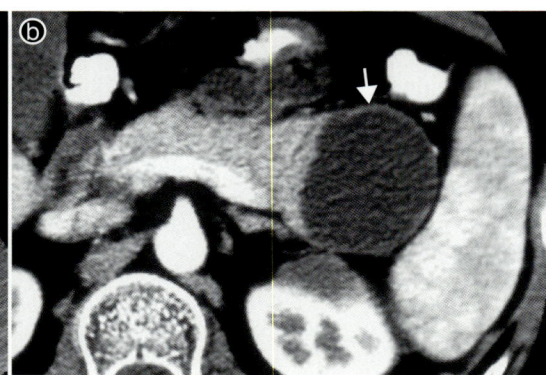

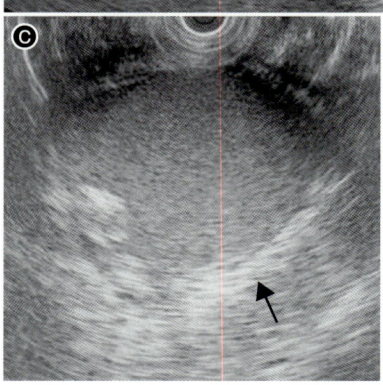

図1　仮性囊胞症例
a：腹部US所見．膵尾部に囊胞を認める．
b：腹部CT所見．膵内から膵外へ突出する囊胞として捉えられる．
c：EUS所見．単房性の囊胞で内部はdebrisが充満している．

❷ 腫瘍性嚢胞

1）IPMN

> **重要**
> IPMNはびまん性の主膵管拡張や分枝の嚢胞状拡張が特徴である．一見，多房性嚢胞のように見えるが，嚢胞全体を取り巻く共通の被膜は存在せずぶどうの房状の形態を呈することが多い[9]．

IPMNは壁の肥厚や壁在結節の有無，大きさに注意を払う（図2a〜c）．IPMNを疑う場合には，できるだけERPを行う．一般には粘液により，乳頭の膵管口が開大する所見が得られ，また主膵管内の粘液透亮像が確認できる（図2d, e）．

IPMNの治療方針決定，すなわち外科的手術を行うか，あるいは経過観察とするかを決定する重要な因子は，結節状隆起径，嚢胞径，主膵管径であり，このうち，結節状隆起径がとくに重要な因子とされている．表1に各種画像診断による結節状隆起の描出率を提示する．US, CT, MRCPでは55〜62％であるのに対し，EUSでは95％と高率である．

表1 IPMNにおける結節状隆起の各種画像診断による描出率

US	CT	EUS	MRCP	IDUS
55% (21/38)	55% (22/40)	95% (39/41)	62% (23/37)	85% (33/39)

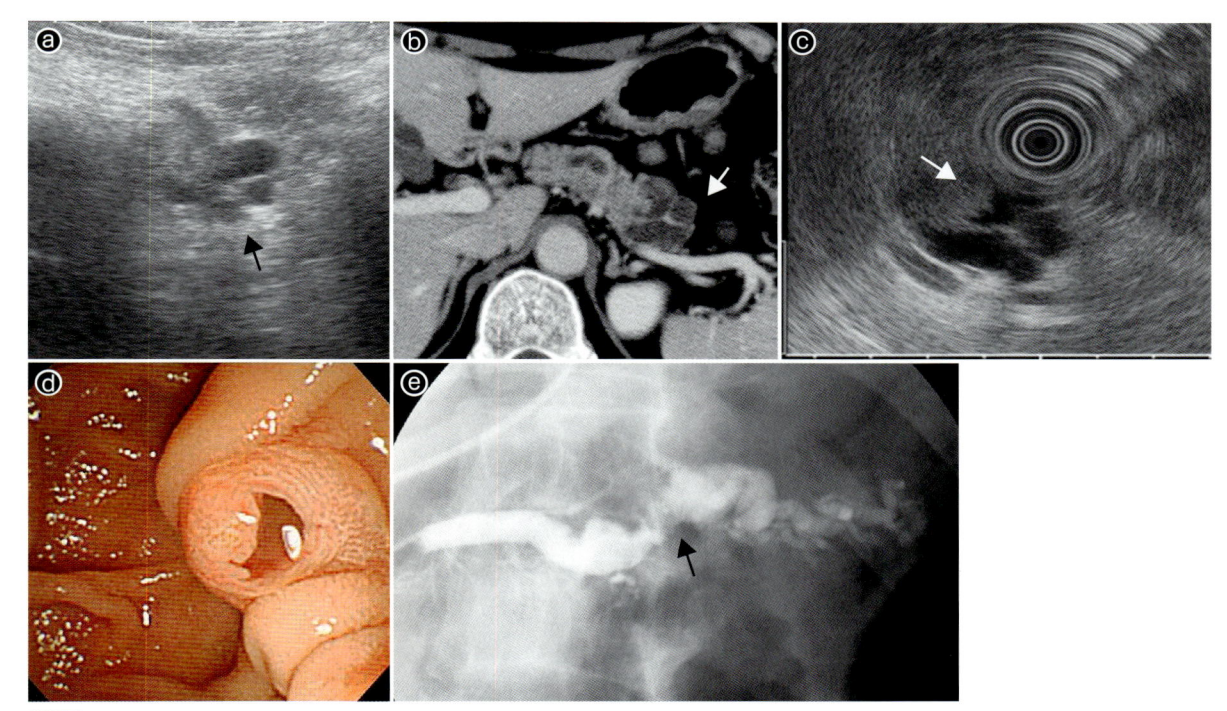

図2 IPMN症例
a, b：腹部US, CT所見．膵尾部に一見，多房性の嚢胞を認める．
c：EUS所見．嚢胞はぶどうの房状で嚢胞内に結節（→）を認める．
d：内視鏡所見．粘液の排出により乳頭の開大を認める．
e：ERP所見．主膵管は拡張し粘液の貯留を認める（→）．

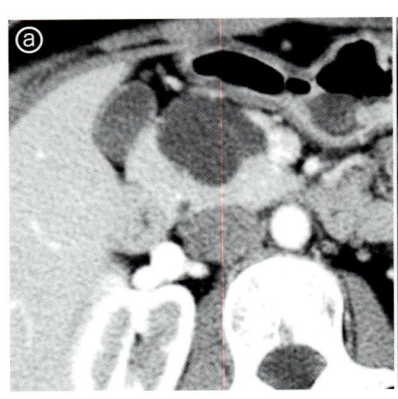

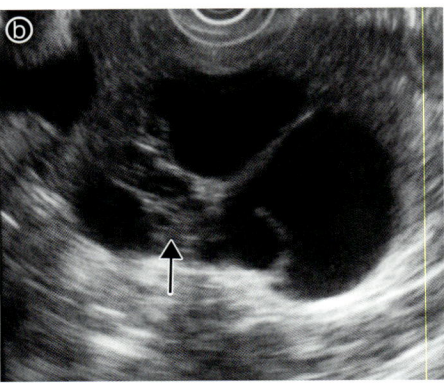

図3 SCN 症例
a：腹部CTにて膵頭部に多房性の囊胞性病変を認める．
b：EUSにて囊胞内に小囊胞（→）を認めSCNと診断できる．

2）漿液性囊胞腺腫（SCN）

SCN（serous cystic neoplasm）は中年女性に多く，発生部位は膵体・尾部に多いとされている．通常，辺縁部に比較的大きな囊胞と中心部に小囊胞（microcyst）が認められるのが特徴であるが（図3），小囊胞のみからなり充実性腫瘤様に描出されるものや，比較的大きな囊胞からなり，MCNやIPMNとの鑑別が困難なものも存在する[10]（表2）．

3）粘液性囊胞腺腫・腺癌（MCN）

MCN（mucinous cystic neoplasm）は膵囊胞を取り巻く共通の被膜が存在し，内部では隔壁により分けられた小囊胞（cyst in cyst）が特徴的な所見である（図4）．囊胞内を詳細に観察すると壁に付着するように小囊胞が観察される[11]．MCNも基本的には膵管との交通は認めない．

表2 IPMN，SCN，MCN の鑑別

IPMN	SCN	MCN
分枝の拡張でありぶどうの房状	類円形 小囊胞の集簇（microcyst）	球形で共通の厚い被膜を有する
主膵管拡張を伴うことが多い	辺縁に大きな囊胞を有すると八つ頭状（macro and micro）	多房性 cyst in cyst
隆起部分は血流あり	血流に富む	隆起部分は血流あり

③ 充実性腫瘍の囊胞変性

本来は充実性腫瘍であるものが，出血や壊死などを伴うことで画像所見上は囊胞性病変と捉えられることがある．代表的なものはsolid-pseudopapillary tumor（SPT）[12]やendocrine tumorである．このような腫瘍の鑑別には囊胞壁内側の充実部分による低エコーの存在に注目する必要がある（図5）．しかしながら，内視鏡診断のみでは困難なことも多く，CTによる血流の評価やMRIなどの情報などと合わせて総合的に診断を行う．

> **重要**
> 充実性腫瘍の囊胞変性の鑑別には囊胞壁内側の充実部分による低エコーの存在に注目する必要がある．

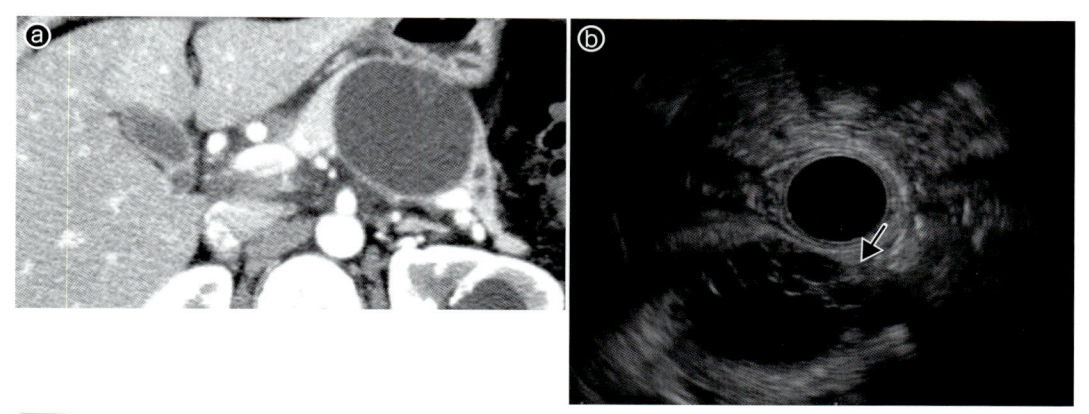

図4 MCN 症例
a：腹部 CT にて膵尾部に類円形の囊胞を認める．内部に淡く造影される領域を認める．
b：EUS にて囊胞内に小囊胞を有する cyst in cyst（→）の形態を呈し，MCN と診断できる．

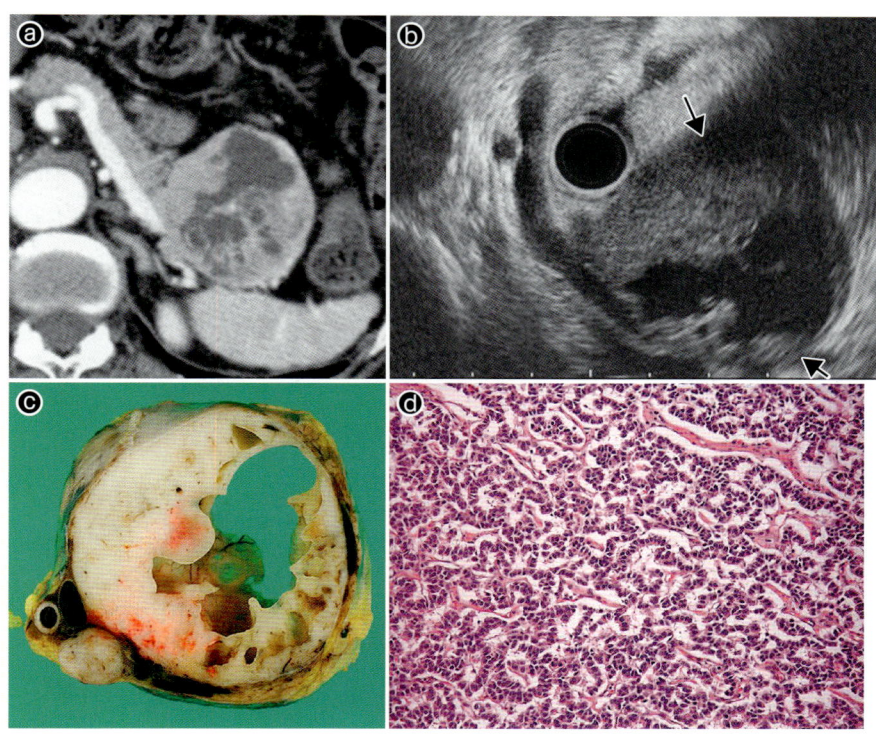

図5 囊胞変性をきたした endocrine tumor 症例
a：不整な囊胞を有する充実性腫瘍を認める．
b：EUS では辺縁に充実部分を認め，充実性腫瘍の囊胞変性と判断できる（→）．
c，d：病理所見．出血壊死による囊胞変性を認めた endocrine tumor である．

内視鏡診断の限界

　近年の内視鏡機器・手技技術の進歩はめざましく，膵嚢胞性病変に対する診断能は向上してきている．しかしながら，内視鏡診断のみでは完全ではなく，その限界も知っておく必要がある．

　内視鏡診断は術者の技量に大いに依存する．とくに EUS は走査法を習得するには時間を要する．膵嚢胞性疾患の観察には，嚢胞の詳細な観察が不可欠である．しかしながら，欧米のいくつかのグループからは膵嚢胞性病変の EUS による鑑別診断能は低く，このため FNA による嚢胞内溶液の検査がより有用との報告もある[13]．嚢胞性病変の正しい鑑別診断を行うには，EUS の正しい走査法を身に付け，得られた所見を詳細に判定する診断能力が必要である．このため，すでに報告されている radial EUS の標準的描出法[14] を参考にし，技術の習得に努める必要がある．

　EUS は優れた空間分解能をもっており，形態や内部構造などの微細な観察が可能であるが，血流診断が困難である．最近，超音波造影剤を用いた EUS による血流評価が報告され，今後の発展に期待されるが，正確な鑑別診断のためには，造影効果が診断に不可欠なことも多い．さらに，MRI による嚢胞内部の出血の有無などの判定も鑑別診断に必要なこともある．このため，内視鏡のみで診断を行うのではなく，CT や MRI など他のモダリティの情報を総合的に評価し，鑑別を行うことが重要である．

文　献

1) Howard JH, Jordan GL Jr：Surgical Disease of pancreas. 1960, Lippincott, Philadelphia
2) Socia E, Capella C, Kloppel G：Tumors of the Pancreas, Atlas of Tumor Pathology, Third Series, Fascicle20. 1997, Armed Forces Institute of Pathology, Washington DC
3) Gress FG, Hawes RH, Savides TJ, et al：Role of EUS in the preoperative staging of pancreatic cancer：a large single-center experience. Gastrointest Endosc　1999；50：786-791
4) Maguchi H：The role of endoscopic ultrasonography in the diagnosis of pancreatic tumors. J Hepatobiliary Pancreat Surg　2004；11：1-3
5) Taki T, Goto H, Naito Y, et al：Diagnosis of mucin-producing tumors of the pancreas with an intraductal ultrasonography system. Journal of Ultrasound Medicine　1997；16：1-6
6) 山雄健次，中澤三郎，内藤靖夫，他：粘液産生膵腫瘍に対する経口的膵管鏡の有用性．Gastroenterol Endosc　1988；30：563-569
7) Warshaw AL：Timing of surgical drainage of pancreatic pseudocyst-clinical and chemical criteria. Ann. Surg.　1985；202：720-724
8) 崔仁煥，有山襄，須山正文，他：炎症性仮性嚢胞の画像診断と問題点．腹部画像診断　1993；13：350-353
9) 真口宏介：粘液産生膵腫瘍の臨床病理学的および診断学的研究．日本消化器病学会雑誌　1994；91：1003-1015
10) Procacci C, Graziani R, Bicego E, et al：Serous cystadenoma of the pancreas：report of the 30 cases with emphasis on imaging findings. J Comput Assist Tomogr　1997；21：373-382
11) Lima JE, Javitt MC, Mathur SC：Mucinous cystic neoplasm of the pancreas. Radiographics 1999；19：807-811
12) Buetow PC, Buck JL, Pantongrag-Brown L, et al：Solid and papillary neoplasm of the pancreas：Imaging-pathological correration on 56 cases. Radiology　1996；199：707-711
13) Plazzo L, Rouseau G, Ruskone-Foumestraux A, et al：Endoscopic ultrasonography in the diagnosis and staging of pancreatic adenocarcinoma. Results of a prospective study with comparison to ultrasonography and CT scan. Radiology 1993；25：143-150
14) EFJ working group on standardization of pancreatobiliary EUS. Standard imaging techniques in the pancreatobiliary region using radial scanning endoscopic ultrasonography. Dig Endosc 2004；16：S118-S133

（潟沼朗生，真口宏介，高橋邦幸）

II 各論：[膵臓]

経乳頭的膵管鏡診断

経口膵管鏡（peroral pancreatoscopy；POPS）は膵管内を直接観察することで，膵管内の微細な病変を捉えることが可能であり，各種膵疾患に対する有用性が報告されている．しかしながら，耐久性，操作性の問題もあり一般的検査法として広く普及するには至っていないのが現状である．一方，囊胞性膵疾患の一つである膵管内粘液性乳頭腫瘍（IPMN）は，病変が膵管内に存在することから，POPSのよい適応であり，IPMN 診断における POPS の有用性については多くの報告がなされている．POPS は適応を選べばほかの検査では得られない情報を得ることができるきわめて有用な検査法である．本稿では POPS による膵疾患診断に関してその適応と診断能について述べる．

POPS の機種とその特徴

POPS は 1980 年代に実用化され[1),2)]，装置の改良が進められてきたが，観察能や耐久性の問題もあり，一般的な検査法としては普及していない．しかし，機種の改良と IPMN が注目されるようになり，1980 年代後半から 1990 年代になり徐々に発展・普及し，われわれもさまざまな POPS を導入し，各種膵疾患に対する POPS の有用性を検討してきた[3)~5)]．POPS の方法は，いわゆる親子内視鏡式で行われることがほとんどである．われわれは IPMN のような乳頭口が十分開大している症例ではアングル機構と洗浄口を有する CHF-BP30（オリンパス社製，外径 3.2 mm，鉗子口 1.2 mm，視野角 90 度）を使用し，乳頭口の開大の少ない症例では極細径スコープの Optiscope-C 5 Fr（クリニカルサプライ社製，外径 1.67 mm，鉗子口 1.2 mm，視野角 70 度，アングル機構なし）の 2 種類をおもに使用してきた[6)]．CHF-BP30 はスコープ先端部に上下アングル機構を有しているため，膵管内の屈曲も過度でなければアングル操作によって正面視することが可能である．一方，Optiscope-C は径が細いが先端アングル機構が備わっていないため屈曲部などの観察に難点がある．

最近は NBI システムも使用可能な CHF-BP260 ビデオスコープがあり，以前に比べてより明瞭な膵管内視鏡画像が得られている．また POPS は乳頭口が開大している多くの症例で挿入が可能であるが，乳頭口の開大の少ない症例や主膵管の屈曲が強い症例では挿入が困難であるため，検査前に MRCP などで病変の部位や膵管の走行などを確認しておく必要がある．

POPS の適応と実際

POPS は比較的侵襲度の高い検査法であるため，その適応については慎重に検討する必要がある．POPS の適応として
① よい適応：IPMN（主膵管型）
② 比較的よい適応：IPMN（分枝型），診断困難な主膵管狭窄，診断困難な主膵管内透亮像

が挙げられる．また実際の検査にあたっては技術的な問題も含め，病変の部位や膵管の走行，十二指腸乳頭口の状態を把握しておく必要があり，MRCP，ERCP は必須の検査である．

POPS 診断能

1．膵管狭窄・閉塞の診断

前述のように POPS は膵管内を直接観察することで，膵管内の微細な病変を捉えることが可能であり，診断が困難な主膵管狭窄は POPS の比較的よい適応である．主膵管狭窄例での POPS の内視鏡所見と良性，悪性でのそれぞれの頻度を表1に提示する．その結果，狭窄部の不整隆起が慢性膵炎では1例もみられなかったのに対し，膵癌では88％と高頻度であった．同様に狭窄部の強い発赤もそれぞれ33％，94％と膵癌において高頻度であった．閉塞部の不整・粗糙粘膜，不整隆起，発赤・易出血性，および閉塞部近傍脈管の不整な拡張像は膵癌（悪性狭窄）に特徴的内視鏡像と考えられた．また良性狭窄では均一な白色粘膜が特徴的であり鑑別診断に有用であった．

2．IPMN の診断

IPMN は US，CT などの画像診断による良悪性の鑑別点として，囊胞径，主膵管径あるいは壁在結節の有無などが示されている．しかしこれらの基準は比較的進行した症例では一定の有用性が認められるが，正診率が必ずしも高いとはいえず，早期例や小病変の場合，鑑別困難なことが少なくない．POPS による質的診断はかなり微細な所見を捉えたものであり，その診断能も従来の画像診断や膵液細胞診に比べても良好であり，以下に IPMN の POPS 所見とその診断的意義について述べる．

IPMN の POPS 所見

IPMN は病理学的に過形成，腺腫，非浸潤癌，浸潤癌と多彩な組織像を呈し，膵管内発育という特徴を有しており，その病理組織型を診断することが，治療方針を決定するうえできわめて重要である．

IPMN に対する POPS 所見は，本疾患の提唱の早期よりその特徴的所見が知られていたが[7),8)]，隆起性病変の腫瘍形態と悪性度との関連は明らかにされていなかった．われわれは POPS を施行し病理診断の得られた多数例での検討から，POPS での隆起形態と悪性度との関連を報告している[4),5)]．

図1，2 にわれわれの分類を示すが，本分類では顆粒状隆起：Type 1，血管像を伴わないイクラ状隆起：Type 2，血管像を伴うイクラ状隆起：Type 3，絨毛状隆起：Type 4，結節状隆起：Type 5 と腫瘍の隆起形態と血管像の有無

表1 主膵管狭窄の POPS 所見

	良性狭窄（慢性膵炎） （n=7）	悪性狭窄（膵癌） （n=25）
狭窄部の観察可能率	86%（6/7）	64%（16/25）
不整，粗糙粘膜	0%（0/6）	63%（10/16）
不整隆起	0%（0/6）	88%（14/16）
脈管不整拡張	0%（0/6）	19%（3/16）
発赤（易出血性）	33%（2/6）	94%（15/16）
均一白色粘膜	100%（6/6）	6%（1/16）

からPOPS所見を5型に分類している．

各隆起形態と病理診断との対比（**図3**）ではType 1，Type 2が良性例で多く観察されるのに対して，Type 3，とくにType 4，Type 5が悪性例に多く観察され，各隆起形態と血管像の有無が良悪性度診断を含めた質的診断に有用であることが示された．これらの所見は通常EUS，IDUSでは膵管内の結節として描出されるにとどまるが，POPS観察ではこれらの隆起形態や血管像を観察することが可能であり，POPSの優位性を示すものと思われる．また丈の低いType 1，Type 2などの病変はほかの検査法では描出されないことも多く，術前検査での切離線決定にも有用性が認められる．

Type 1	Type 2	Type 3	Type 4	Type 5
Granular mucosa	Fish-egg-like protrusions		Villous protrusions	Vegetative protrusions
	Vascular Images (−)	Vascular Images (＋)		

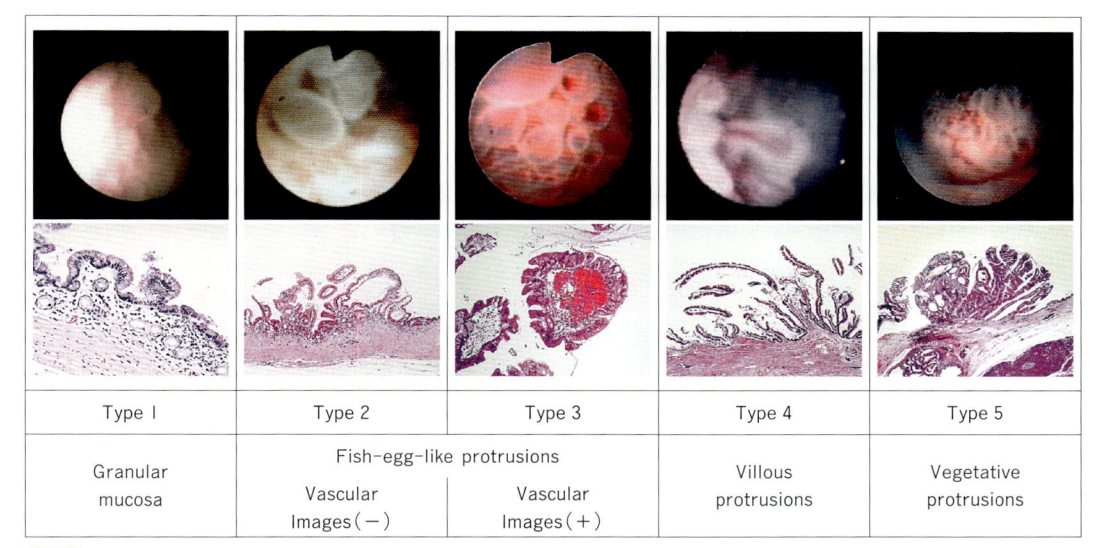

図1 POPSの隆起形態と血管像による分類
〔文献5）から引用〕

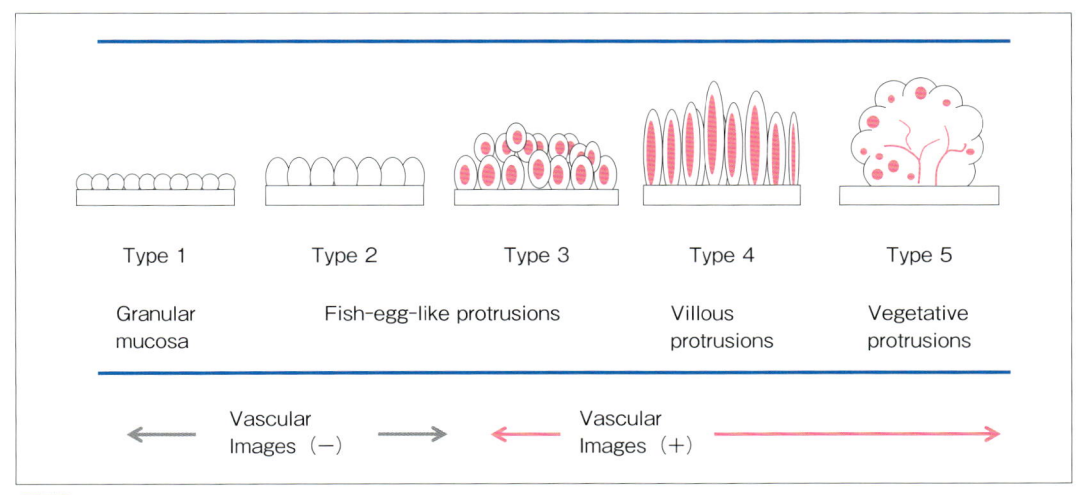

図2 POPSの隆起形態と血管像による分類（シェーマ）

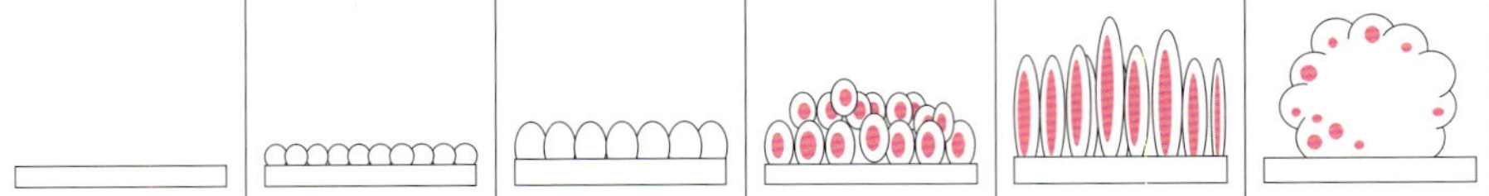

Histo-pathological diagnosis \ POPS	Protruding lesion (−)	Type 1	Type 2	Type 3	Type 4	Type 5
hyperplasia	2	3	0	0	0	0
adenoma	16	4	13	6	2	3
carcinoma in situ	9	2	2	7	6	5
invasive carcinoma	7	2	3	4	10	12
% malignant lesions		4/11 36%	5/18 28%	11/17 65%	16/18 89%	17/20 85%

図3 POPSにおける隆起形態分類と病理組織との比較（n=115）

NBI併用POPS（ビデオ膵管鏡）の有用性

近年CCDカメラの軽量化が可能となり，従来のファイバースコープ膵管鏡と同様の規格のビデオ膵管鏡が開発された．ビデオ膵管鏡の内視鏡画像は非常に鮮明であり，膵管鏡検査に新たな進歩をもたらした．さらに，現在はおもに消化管疾患で用いられているNBI（Narrow Band Imageing）を併用することも可能となった．NBIは粘膜表層を高コントラストで観察でき，微細な腫瘍形態や血管の描出能に優れることから，POPSとNBIを併用することでIPMN診断において，さらなる診断能の向上が期待される[9]．われわれも現在はビデオ膵管鏡を用いて検査を行っている．NBI併用のPOPSは通常観察に比較して，おもに腫瘍形態や血管の描出能に優れている．症例数は少ないものの良好な結果を得ており，診断能のさらなる向上が今後期待される（図4～6）．

IPMNの手術適応：画像診断（POPSの役割）

画像診断によるIPMNの手術適応については，2004年IPMN国際ガイドラインにおいて，主膵管型はすべて手術適応とし，また分枝型では有症状例，壁在結節の存在，囊胞径が30 mm

IPMNの病理組織学的分類とPOPS所見

① IPMNの病理組織学的分類

IPMNの国際ガイドラインのコンセンサスミーティングにおいて，組織学的な乳頭構造の違い，MUCの発現様式により，IPMNは以下の四つの組織亜系に分類された[12]．すなわち①胃上皮型：Gastric type, ②腸上皮型：Intestinal type, ③膵胆管上皮型：Pancreatobiliary type, ④膨大細胞型：Oncocytic typeである．これらのうち膵胆管上皮型，膨大細胞型は腺癌とされることが多いとされるが頻度は低く，現時点において明ら

以上，あるいは主膵管径が6 mm以上のものが適応とされた[10]．

壁在結節は腫瘍本体である乳頭状隆起を捉えたものであり，EUSをはじめとした各種画像診断や病理学的検討においても，隆起の高さと悪性度との相関関係が認められることが示されている[12]～[14]．POPSは壁在結節である腫瘍の直接観察を行う精密検査であり，詳細な形態診断が可能であることから，悪性度診断に有用であることは明確である．分枝型と診断され経過観察を行っている症例でもある程度主膵管が拡張した症例では，POPSで分枝内の主病巣から膵管壁にそって腫瘍が広がる連続進展や，主病巣から離れた部位へのskip lesionも認められることがある[11]．これらはほかの検査法では描出されないことも多く，切除の際にも切離線を決定する有用な情報となる．

以上のように，現在のIPMNの良悪性診断には乳頭状腫瘍本体の観察が重要であり，EUSのみならずPOPSによる膵管内の観察が手術適応決定や進展度診断にきわめて重要である．

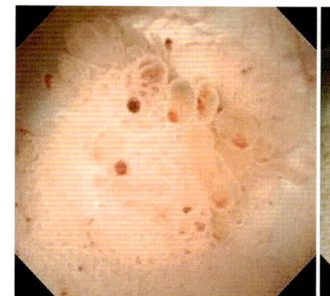

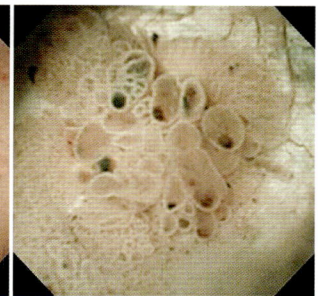

図4 NBI併用POPS

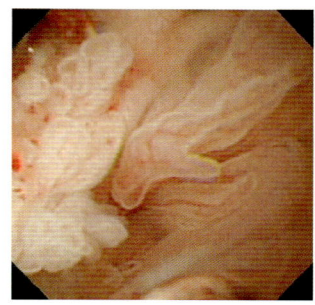

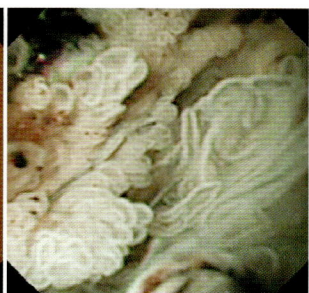

図5 NBI併用POPS

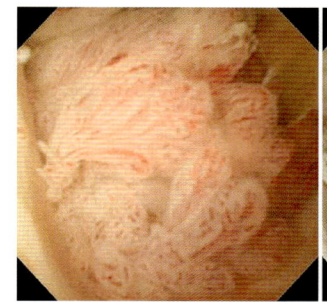

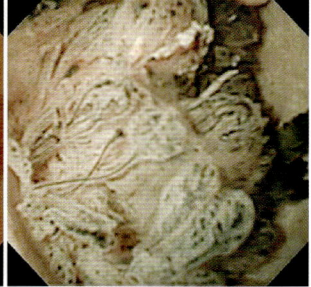

図6 NBI併用POPS

かな予後との相関は不明である．一方，頻度の高いGastric typeは胃腺窩上皮に類似し，ムチン発現様式はMUC 1陰性，MUC 2陰性，MUC 5AC陽性となる．また主病巣は分枝膵管に多く，悪性化傾向が低いといった特徴がある．同様に頻度の高いIntestinal typeは大腸絨毛腺腫に類似し，ムチン発現様式はMUC 1陰性，MUC 2陽性，MUC 5AC陽性．主病巣は主膵管に多く，悪性化傾向も高いといった，Gastric typeとは対照的な特徴をもっていることが明らかとなっている[13],[14]．

❷ POPS所見と病理組織学的所見の対比

われわれの検討では，POPSにて観察される絨毛状隆起（Type 4）は，組織学的な対比においてIntestinal typeに相当すると考えられる（図7，8）．これはまた，Type 4に悪性頻度が高いというわれわれのデータに一致することからも裏づけられるものと思われる．一方，POPS所見でのType 2，Type 3の多くはGastric typeに相当し（図9），Intestinal typeに比較して異型度は低い．Type 2は肉眼的には比較的丈の低い単層から数層の乳頭状隆起であるのに対し，Type 3は

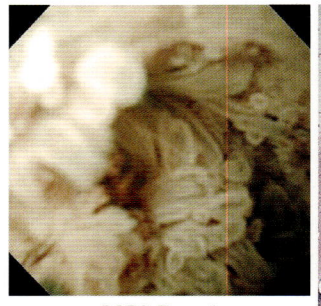

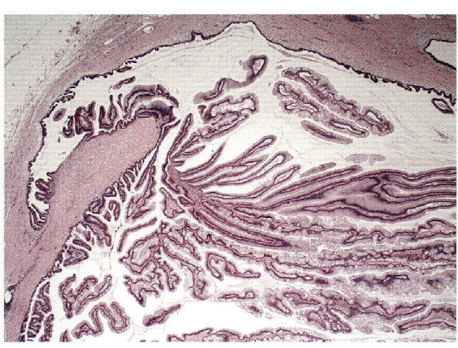

図7 POPS隆起形態と病理組織像
POPS Type 4（絨毛状隆起）
IPMN-Intestinal type

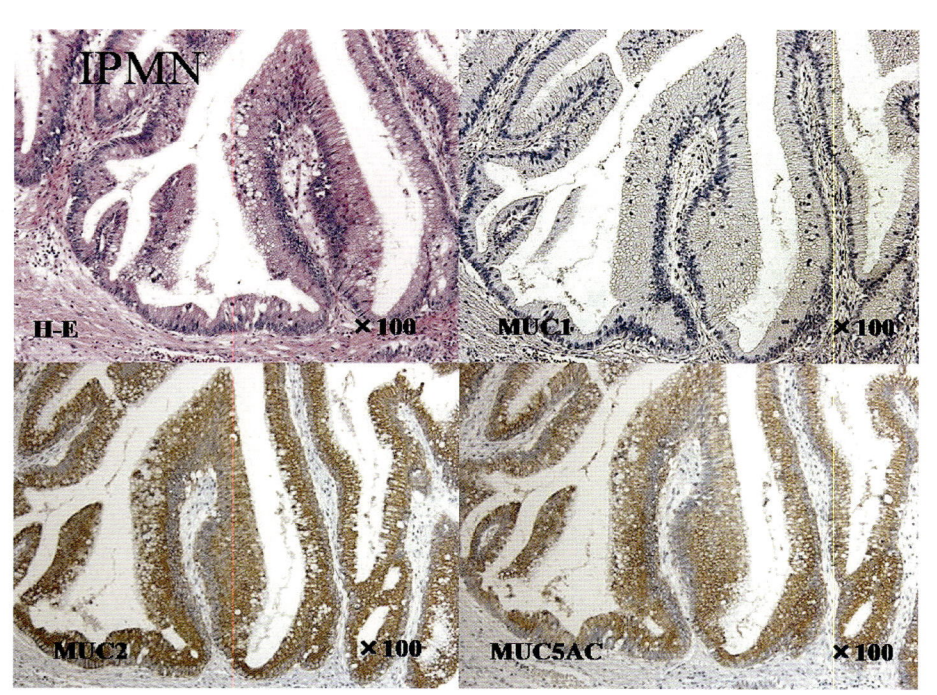

図8 ムチン発現形質：IPMN-Intestinal type
MUC1(−) MUC2(+) MUC5AC(+)

乳頭状隆起が何層にも重なり，腫瘍の増大に伴い栄養血管が発達した状態と考えられる（図2）．血管像は腫瘍細胞の活発な増殖能を反映しているものと考えられ，その結果として Type 2 に比して Type 3 での悪性頻度が高くなったものと思われる．また Type 5 の結節状隆起を認めた症例では，乳頭状腫瘍径がさらに大きく組織学的にも腺腫成分から癌まで多彩な病理像を呈することが多い（図10）．

以上のように，近年 IPMN は病理学的側面からも隆起形態による悪性度の違いが解明されつつあり，POPS 所見での隆起形態分類と悪性度との関連性が病理組織学的に裏づけられたものと考えられる．

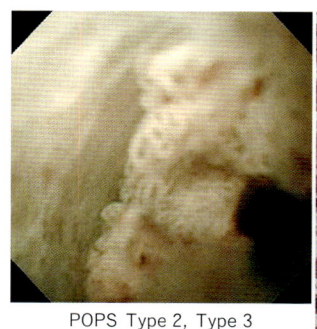

POPS Type 2, Type 3
（イクラ状隆起）

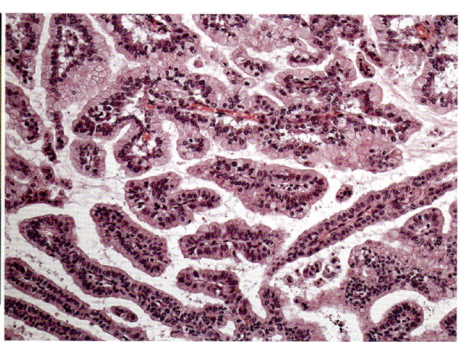

IPMN-Gastric type

図9 POPS 隆起形態と病理組織像

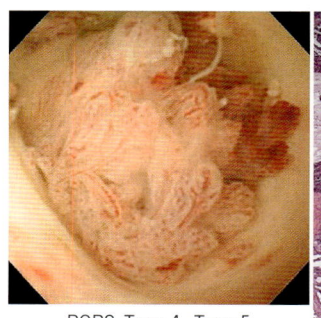

POPS Type 4, Type 5

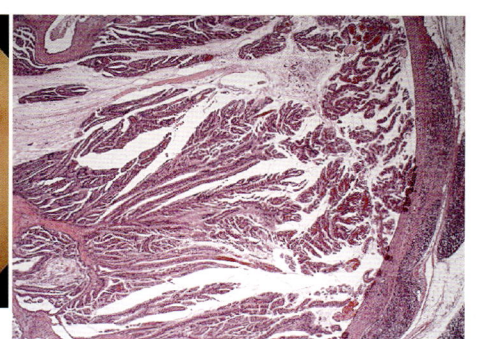

Pancreatobiliary Type と Intestinal type の混在

図10 POPS 隆起形態と病理組織像

♥重要

① 膵管内粘液性乳頭腫瘍（IPMN）は経口膵管鏡の良い適応である．
② POPS 所見での腫瘍形態により IPMN の良悪性の質的診断がある程度可能．とくに絨毛状隆起，結節状隆起を認める場合は悪性の可能性が高い．
③ NBI 併用のビデオスコープ POPS は，通常観察に比較して腫瘍形態や血管の描出能に優れており診断能の向上が認められる．

IPMN：POPS所見からみた手術適応と切除範囲

POPS所見と病理診断との検討からType 4：絨毛状隆起，Type 5：結節状隆起は80％以上が悪性であることから，これらは絶対的手術適応である．また血管像を伴うイクラ状隆起：Type 3は悪性例が60％程度であることから，年齢やほかの検査（EUS，IDUS）との総合診断にて手術適応を決定すべき相対的手術適応と考える．一方，Type 2は腺腫，Type 1は過形成がほとんどであり経過観察とする．

外科的切離線に関してはガイドラインでも示されているように，再発予防の観点から切除断端に乳頭状隆起を認めた場合は追加切除を勧めていることから，POPSにおいてもType 2以上の病変は切除範囲とすべきである．

さらに，最近は比較的組織採取能力の優れた極細径生検鉗子が開発されており（AVIS生検鉗子），これを用いたPOPS直視下生検による生検組織のMUC染色にてIntestinal typeなどの病理組織亜系分類も可能となってきた（図11）．POPS所見を含めたこれら生検組織の結果から，さらに精度の高い診断が可能となることが期待される．

POPSの問題点と展望

これまで述べてきたように，ビデオ膵管鏡の登場により膵管鏡の画像は飛躍的に向上している．主膵管狭窄やIPMNに対するPOPSの有用性は明らかであるが，POPSにはいくつかの問題点があることも事実である．その一つは，以前より改善されてきたものの操作性や耐久性の問題であり，これがPOPSが一般的検査法として広く普及するには至っていない最大の原因である．また，POPSは観察範囲が多くの場合主膵管に限られるため腫瘍全体の把握には限界があり，ほかの画像診断（EUS，IDUS）や膵液細胞診などを併用し治療法を選択する必要があ

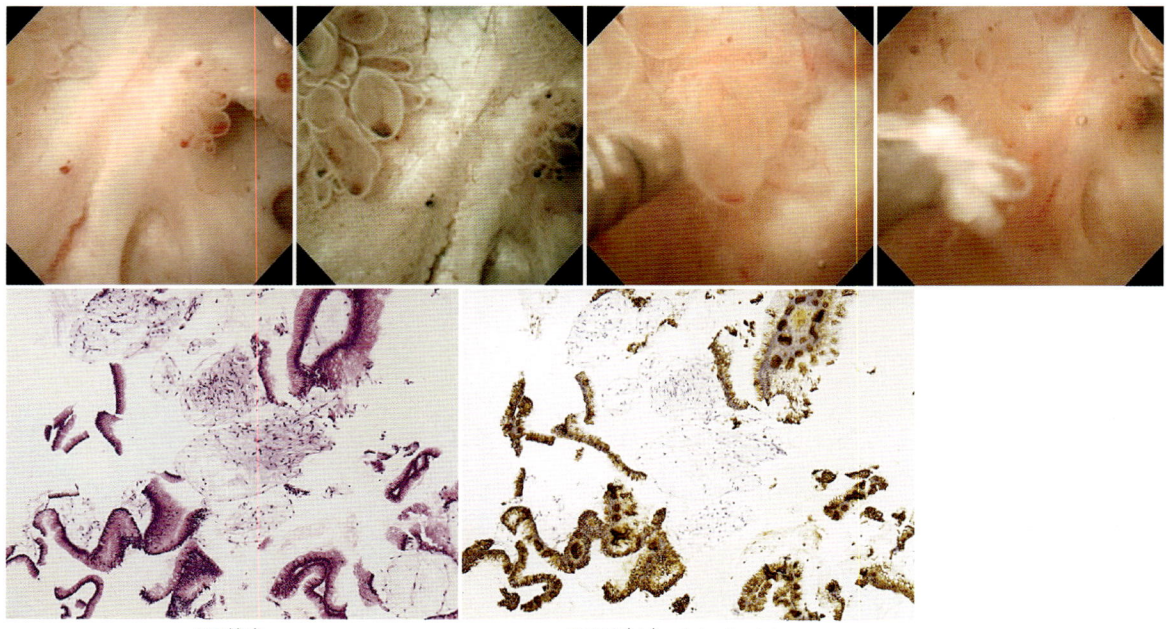

HE染色　　　　　　　　MUC2（＋）：Intestinal type

図11　POPS下生検と採取組織

る．今後，POPSの改良によりさらなる診断能の向上が得られればIPMNの診断のみならず，PanINなど通常の画像診断ではとらえられない微細な膵病変の診断が予測可能となり，さらには浸潤性膵管癌の早期発見にも役立つことが期待される．

文　献

1) Kozarek RA：Direct cholangioscopy and pancreatoscopy at time of endoscopic retrograde cholangiopancreatography. Am J Gastroenterol 1988；83：55-57
2) Suga T, Miyakawa H, Murashima Y, et al：Peroral mini-pancreatoscopy (PMPS) for the diagnosis of pancreatic diseases. Digest Endosc 1990；2：345-350
3) Ozkan H, Saisho H, Yamaguchi T, et al：Clinical usefulness of a new miniscope in the diagnosis of pancreatic disease. Gastrointest Endosc 1995；42：480-485
4) Yamaguchi T, Hara T, Tsuyuguchi T, et al：Peroral pancreatoscopy in the diagnosis of mucin-producing tumors of the pancreas. Gastrointest Endosc 2000；52：67-73
5) Hara T, Yamaguchi T, Ishihara T, et al：Diagnosis and patient management of intraductal papillary mucinous tumor of the pancreas by using peroral pancreatoscopy and intraductal ultrasonography. Gastroenterology 2002；122：34-43
6) 山口武人：経口膵管鏡．Gastroenterol Endosc 2007；49：2862-2869
7) 山雄健次，中沢三郎，内藤靖夫，他：粘液産生膵腫瘍に対する経口膵管鏡の有用性．Gastroenterol Endosc 1988；30：563-569
8) 宮川宏之，村島義男，須賀俊博，他：膵疾患への内視鏡的アプローチ―膵管鏡（PMPS）．腹部画像診断 1994；14：300-306
9) Itoi T, Sofuni A, Itokawa F, et al：Intial experience of peroral pancreatoscopy combined with narrow-band imaging in the diagnosis of intraductal papillary mucinous neoplasms of the pancreas. Gastrointest Endosc 2007；66：793-797
10) 国際膵臓病学会：IPMN/MCN　国際診療ガイドライン解説書（田中雅夫 訳，解説）．2006, 医学書院，東京
11) 真口宏介，柳川伸幸，小山内学，他：いわゆる粘液産生膵腫瘍の治療指針．胆と膵 1997；18：655-663
12) Furukawa T, Klöppel G, Volkan Adsay N, et al：Classification of types of intraductal papillary-mucinous neoplasm of the pancreas：a consensus study. Virchows Arch 2005；447：794-799
13) Ban S, Naitoh Y, Mino-Kenudson M, et al：Intraductal papillary mucinous neoplasm (IPMN) of the pancreas：its histopathologic difference between 2 major types. Am J Surg Pathol 2006；30：1561-1569
14) Ishida M, Egawa S, Aoki T, et al：Characteristic clinicopathological features of the types of intraductal papillary-mucinous neoplasms of the pancreas. Pancreas 2007；35：348-352

（原　太郎，山口武人，石原　武）

コラム4　EUS は小膵癌診断の救世主であったか？

　かつて小さな膵癌が見つからなかった頃,「膵癌は小さな時期がなくある日突然大きな癌として発生するに違いない」などという，悲しい冗談を言い交わしたことがある．
　EUS は今を遡ること 30 年，当時はなかなか診断できなかった小膵癌の発見を目的に開発された．「体腔内で超音波走査をすれば体外走査より多くの情報が得られるであろう」という発想は間違っていなかったが，機器がよくなり普及したにもかかわらず，小膵癌がどんどん見つかるようになったという訳でもなかった．EUS が US のようにスクリーニング検査として使えないのは，仕方がないと言えば仕方がないが，何とかならないかという議論も長い間続いてきた話題である．もちろん，小さな膵癌の診断例も増え，膵癌はある日突然進行癌として発生するわけではないことは明らかとなっているが，まだまだ圧倒的に進行癌のほうが多い．小膵癌の診断では胆膵内視鏡だけでなく CT, MR, PET を含めた多くの検査法が力を併せてゴールに向かって走ってきたはずであるのにもかかわらず，まだゴールが見えてこない．次の角を曲がれば光が差し込むのであろうか？　道を間違えたのであろうか？　一滴の血で小さな癌の診断ができるようになるまで膵癌の早期診断は期待できないのであろうか？
　小膵癌診断の話題になると何時も愚痴で終わるような気がする．何とかしなければ！夢と期待を持って，もっと頑張ろう！

（安田健治朗）

II 各論：[膵臓]

自己免疫性膵炎の内視鏡診断
── ERCP から EUS-FNA まで

疾患概念

　自己免疫性膵炎とは本邦より発信された疾患概念であり[1]，高γグロブリン血症，高IgG血症，高IgG4血症や自己抗体の存在，ステロイド治療が有効など，自己免疫機序の関与を示唆する所見を伴う特徴を有するため，その発症に自己免疫機序の関与が疑われる膵炎と定義されている[2]．

　わが国では高齢男性に多く，病理組織学的に，著明なリンパ球・形質細胞浸潤，IgG4陽性形質細胞の浸潤，花冠状線維化（storiform fibrosis），閉塞性静脈炎を特徴とする lymphoplasmacytic sclerosing pancreatitis（LPSP）を呈するものに相当する[3]．欧米で多く報告されている若年者で潰瘍性大腸炎を合併するものは，病理学的に好中球病変を呈し，idiopathic duct-centric chronic pancreatitis（IDCP）[4]，granulocyte epithelial lesion（GEL）[5]と称されている．画像所見は類似しているものの，血液所見に乏しく，別の病態である可能性が高い．

臨床的特徴

　臨床的特徴として，上腹部不快感，胆管狭窄による閉塞性黄疸，糖尿病を認めることが多い．長期予後は不明であるが，膵石合併の報告がある．
　本症には膵以外の臓器病変（硬化性胆管炎，硬化性唾液腺炎，後腹膜線維症，腹腔・肺門リンパ腺腫大，慢性甲状腺炎，間質性腎炎など）を合併することがあり，全身的疾患である可能性も指摘され，IgG4関連硬化性疾患（IgG4-related systemic sclerosing disease）[6]や全身性IgG4関連形質細胞症候群（systemic IgG4-related plasmacytic syndrome；SIPS）[7]，IgG4関連リンパ増殖性症候群（IgG4-positive multi-organ lymphoproliferative syndrome；IgG4 MOLPS）など[8]の概念も提唱されており，全身疾患の膵病変である可能性がある．原発性硬化性胆管炎（primary sclerosing cholangitis；PSC）と本症にみられる硬化性胆管炎様病変では，ステロイドに対する反応・予後が異なり，IgG4産生形質細胞の浸潤が特徴であり，別の病態と考えられている．

診断基準

　わが国では，びまん性膵腫大や膵管狭細像を示す症例が中心であるため，膵臓の1/3以上の領域にわたるのが典型的とされるが，限局性病変や腫瘤形成型もある[2]．わが国の診断基準（表1）では，膵癌や胆管癌の悪性腫瘍を否定したうえで，①膵画像検査にて膵腫大と膵管狭細像を認めるとともに，②血液検査で血中IgGやIgG4高値，自己抗体などの存在，あるいは③病理組織でLPSPのいずれかを認めれば，本症と診断することが推奨されている．

　このようにわが国では，膵画像，とくに，膵内視鏡検査が診断に際して重要である．本稿では，本症における内視鏡診断の意義を中心に述べる．

表1 わが国における自己免疫性膵炎臨床診断基準2006[2)]
（厚生労働省難治性膵疾患調査研究班・日本膵臓学会）

　自己免疫性膵炎とはその発症に自己免疫機序の関与が疑われる膵炎である．現状では，びまん性の膵腫大や膵管狭細像を示す症例が中心であり，高γグロブリン血症，高IgG血症や自己抗体の存在，ステロイド治療が有効など，自己免疫機序の関与を示唆する所見を伴う膵炎である．硬化性胆管炎，硬化性唾液腺炎，後腹膜線維症を合併する症例もあり，本症は全身的疾患である可能性もある．臨床的特徴としては，上腹部不快感，胆管狭窄による閉塞性黄疸，糖尿病を認めることが多い．中高年の男性に多く，長期予後は不明であるが，膵石合併の報告がある．

　本症の診断においては膵癌や胆管癌などの腫瘍性病変との鑑別が極めて重要であり，ステロイド投与による安易な治療的診断は避ける．

Ⅰ．診断基準
1．膵画像検査にて特徴的な主膵管狭細像と膵腫大を認める．
2．血液検査で高γグロブリン血症，高IgG血症，高IgG4血症，自己抗体のいずれかを認める．
3．病理組織学的所見として膵にリンパ球，形質細胞を主とする著明な細胞浸潤と線維化を認める．

　　上記の1を含め2項目以上を満たす症例は，自己免疫性膵炎と診断する．但し，他の原因による膵炎や膵癌・胆管癌などの悪性疾患を除外することが必要である．

解 説
A．画像診断
1．膵の腫大
　　腹部US検査，腹部X線CT検査，腹部MRI検査などで膵のびまん性あるいは限局性の腫大を認める．
　1）US ：腫大部は，低エコー像を示し，高エコースポットが散在する場合もある．
　2）CT ：造影CTでは正常膵とほぼ同程度の造影効果を示すことが多い．
　3）MRI：びまん性あるいは限局性の膵腫大を示す
2．膵管の狭細像：主膵管にびまん性，あるいは限局性に狭細像を認める．
　1）狭細像とは閉塞や狭窄像と異なり，ある程度広い範囲におよび，膵管径が通常より細くかつ不整を伴っている像を意味する．典型例では狭細像が全膵管長の3分の1以上を占める．狭細像が3分の1以下の限局性の病変でも，狭細部より上流側の主膵管には著しい拡張を認めないことが多い．
　2）典型的な膵画像所見を認めるものの，血液所見での異常項目を認めず，病理組織学的検査がなされていない場合には自己免疫性膵炎の含まれる可能性もあるが，現状では膵癌との鑑別が極めて困難である．

3）膵管像は基本的にはERCP，その他に術中造影や標本造影などの直接膵管造影による膵管像が必要である．MRCPによる膵管像を診断に用いるのは現状では困難である．
3．上記の膵画像所見は診断時から過去にさかのぼって認めることもある．

B．血液検査
1．血清γグロブリン，IgGまたはIgG4の上昇を認めることが多い．IgG4高値は，他疾患（アトピー性皮膚炎，天疱瘡，喘息など）にも認められるため，本疾患に必ずしも特異的ではない．今のところ，病因・病態生理におけるIgG4高値の意義は不明である．
　今後検討を要するが高γグロブリン血症（2.0 g/dl以上），高IgG血症（1800 mg/dl以上），高IgG4血症（135 mg/dl以上）が一つの基準である．
2．自己抗体では抗核抗体，リウマチ因子が陽性になることがある．

C．膵の病理組織学的所見
1．線維化のなかにリンパ球，形質細胞を主とする著明な細胞浸潤を認める．またリンパ濾胞の形成がみられることがある．IgG4陽性形質細胞浸潤のみられることが多い．
2．細胞浸潤は小葉内より膵管周囲に高度であり，小葉間線維化部分にもみられる．
3．膵管狭細像は膵管周囲の細胞浸潤による．また小葉は萎縮性である．
4．閉塞性静脈炎の見られることが多い．
5．超音波内視鏡下の針生検は悪性腫瘍との鑑別に有用であるが，小さな標本では本症と診断できないことがある．

D．膵内外分泌機能
　自己免疫性膵炎では膵外分泌機能の低下および糖尿病を認めることがある．ステロイド投与により膵内外分泌機能障害は改善することがある．

II．膵外病変・周辺疾患との関係
　本症には硬化性唾液腺炎，硬化性胆管炎，後腹膜線維症などを合併することがある．硬化性唾液腺炎のほとんどは抗SS-A抗体，抗SS-B抗体陰性であり，シェーグレン症候群と異なる可能性がある．原発性硬化性胆管炎（primary sclerosing cholangitis：PSC）と本症にみられる硬化性胆管炎様病変ではステロイドに対する反応・予後が異なり，別の病態である．自己免疫性膵炎における自己免疫機序の解明は今後の課題である．

（下線部は診断基準2002の改訂箇所）

上部消化管内視鏡検査

　本症において，胃十二指腸に特徴的な内視鏡所見はとくにないが，十二指腸乳頭部の浮腫状腫大とともに粘膜生検にて，IgG4陽性形質細胞浸潤が認められれば，本症の存在を示唆するという報告がある[9]．

ERCPによる自己免疫性膵炎の診断

自己免疫性膵炎では特徴的な膵管狭細像が主膵管に認められ、最終的にはこれが診断根拠となるため、わが国ではERCPが診断に必須の検査との位置づけがなされている[2]。膵管狭細像とは「閉塞や狭窄像と異なり、ある程度広い範囲におよび、膵管径が通常より細く、かつ不整を伴っている膵管像」と定義されている[2]。

現行の「自己免疫性膵炎臨床診断基準2006」で

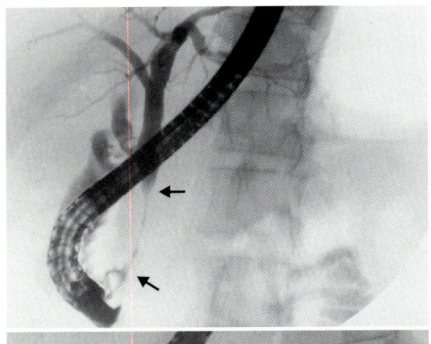

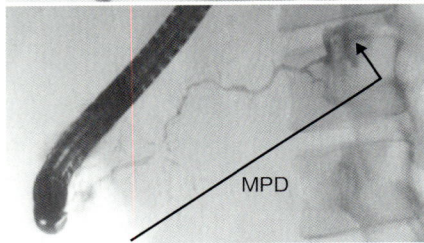

図1 自己免疫性膵炎の膵管像
頭部から尾部までびまん性の主膵管の狭細像を認める．

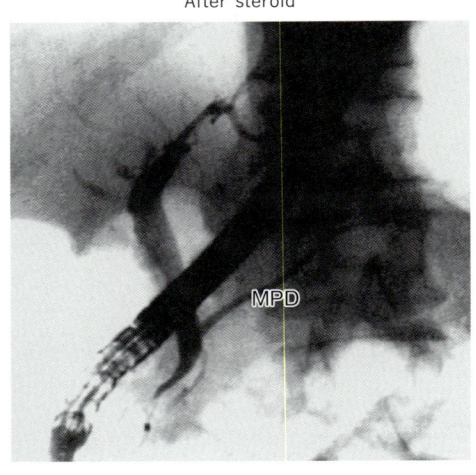

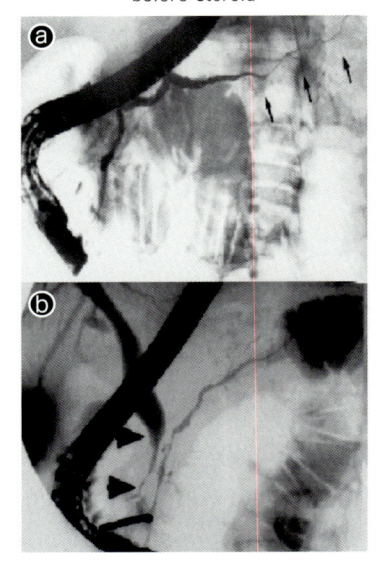

(「自己免疫性膵炎アトラス」[30] より：関西医大)

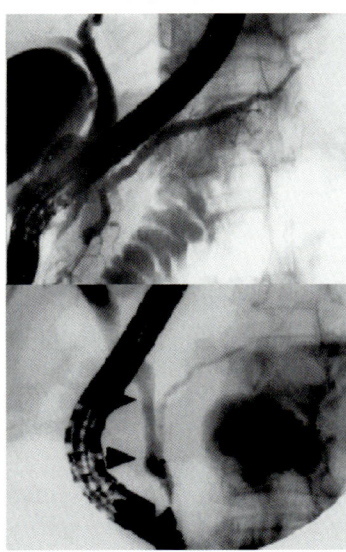

図2 限局性膵管・胆管狭細像を示す自己免疫性膵炎
a：尾部の限局性膵管狭細像を認める．
b：頭部に限局性の膵管狭細像を認める．上流膵管には拡張を認めない．

は，「膵画像診断にて特徴的な主膵管狭細像を認めること」が診断の根拠として必須であり，膵管の狭細像は主膵管にびまん性，あるいは限局性に認めるとされている．びまん性の典型例では狭細像が全膵管長の1/3以上を占める（図1）．また，狭細範囲は，全主膵管長の1/3以上の典型例，1/3以下の限局性の病変のほか，病変が頭部と尾部というように非連続な症例もあり，さまざまである．狭細範囲が限局性の症例では膵癌との鑑別を留意する必要があるが，膵癌などと異なり，狭細部より上流側の主膵管には著しい拡張を認めないことが多い（図2）．図3に自己免疫性膵炎の膵管像の分類を示す．

自己免疫性膵炎では約60〜80％に硬化性胆管炎の合併による胆管狭窄を認める[10〜15]．胆管狭窄の部位は，下部胆管がもっとも多いが，肝外胆管，肝内胆管いずれにも狭窄が出現する可能性がある（図4）．PSCとの鑑別の困難な場合も多いが，比

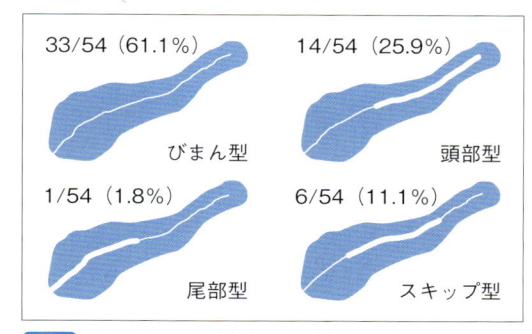

図3 自己免疫性膵炎の膵管像の分類（自験54例）

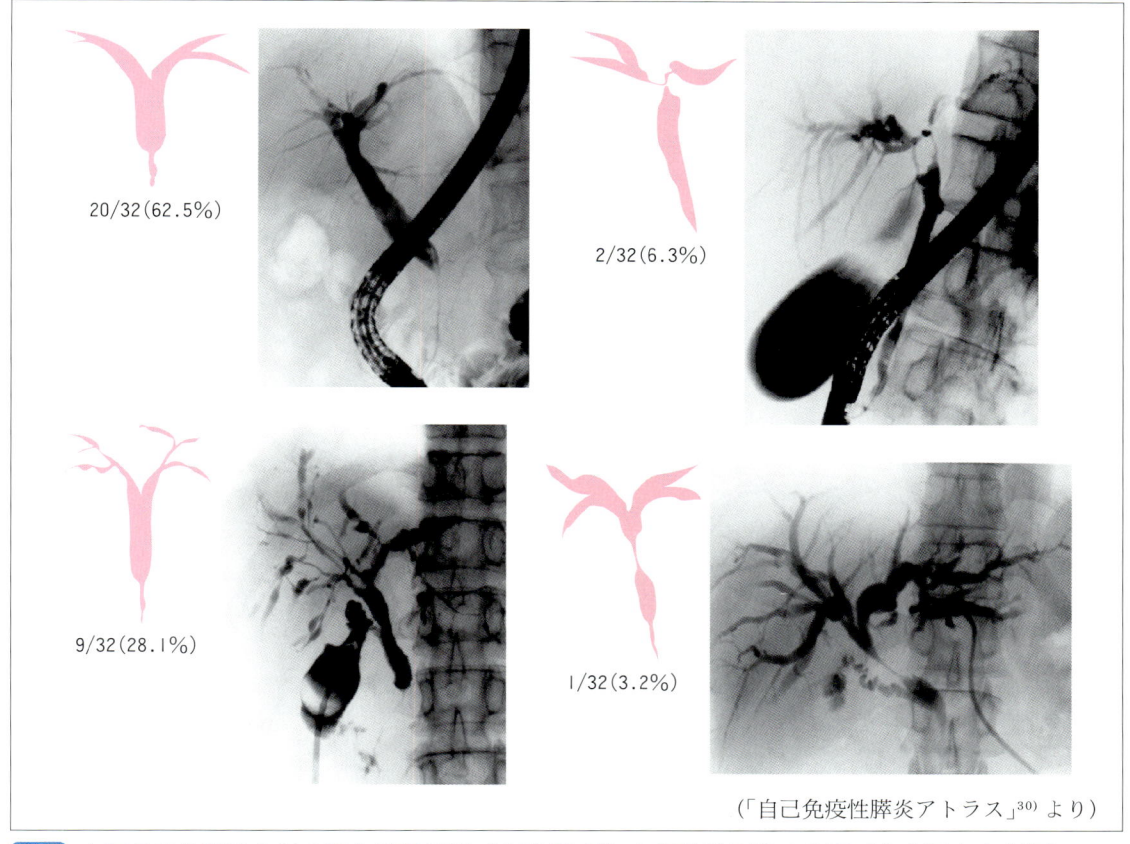

図4 自己免疫性膵炎合併の硬化性胆管炎（自験32例）の胆管造影像の分類（名古屋市大分類）

（「自己免疫性膵炎アトラス」[30]より）

較的特徴的な胆管炎像の比較を図5[29]に，自験例を図4に示す．

EUSおよびEUS-FNAによる自己免疫性膵炎の診断

体外式USでは，びまん性腫大の場合，全体に低エコーを呈し，"ソーセージ様"（sausage-like appearance）と表現される[16),17]．主膵管拡張は認めないことが多い．腫大部は，低エコー像を示し，高エコースポットが散在する場合がある[16),17]．

限局性腫大の場合には膵癌や腫瘤形成性膵炎との鑑別診断が問題となる．主膵管拡張は認められないことが多いが，時に軽度の拡張所見を認めることがあり，鑑別診断が困難なことがある．逆に腫瘤内に主膵管が描出されることが膵癌との鑑別診断に役立つ所見（duct-penetrating sign）として有用である[17),18]．

自己免疫性膵炎では，胆管壁の肥厚所見を認めることがある．その頻度は約60％とされており，層状あるいは低エコー実質様の壁肥厚が特徴的である．壁肥厚所見は肝外胆管を中心に肝内胆管や

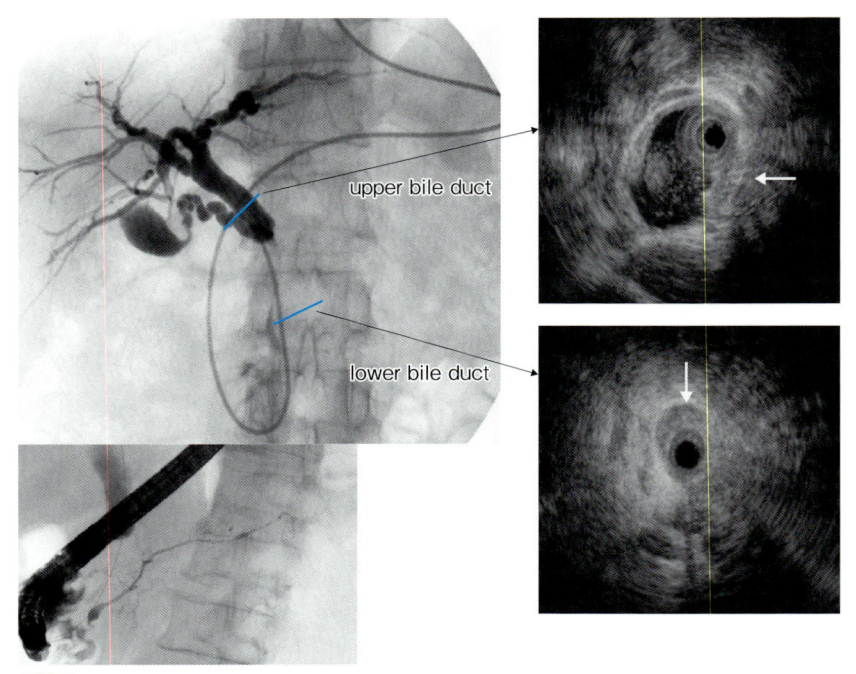

図6 自己免疫性膵炎に合併した硬化性胆管炎のIDUS

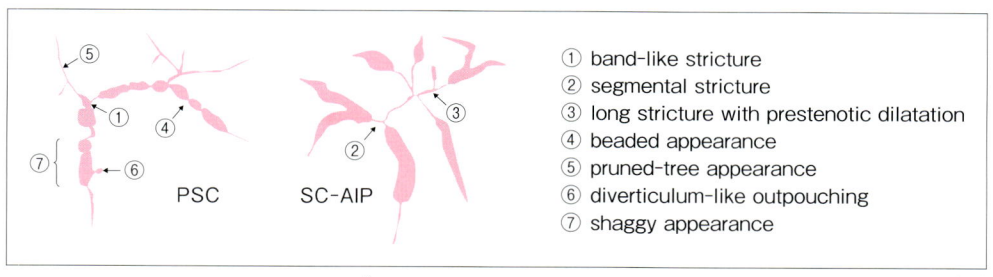

① band-like stricture
② segmental stricture
③ long stricture with prestenotic dilatation
④ beaded appearance
⑤ pruned-tree appearance
⑥ diverticulum-like outpouching
⑦ shaggy appearance

〔Nakazawa, et al：Gastrointest Endosc 2004；60：937〕[29]

図5 PSCと自己免疫性膵炎合併硬化性胆管炎像（SC-AIP）の比較

胆嚢に及ぶこともある．壁肥厚所見は，IDUSでは狭窄部では肥厚所見は不明だが，それ以外の部位では内側低エコー層が肥厚し，外側高エコーが保たれていることから，胆管壁そのものの肥厚ではないかとされている（図6）[19),20)]．

自己免疫性膵炎のEUS診断については，体外式USと同様に自己免疫性膵炎の典型例では，膵全体がびまん性に低エコーを呈する．通常の慢性膵炎ではこのような像を呈することはほとんどなく，炎症が強い場合でも内部エコーは不均一に観察されることが多い．この所見は，高度の炎症性細胞浸潤を反映しているものと考えられている．通常の慢性膵炎にみられる線維化を表す高エコー所見は，自己免疫性膵炎では通常の慢性膵炎に比してその出現頻度は低いとの報告がある．通常の慢性膵炎でみられる，辺縁の分葉形状，膵管辺縁の高エコー化，石灰化，囊胞などはほとんどみられない．一方，限局性の膵腫大を呈する自己免疫性膵炎は膵癌との鑑別が困難である．いずれも比較的境界明瞭な低エコー腫瘤として観察されるが，主膵管が腫瘤内を貫通あるいは腫瘤内に入り込む像（duct-penetrating sign）が膵癌との鑑別点になる場合がある[21)]．いずれにしても，限局型の場合，画像だけでの鑑別診断はきわめて困難でありEUS-FNAの施行が有用である[22)]．しかしながら，EUS-FNAは，その検体採取量の少なさから自己免疫性膵炎と診断できることは少ないが，EUS-FNAによる膵癌の診断[23)~27)]における高い特異度（98〜100％）より，膵癌を否定することにその有用性が高いと考えられる（表2）．

表2 AIPと膵癌におけるEUS-FNAの診断能の比較

AIP	Core biopsy is not sufficient for definite LPSP (26%)		(Bang SJ, Kim MH et al. Pancreas 2008)[28)]
Pancreas cancer	EUS-needle core biopsy		
		Sensitivity 94%, specificity 100%	(Stasi M, et al. Am J Gastroenterol 1998)[24)]
		Sensitivity 94.5%, specificity 100%	(Eloubeidi MA, et al. Cancer, 2003)[25)]
	EUS-FNA		
		Sensitivity 85%, specificity 89%	(Erturk SM, et al. AJR 2006)[26)]
		Sensitivity 80〜90%, specificity 95〜100% in Japan	(Maguchi H, et al. Endoscopy, 2006)[27)]

文 献

1) Yoshida K, Toki F, Takeuchi T, et al：Chronic pancreatitis caused by an autoimmune abnormality. Proposal of the concept of autoimmune pancreatitis. Dig Dis Sci 1995；40：1561-1568
2) 厚生労働省難治性膵疾患調査研究班・日本膵臓学会：自己免疫性膵炎臨床診断基準2006. 膵臓 2006；21：395-397
3) Kawaguchi K, Koike M, Tsuruta K, et al：Lymphoplasmacytic sclerosing pancreatitis with cholangitis：A variant primary sclerosing cholangitis extensively involving pancreas. Hum Pahtol 1991；22：387-395
4) Notohara K, Burgart LJ, Yadav D, et al：Idiopathic chronic pancreatitis with periductal lymphoplasmacytic infiltration：clinicopathologic features of 35 cases. Am J Surg Pathol 2003；27：1119-1127
5) Zamboni G, Luttges J, Capelli P, et al：Histopathological features of diagnostic and clinical relevance in autoimmune pancreatitis：a study on 53 resection specimens and 9 biopsy specimens. Virchows Arch 2004；445：552-563
6) Kamisawa T, Funata N, Hayashi Y, et al：A new clinicopathological entity of IgG4-related autoimmune disease. J Gastroenterol 2003；38：982-984
7) Yamamoto M, Takahashi H, Ohara M, et al：A new conceptualization for Mikulicz's disease as an IgG4-related plasmacytic disease. Mod Rheumatol 2006；16：335-340
8) Masaki Y, Dong L, Kurose N, et al：Proposal for a new clinical entity, IgG4-positive multi-organ lymphoproliferative syndrome：Analysis of 64 cases of IgG4-related disorders. Ann Rheum Dis 2008 (Epub ahead of Print)
9) Kamisawa T, Tu Y, Nakajima H, et al：Usefulness of biopsying the major duodenal papilla to diagnose autoimmune pancreatitis：a prospective study using IgG4-immunostaining. World J Gastroenterol 2006；12：2031-2033
10) Kamisawa T, Okamoto A, Funata N：Clinicopathological features of autoimmune pancreatitis in relation to elevation of serum IgG4. Pancreas 2005；31：28-31
11) Kamisawa T, Funata N, Hayashi Y, et al：Close relationship between autoimmune pancreatitis and multifocal fibrosclerosis. Gut 2003；52：683-687
12) Nishino T, Toki F, Oyama H, et al：Biliary tract involvement in autoimmune pancreatitis. Pancreas 2005；30：76-82
13) Nakazawa T, Ohara H, Sano H, et al：Cholangiography can discriminate sclerosing cholangitis with autoimmune pancreatitis from primary sclerosing cholangitis. Gastrointest Endosc 2004；60：937-944
14) Zen Y, Harada K, Sasaki M, et al：IgG4-related sclerosing cholangitis with and without hepatic inflammatory pseudotumor, and sclerosing pancreatitis associated sclerosing cholangitis. Do they belong to a spectrum of sclerosing pancreatitis？ Am J Surg Pathol 2004；28：1193-1203
15) Hirano K, Shiratori Y, Komatsu Y, et al：Involvement of the biliary system in autoimmune pancreatitis：a follow-up study. Clin Gastroenterol Hepatol 2003；1：453-464
16) 依田芳起, 小林一久, 榎本信幸：腹部超音波検診におけるカテゴリー分類の検討. 日消集検会誌 2006；44：12-20
17) 入江裕之, 伊藤鉄英：自己免疫性膵炎臨床診断基準2006の解説—US, CT, MRI像. 膵臓 2007；22：629-633
18) 入江裕之, 吉満研吾, 田嶋 強, 他：自己免疫性膵炎—病理, 画像所見から治療まで. 臨床画像 2007；23：524-534
19) 本庶 元, 竹内和男, 長島夏子, 他：自己免疫性膵炎における胆管病変—超音波画像を中心に. 消化器画像 2002；4：59-65
20) 竹内和男, 長島夏子, 小山里香子, 他：自己免疫性膵炎に伴う胆管壁病変：超音波像の特徴について. 消化器科 2005；41：289-294
21) Rösch T, Lorenz R, Braig C, et al：Endoscopic ultrasound in pancreatic tumor diagnosis. Gastrointest Endosc 1991；37：347-352
22) Deshpande V, Mino-Kenudson M, Brugge WR, et al：Endoscopic ultrasound guided fine needle aspiration biopsy of autoimmune pancreatitis：diagnostic criteria and pitfalls. Am J Surg Pathol 2005；29：1464-1471

23) Williams DB, Sahai AV, Aabakken L, et al：Endoscopic ultrasound guided fine needle aspiration biopsy：a large single centre experience. Gut　1999；44：720-726
24) Stasi M, Di Lencioni R, Solmi L, et al：Ultrasound-guided fine needle biopsy of pancreatic masses：results of a multicenter study. Am J Gastroenterol　1998；93：1329-1333
25) Eloubeidi MA, Jhala D, Chhieng DC, et al：Yield of endoscopic ultrasound-guided fine-needle aspiration biopsy in patients with suspected pancreatic carcinoma. Cancer　2003；99：285-292
26) Erturk SM, Mortelé KJ, Tuncali K, et al：Fine-needle aspiration biopsy of solid pancreatic masses：comparison of CT and endoscopic sonography guidance. AJR　2006；187：1531-1535
27) Maguchi H, Takahashi K, Osanai M, et al：Small pancreatic lesions：is there need for EUS-FNA preoperatively？ What to do with the incidental lesions？ Endoscopy　2006；38 (Suppl 1)：S53-56
28) Bang SJ, Kim MH, Kim do H, et al：Is pancreatic core biopsy sufficient to diagnose autoimmune chronic pancreatitis？ Pancreas　2008；36：84-89
29) Nakazawa T, Ohara H, Sano H, et al：Cholangiography can discriminate sclerosing cholangitis with autoimmune pancreatitis from primary sclerosing cholangitis. Gastrointest Endosc 2004；60：937-944
30) 厚生労働省難治性膵疾患調査研究班；大槻　眞, 岡崎和一 編：自己免疫性膵炎アトラス. 2007, アークメディア, 東京

（岡崎和一, 内田一茂, 高岡　亮）

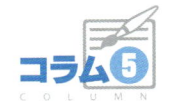

コラム5　拡げよう EUS-FNA の輪

　わが国の内視鏡医は画像が好きである．好きだからこそ，小さな消化器癌が見つかり，低侵襲の内視鏡治療が可能になってきた．一方で，癌の最終診断は組織・病理でなければならないのも事実である．消化管癌では容易に組織が得られるのに対し，膵胆道癌では時に組織を得ることが困難な場合がある．とくに膵腫瘍の組織診断には難渋する場合がある．EUSで腫瘍像が認められてもそれだけで侵襲を伴う治療を行うには疑問が残る．たとえば画像診断だけで化学療法を行うことの是非があげられる．しかもこれからは画像診断だけで化学療法が許されない時代になると思っている．確かに膵管癌，腫瘤形成性膵炎，内分泌腫瘍，自己免疫性膵炎を画像から鑑別することは可能だと思っているが，「確かか？」と問われたとき，答えに窮する．

　EUS-FNAの開発前には，胆膵癌の組織病理診断は胆汁や膵液細胞診，経乳頭的鉗子生検，経皮的腫瘍生検が行われていた．確かにどの手段でも病理組織診断はできるのだが，診断率は必ずしも満足のできるものではなかった．もっとも，最近では，内視鏡医と病理医の熱意によって診断能もかなり改善しているが，「全例可能か」と問われたとき「うーん」となる．

　従来法で診断できなかった膵腫瘍性病変にとって，EUS-FNAは福音となった．若干のトレーニングと少し高価なシステムの購入によって膵腫瘍のEUS下穿刺細胞診や組織診断は安全かつ簡単に行うことができるようになっている．欧米では，CTで腫瘍が見つかれば，後はEUS-FNAで診断し，切除か化学療法かを決めればよいとさえ言われている．そのため，欧米におけるEUS-FNAの普及は目覚ましく，日本を除くアジア地域，中南米，東欧がこの考えに追従して，EUS-FNAの世界的普及は著しい．もちろん，わが国でもEUS-FNAは普及してきているが，他の地域と比べて少し温度差がある．日本には他国にはない長い画像診断EUSの歴史があるからと居直ったところで説得力があるとも思えない．原因のひとつはEUS-FNAの保険点数の低さにあることは疑いようもない．高い診断能があり患者さんが不要な検査を受けずに済むとは言っても，EUS検査と組織検査の点数を足しても穿刺針さえ買えない現状では，いくら臨床的に価値のある手技も普及し難い．経済的理由のみでこの手法が普及しないとすれば残念の極みである．世界に誇る保険制度をもつわが国の現状としては寂しいかぎりである．高い技術をもつわが国の胆膵内視鏡医が腕を振るえ，世界の孤児にならないためにも早急な改善を望みたい．

（安田健治朗）

II 各論：[膵臓]

内視鏡的膵石治療の現状

膵石症は慢性膵炎の合併症の一つであり，慢性膵炎の急性増悪や仮性嚢胞形成などを惹起する病態である．急性膵炎，嚢胞形成ともに重篤な状態を招来する可能性がある疾患概念であり，こういった状況を回避することは重要である．また急性増悪という状況ではなくとも慢性疼痛や，膵液の排出不全に伴う，慢性的な消化機能不全が生ずることも知られており，この点においても膵石に対する加療は重要であるといえる．

昨今は体外衝撃波結石破砕術（extra corporeal shock wave lithotripsy；ESWL）を利用した，破砕療法や内視鏡的なアプローチが普及している．われわれは乳頭切開（胆管口切開，膵管口切開の双方を含む）の付加を前提として，その即効性，確実性，低侵襲性などから，内視鏡的膵管切石術（endoscopical pancreatic duct lithotripsy；EPDL）を積極的に行っている．今回は膵石症治療に対する低侵襲で効果が高いEPDLの標準的方法と，コツ，トラブルシューティングを概説する．

適応

膵石症の治療を行う目的は，膵機能障害や疼痛の改善，ならびに結石再発の予防，膵液排出障害の改善であり，これらに伴う自他覚症状が存在しない症例は治療の適応とならない[1〜3]．すなわち手技的には治療可能であっても無症状や膵機能が荒廃しているものは臨床的には適応外である．なお，分枝膵管や尾部主膵管にのみ結石が存在する例は症状の発現および膵内・外分泌機能の低下がみられることは少なく，手技的にも困難な場合が多いので，適応とはならないと考えている．EPDLは主膵管ないしは副膵管の切石のみが可能な手法であり，頭部から尾部に至るような多発結石の例や主膵管に多発性狭窄を認める例では，完全除去が困難な場合が多く，切石後の再発のリスクも高いため，積極的に外科治療を行うべきであろう．

したがって，本法を行うにあたっては，腹部超音波検査やCTのみでなく，術前にERCPによって膵管の状態を把握するとともに，血液検査で内分泌能も含めた膵機能を評価することが重要である．核磁気共鳴胆膵管検査（MRCP）も結石嵌頓症例においては尾側膵管の状況把握には非常に有用な検査法である．

標準的付加手技

膵石の内視鏡治療に際して内視鏡的乳頭括約筋切開術（endoscopic sphincterotomy；EST）ならびに乳頭部膵管切開術（endoscopic sphincterotomy of the pancreatic duct；EST-PD）を行うか否かは議論の分かれるところ[3〜5]ではあるが，われわれは可能なかぎりこれらを行っている．ESTを付加せずにESWLのみで排出可能な症例があることも事実ではあるが，膵石

症は比較的再発する可能性が高く（**表1**），繰り返し処置を行うことが多いため，再発時の治療をより簡便に行うには乳頭切開は必須な手技であると考えている[6]．また，乳頭部付近をはじめとして主膵管の狭窄が，結石形成の原因となることが膵管切開術を基本手技とするゆえんである．

膵管切開術が困難な症例では乳頭胆管切開術（endoscopic sphincterotomy of the bile duct；EST-BD）を施行し，EPDLを行うか，胆管切開後にEST-PDを加えることもある．結石を除去する過程で一時的な膵管拡張術や膵管ステント留置術を行うことがあるが，こういった付加的な手技を行う際にもESTは不可欠な行為といえる．また一定期間の膵管拡張効果を期待して膵管ステント留置を行う際にはESTを行っていなければなしえないといえるため，その意味でもESTは重要かつ不可避な付加手技であるといえる．

副膵管（santrini duct）に結石を有する症例や，主膵管側に強固な狭窄を有する症例，そして膵管分離の症例では，副乳頭切開術（endoscopic sphincterotomy of the accessory papilla；EST-AP）（**図1**）もできるかぎり試みているが，副乳頭に関しては主乳頭に比して，乳頭括約筋の発達が弱く，危険を多く伴う切開術よりもバルーン拡張で代用することが多い（**図2**）．

表1 結石再発率
（内視鏡的切石を試み成功したもののうち2年以上の経過を追えた65例中）

再発	26.2%（17/65例）
再発回数	平均 2.1回
再発期間	平均24.2カ月
主膵管狭窄例	94.1%（16/17例）
主膵管非狭窄例	5.9%（ 1/17例）

平均観察期間 56カ月（12～146）

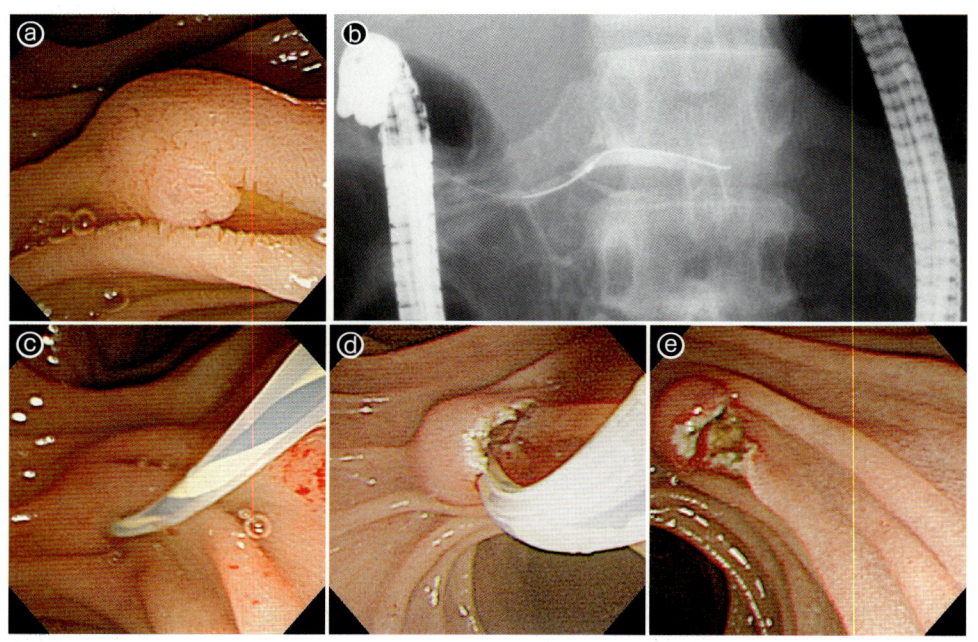

図1 副乳頭切開術（endoscopic sphincterotomy of the accessory papilla；EST-AP）
a～c：副乳頭からガイドワイヤーを用いて深部挿管を行う．
d：パピロトミーナイフで切開した．
e：切開後十分な開口が得られ，処置が可能となった．

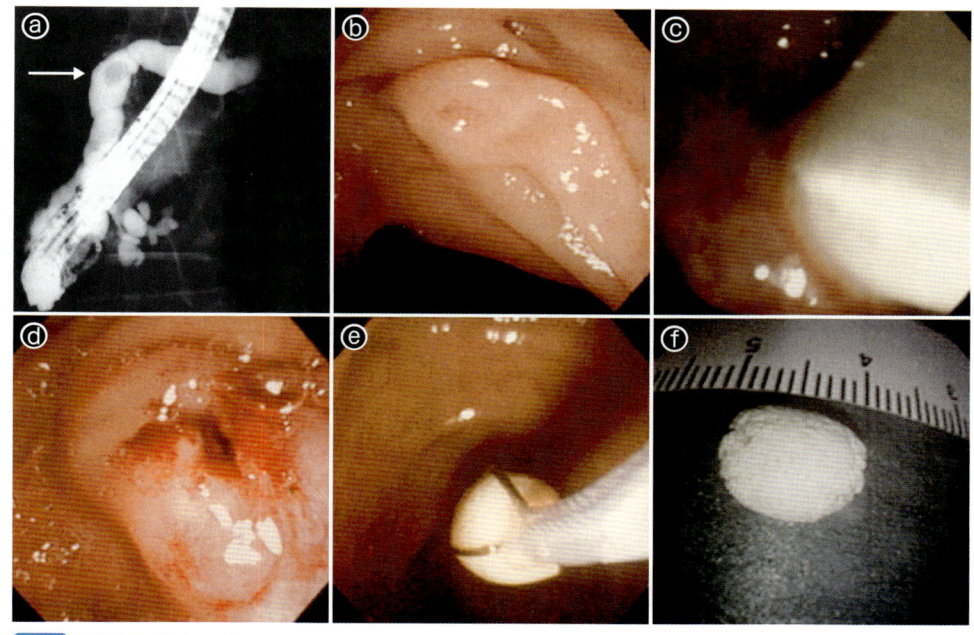

図2 副乳頭からの切石
　　a：主膵管に結石を認めたが，副乳頭からのアプローチのほうが容易と判断．
　b〜d：副乳頭をバルーン拡張する．
　d〜f：十分な拡張が得られ，10 mm 台の結石を除去しえた．

切石手技

表2に示すとおり，当院においてEPDLを施行し切石に成功した74例のうち，ESTのみで自然排出したもの，あるいはバスケットカテーテルによって一期的に切石しえたものは23例であった．単発結石で，結石径が5〜8 mmの結石で膵管狭窄を伴っておらず，結石が膵管内で浮遊しているか，あるいは嵌頓に至らない症例はEST後一期的に切石可能である．EST後の膵管結石の除去に先んじて，巨大結石や主膵管嵌頓結石に対してはESWLなどを積極的に応用している．ESWLを併用したものは，実に65％（74例中48例）であり，本症においてESWLは非常に重要である．

表2 成功例の治療手技内訳（n=74）

EST	8例
EST＋バスケット	15例
EST＋ESWL	17例
EST＋ESWL＋バスケット	31例
副乳頭バルーン拡張＋バスケット	3例

付加手技におけるコツ

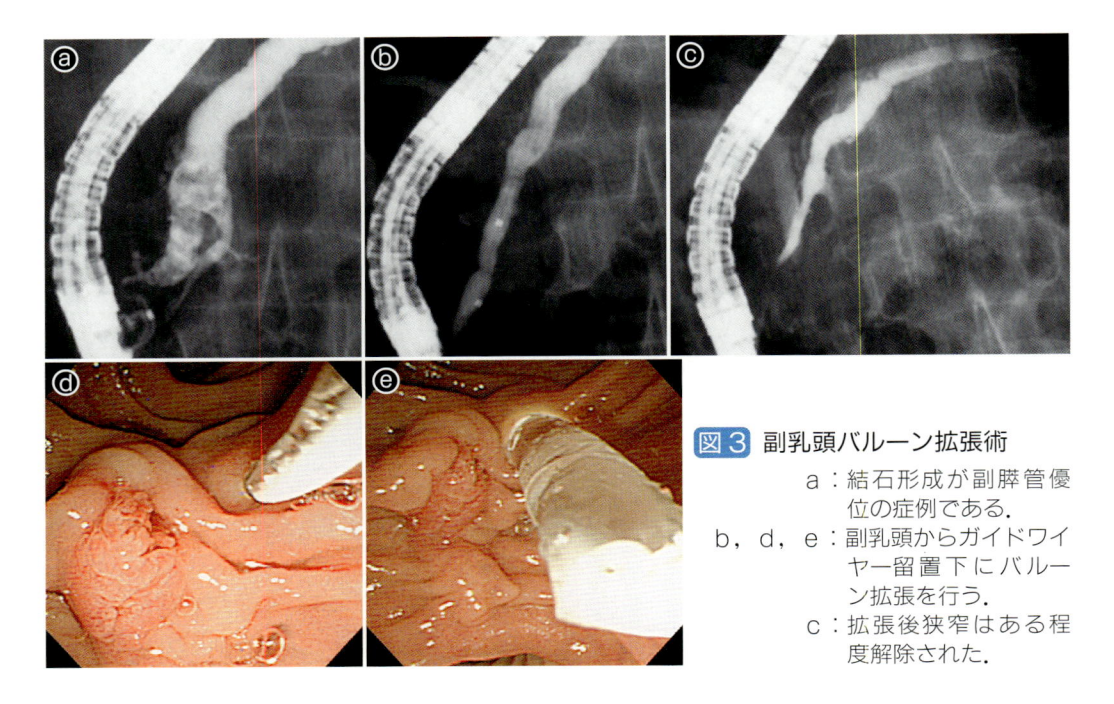

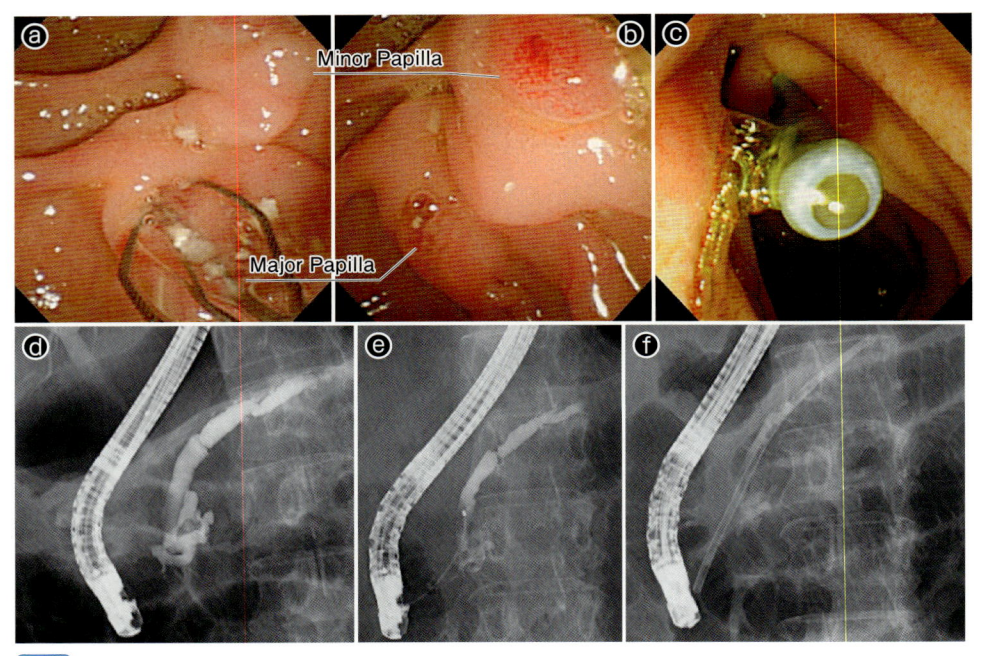

図3 副乳頭バルーン拡張術
- a：結石形成が副膵管優位の症例である．
- b，d，e：副乳頭からガイドワイヤー留置下にバルーン拡張を行う．
- c：拡張後狭窄はある程度解除された．

図4 副乳頭へのステント留置1
- a，d：膵管孔切開後，主乳頭から切石を行うも不十分であった．
- b，c，e，f：副乳頭からもアプローチを行いステントを挿入した．

1 どこまで切るか？

乳頭切開術を行う際に中途半端な切開では急性膵炎を誘発する危険性があり，膵管口が十分に開大するまでの切開が必要である．また，われわれがESTを積極的に行う理由として，慢性膵炎の合併症として発生する膵石を伴うような症例では，胆管末端部が膵頭部炎症によって胆管狭窄を伴っている症例が多く存在し，胆管結石の治療の際に話題になるような，乳頭機能低下による食物の胆管への逆流が問題にならないこともあげられる[6]．

2 副乳頭へのアプローチのコツ

副乳頭へのアプローチは簡単なものではない．通常のERCPの際にも副乳頭をしっかり観察しておく癖をつけることは重要である．副乳頭からのアプローチが求められる症例としては，Wirsung管に強い狭窄を伴うものや，腹側背側膵管の合流部より尾側に結石を伴うものがよい適応である．主乳頭と副乳頭の解剖学的位置が近いものは比較的簡単にアプローチできる（図3，4）．しかしながら多くは造影すらも難渋する例が多い（図5）．コツとしては，造影カニューラの彎曲部を用手的に直線化することで造影が容易になる．

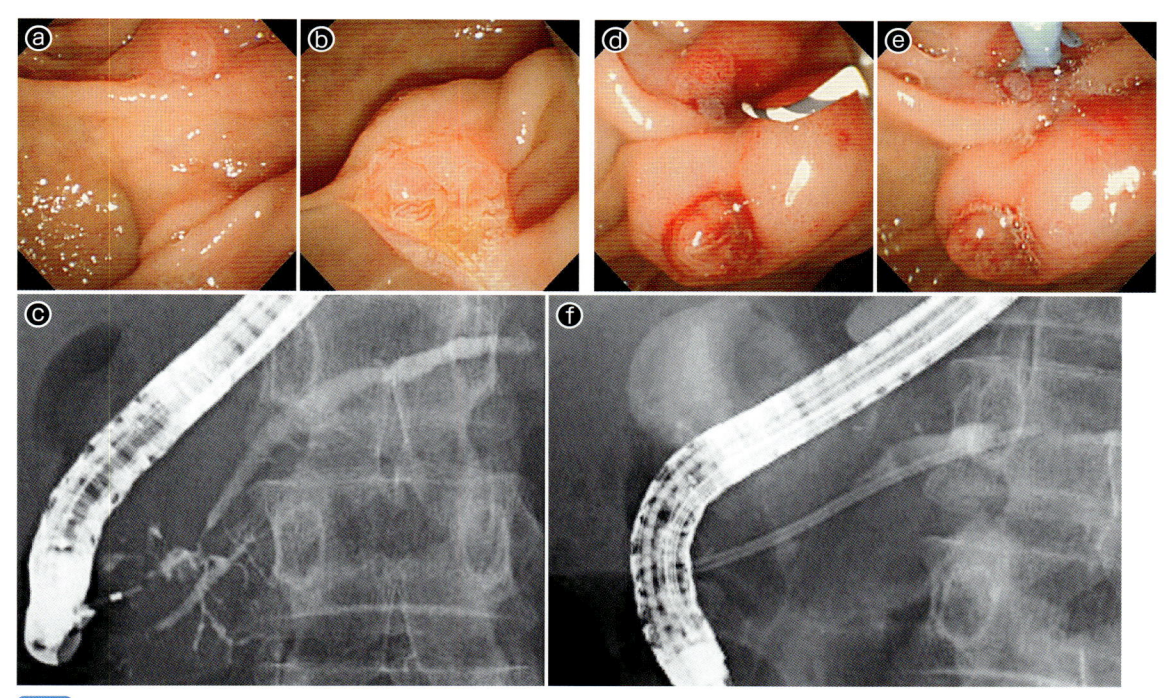

図5 副乳頭へのステント留置2（困難例）
　　a：副乳頭．　b：主乳頭．　c：主乳頭からのアプローチは，屈曲と強い狭窄のため困難と判断した．
　　d：副乳頭にガイドワイヤーを留置した（下方に見える主乳頭は膵管孔切開後）．
　e，f：ブジーにて拡張後，7Frのステントを挿入した．

これは副膵管は十二指腸壁に対して垂直方向にまっすぐ走行しており，カニューラが彎曲したままだと，十二指腸壁に対して見上げになりすぎて挿管しにくいからである．さらに内視鏡もダウンアングルをかけて，副乳頭から距離をとり，鉗子孔から出るカニューラの方向と，副膵管の走行とを合わせることも重要である．メタルチップカニューラのほうが挿管が容易であるという報告も

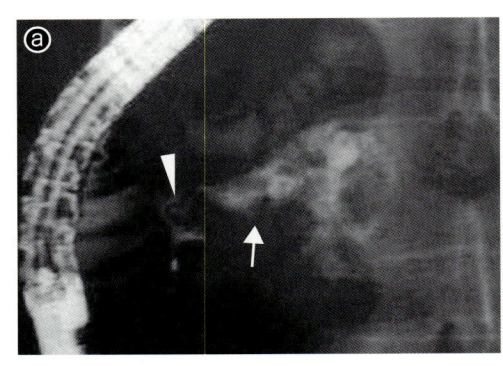

図6 困難例
a：主膵管からの造影ではほとんど造影されない結石嵌頓（矢印），副膵管も強度な狭窄（矢頭）を認めた．

切石に伴うコツ

❶ バスケットカテーテル操作のコツ

　バスケットカテーテルを深部膵管に挿入しにくい場合がある．これは副膵管主膵管合流部が正面からのX線透視ではわからないが，前後方向に角度を形成している場合に多い．このような場合は，内視鏡をやや push 気味にして，十二指腸を右側に押し付けることによって，膵臓自体を伸展させると，膵管の角度がゆるくなり挿入しやすくなる．
　大きな結石症例などで，バスケットカテーテルの先端が結石の尾側に進まないということがある．胆管に比してコンプライアンスに乏しい膵管では結石と膵管壁との間の間隙が狭く，カテーテルが進まないことをたびたび経験する．このような場合は，膵管造影に際してバルーンカテーテルなどを利用して，圧をかけて造影したのち，すばやくバスケットカテーテルを挿入するとよい．膵管も胆管ほどではないにせよ，ある程度のコンプライアンスがあるため，造影によって拡張するため，間隙が発生してカテーテルを挿入しやすくなる．
　処置具の選択に関しては，通常型のバスケットをはじめスパイラルバスケットなど，いろいろなものを今まで試したが，1.7 mm 径で膵管でも扱いやすいオリンパス社製FG33Wを多用している．

❷ ESWLを行うにあたってのコツ

　ESWLでなかなか結石が破砕できない場合がある．膵機能が著しく低下している場合は，尾側膵管からの乳頭側への膵液排出に伴う圧力がほとんどないために，破砕した結石が再結晶化してしまう場合などが考えられるが，ESWLによる破砕の方法に問題がある場合がある．
　ESWLを行うにあたっては，衝撃波を当てる間

あり[7]．工夫をすることでアプローチが容易になる．副乳頭からのアプローチが困難な場合は，主乳頭から副膵管がきっちりと描出されるまで造影を行い，副膵管の走行を同定してから行うこともコツとしてあげられる（図6）．また，主膵管から逆行性に副膵管へガイドワイヤーを進めて，アプローチする方法もある[7]．

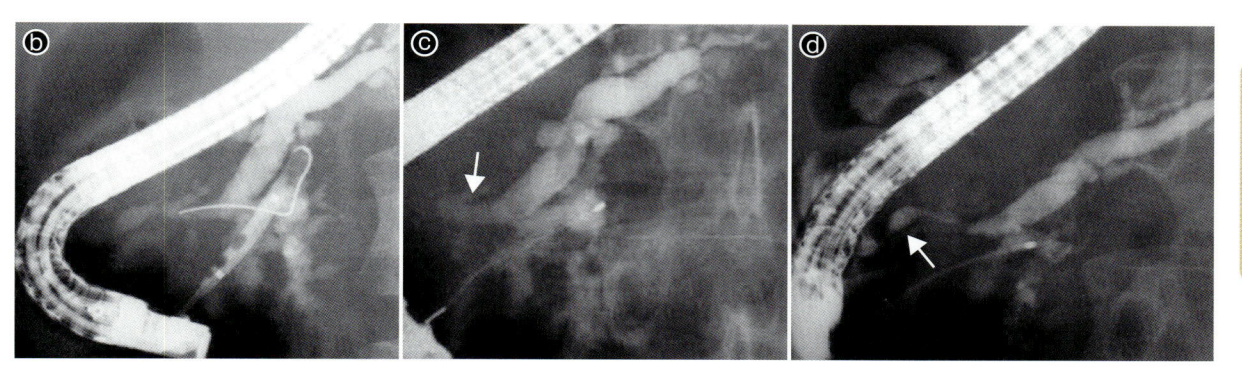

b：まず主乳頭をバルーン拡張し，ガイドワイヤーを副乳頭へ進めて，逆行性に副乳頭を拡張し，
c：副膵管も拡張が得られ（矢印），d：造影剤も副乳頭から排出された．

隔に注意が必要である．結石に衝撃波が当たった場合，キャビテーションノイズが発生することが知られている[8),9)]．これは，潜水艦のスクリューが回転する際に海水を急速に押しつぶすことによってバブルが発生し，発生するノイズで，潜水艦の超音波探査（ソナー探査）に利用されている．ESWLにおいても結石に衝撃波が当たるたびにこのキャビテーションノイズが発生することに留意しなければならない（図7）．すなわち，衝撃波を1分間に100発近く当てるようなことを行うと，衝撃波がこのキャビテーションノイズに吸収されてしまい，破砕効果が減弱する．したがって，ある程度キャビテーションノイズが消える間隔で衝撃波を打つ必要がある．われわれは1分間に多くとも70回を超えないようにして，破砕効果の減弱を最小限にとどめる努力をしている．しかし，1分間当りの衝撃波回数を少なくしたとしても，キャビテーションノイズの発生を完全に避けることは不可能である．最近の機種では，衝撃波500発で衝撃波の発生が一時的に中止される仕組みになっている機種があるが，これは連続した衝撃波で発生したキャビテーションノイズがある程度消えるまで待ったほうが破砕効果が上がることを考慮したものである．したがって，500発ごとに1分間くらいの衝撃波発生の休止時間を設けることが破砕効果の上昇に繋がる．

また，ESWLの破砕方式の違いも重要である．当院では以前は電極放電方式（Dornier社製MPL-9000）を使用していたが，現在は電磁変換方式（Siemens社製Lithostar Multiline）の機器を使用している．電極放電方式のESWLは，破砕エネルギー範囲が中域から高域に限られ，結石の破砕力は強いものの，砂状までのこまかい破砕を行うことは困難である（図8）．一方，電磁変換方式のESWLは圧力の調整範囲が広く，破砕には高エネルギーから低エネルギー領域まで利用できる

ため，大きな結石から砂状までのこまかい破砕も容易にできる(図8)．これらの違いはバスケット切石を必要とするか，破砕後の自然排出に繋がるかの違いを生じており，従前はESWLにて結石を破砕したのちにバスケットカテーテルで除去する症例が多数を占めていたのに対し，最近では

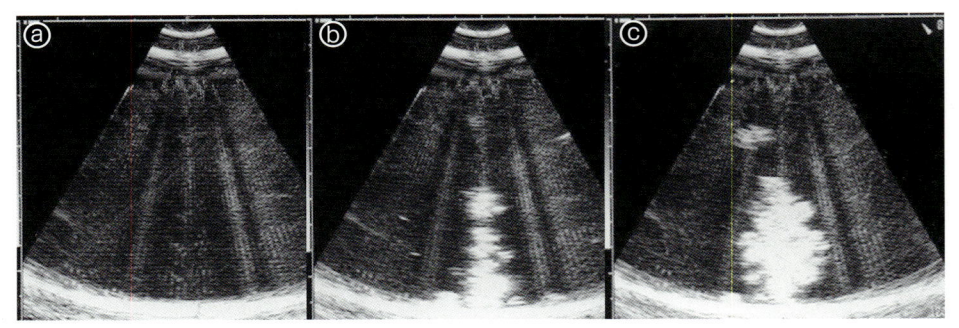

図7 キャビテーションノイズ
a：水深化の結石に衝撃波を当てたモデルである．
b：結石に衝撃波が当たると図のようなエコーが生じる．これがキャビテーションノイズである．
c：短時間に多数の衝撃波を当てると，キャビテーションノイズは増強する．これにより，衝撃波は吸収され，減衰する．したがって，キャビテーションノイズの発生は衝撃波による結石破砕効果を減弱することになり，キャビテーションノイズを出来るだけ発生させないような工夫が必要である．

偶発症

本手技の偶発症としては，急性膵炎とバスケット嵌頓があげられる．74例の検討全体で急性膵炎を3例経験したが，いずれも軽症であり保存的に治癒しえた．バスケット嵌頓は3例経験した．

トラブルシューティング ── バスケット嵌頓した時は？

まず，無理に引っ張らないことである．胆管とは異なり膵管はコンプライアンスが低いため，バスケットカテーテルで把持したものの，乳頭からの排出ができない症例が存在する(図9)．バスケット嵌頓した場合は，バスケットカテーテルの手元部を切断し，シースと鋼線のみの状態にして，バスケットカテーテルを膵管に留置したままスコープを引き抜き，患者の口からカテーテルが出る状態にした後，ENBDの要領で鼻からカテーテルを出すようにする(図9)．そのまま，X線透視下にターゲッティングを行い，ESWLで嵌頓した結石を破砕し，内視鏡観察下に引き抜くことで対応可能である．自験例では破砕後に自然に乳頭からカテーテルが出てくることが多い．

内視鏡的膵石除去における膵管狭窄解除

1．膵管バルーン拡張

バルーンカテーテルを用いて，膵管狭窄部を拡張する[10),11)]手法である．後述する膵管ステント留置術に比べて，手技的には容易であることが多い．拡張術に用いるバルーンの径は主膵管の状況次第ではあるが，著者らは6～8mmのバルーンカテーテルを用いることが多い(図6)．バルーン拡張術は狭窄部を処置具が超えうるような状態にすることは可能であっても，長期間

ESWL を施行したのち，自然排出されている症例が増加している[3),6)]．

もう一点，注意が必要なのは，非常に重要な膵石治療法として確立された ESWL であるが，現在でも膵石症には保険適応がない．このことが膵石症治療の最大の問題かもしれない．

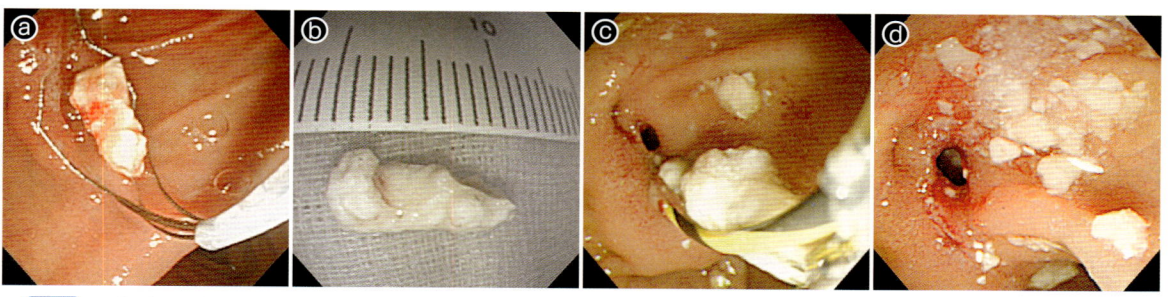

図8 電極放電方式による ESWL と電磁変換方式の ESWL による破砕
a，b：膵頭部の 1 cm を超える大きな結石症例．電極放電方式の ESWL を行いバスケットカテーテルにて截石した．破砕後の結石片は比較的大きい．
c，d：電磁変換方式の ESWL．砂状にまで破砕された結石が，バスケットカテーテルに付着する形で切石された．

の拡張効果は得難いと考えている．したがって，結石の乳頭側に拡張がある場合には積極的に本法を用いて，処置具の通過を容易にしておいてから，手技を行うことが推奨される．

2．膵管ブジー

著者らは，胆管拡張用の内視鏡下ブジーを膵管狭窄に行っている．この手法は，膵管バルーン拡張と同様，長期的な狭窄改善よりは一時的な狭窄解除が適応と考えている（図10）．すなわ

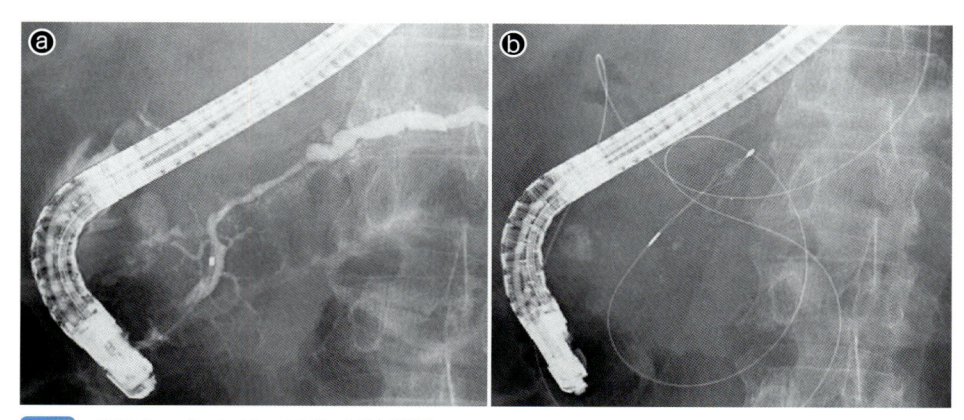

図9 バスケットカテーテルの嵌頓例
a：体部結石の症例．結石の乳頭側に狭窄を認める．
b：ESWL で破砕後バスケットカテーテルで把持したが，狭窄部を越えずカテーテルが嵌頓した．カテーテルの操作部を経鼻的に体外へ出し ESWL で再破砕し，結石と一緒に胃カテーテルを抜去した．

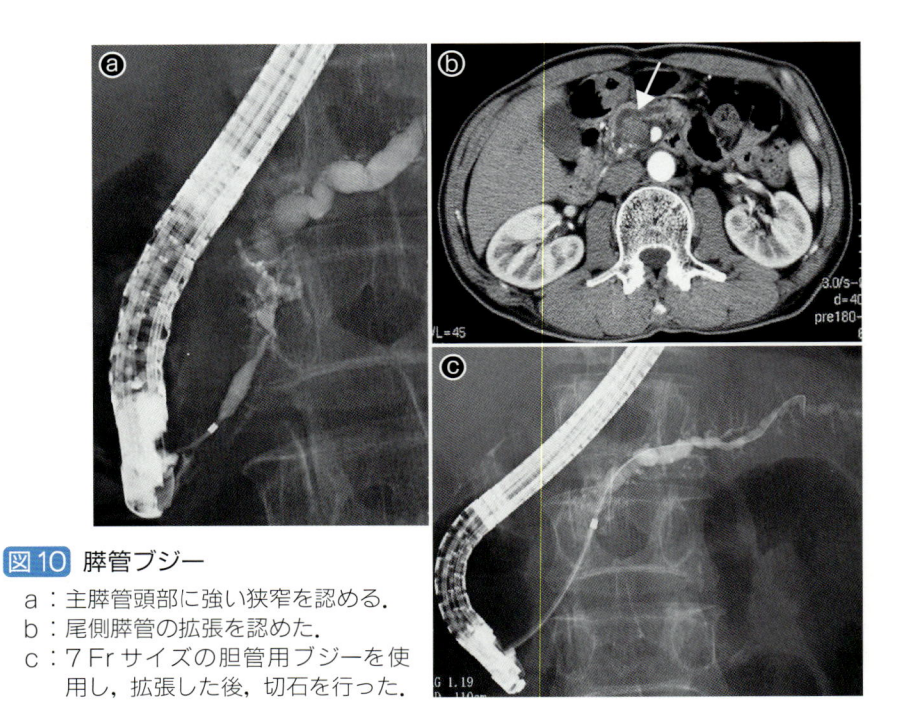

図10 膵管ブジー
a：主膵管頭部に強い狭窄を認める．
b：尾側膵管の拡張を認めた．
c：7 Fr サイズの胆管用ブジーを使用し，拡張した後，切石を行った．

ち，結石除去などを目的とした処置具の挿通性向上が目的となる．また膵管ステント留置の際に挿入を容易にする手法としても有用である．

3．膵管ステント留置術

膵管バルーン拡張術に比して，比較的長期の狭窄解除が可能な手技である[11)~13)]．留置法は基本的には内視鏡的胆道ドレナージ術と同様である．しかしながら，管腔臓器である胆管と異なり，膵臓は実質臓器であるとともに，この手法の適応となる慢性膵炎においては，膵実質が線維化を呈することにより生じた狭窄であるため，狭窄が非常に硬いのが特徴である．したがって，胆管ステント留置に比べて手技に難渋することも多い．ステント径に関しては，膵石の除去を行う際に結石破砕片の嵌頓による急性膵炎予防を目的とする場合は5 Frを使用しているが，長期の狭窄改善効果を期待する場合には7 Fr，8 Fr，10 Frを使用している．

表1に再発率を示したが，総体的には再発率26.2％と良好な成績であるが，再発例17例中16例が主膵管狭窄を伴っており，主膵管狭窄解除は膵石症の再発防止に非常に重要な役割を果たすことは明らかである．再発が比較的多い膵石症では，結石形成の原因となる主膵管狭窄は積極的に解除するべきである．そのための手法として膵管ステント留置術は期待される手技ではあるが，ステントの交換時期に関して未だ議論がある．われわれは3カ月をめどに交換しているが，ほとんどの症例でステントは閉塞をきたしている（図11）．今後も症例を重ねた検討が必要である．

内視鏡下治療の限界

ESWLの導入によって，大結石や嵌頓結石も内科的治療の適応となってきた[14)~16)]．しかしながら，現在でも体尾移行部から尾部に存在する結石の切石率が低い傾向がある．これは多発性結石（図12）において，頭部と尾部にわたって複数結石が存在する例でも同様である．これは頭部では，衝撃波が結石に当たった際に比較的

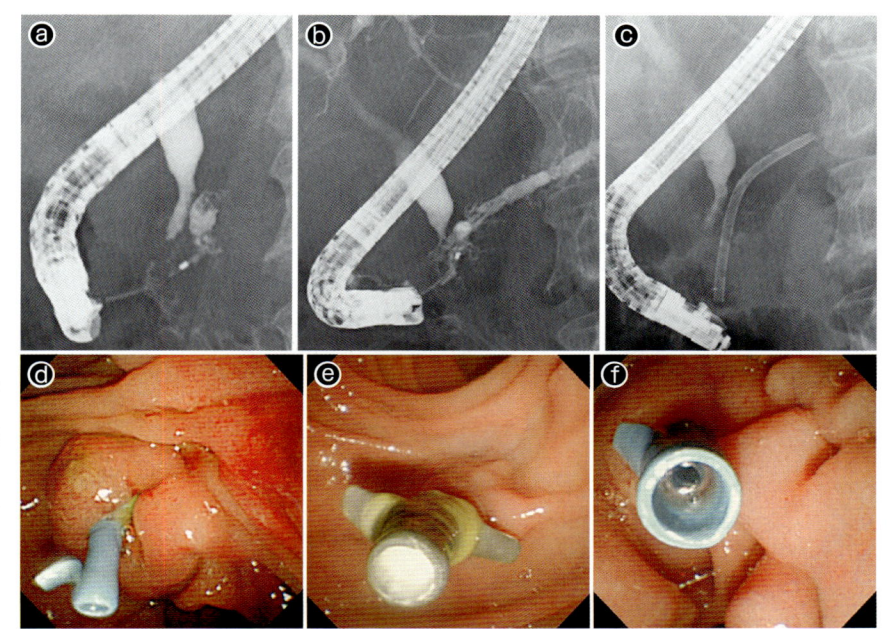

図11 膵管ステント
a，b：主膵管頭部に強い狭窄を認める．
c，d：膵管ステントを挿入した．
e：3カ月後にはステントは完全に閉塞している．
f：新たなステントに交換した．

図12 多発性結石症例
a，b：膵石に伴う急性膵炎の発症．膵性胸水の発生で転院となった．
c：膵石は膵管だけでなく実質にも拡がり，胆管狭窄も呈していた．
d：膵管ステントを挿入し，主膵管結石を破砕し，ステントを三度交換したのち，膵管内に加えて実質内の結石の多くが消失した．

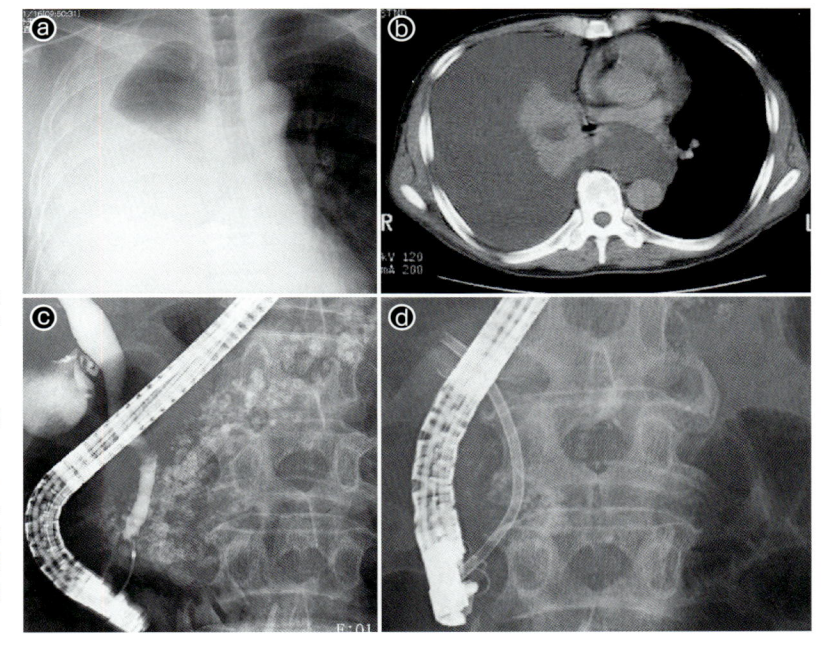

結石が動くことなく固定の良い状態で破砕が得られるのに対して，尾部の結石を破砕する場合には衝撃波が当たっても，膵実質が頭部に比して薄いために結石の固定が不良になる，つまり衝撃波とともに結石が動くことにより，衝撃波の一部が吸収されてしまうのではないかと考えている[3]．もちろん，頭部の結石では破砕片がすぐに膵外に排出されるのに比べて，尾部では排出までに時間がかかることも理由となると考えている．したがって最近では，尾部結石の場合はあまり時間をかけずに外科的手法で治療を行うようにしている．こういった症例に対しては，いた

ずらに内科的治療に固執することなく，早期に外科的治療に踏み切る勇気をもつべきである．

ただし，積極的，果敢に治療を行うことで良い結果が得られる場合もある．適応を十分に吟味することももちろん必要であるが，患者に症状があるのであればできるかぎりの努力はすべきである．

おわりに

膵石症に対する内視鏡的治療は外科的開腹術に代わる第一選択の治療法である．とくに乳頭切開を付加することで，再発の際に加療が容易になり，狭窄解除の手法の選択肢を広げる結果が得られ，内視鏡治療の効果を最大限に引き出せると確信している．しかしながら，狭窄解除に当たってのコンセンサスなど，標準化が進まない因子も多く残されている．保険診療の問題もそろそろ解決をみるべき時期に至っていると思われる．

文献

1) 田中聖人，中島正継，安田健治朗，他：膵石除去療法における第一選択としての内視鏡的膵管切石術（Endoscopical Pancreatic Duct Lithotripsy：EPDL）．胆と膵 2005；26：911-918
2) 田中聖人，中島正継，安田健治朗，他：膵石症の最適治療としての内視鏡的膵管切石術（Endoscopical Pancreatic Duct Lithotripsy：EPDL）．消化器科 2005；41：451-458
3) 田中聖人，中島正継，安田健治朗，他：内視鏡的膵石治療の現状．臨牀消化器内科 2008；23(8)：863-872
4) 大原弘隆，後島和夫，野口好樹，他：膵石症に対する体外式衝撃波結石破砕法（ESWL）の基礎的，臨床的検討．日消誌 1991；88：2861-2870
5) 大原弘隆，山田珠樹，中沢貴宏，他：膵石に対する体外衝撃波結石破砕療法（ESWL）の成績と予後．胆と膵 1997；18：1169-1174
6) 田中聖人，中島正継，安田健治朗，他：主膵管狭窄に対するバルーン拡張術と膵管ステント留置．消化器内視鏡 2007；19：1705-1713
7) 向井秀一，加藤隆夫，福庭暢彦，他：慢性膵炎に対する副乳頭からのステント留置．消化器内視鏡 2007；19(12)：1715-1721
8) Peterson RF, Lifshitz DA, Lingeman JE, et al：Stone fragmentation during shock wave lithotripsy is improved by slowing the shock wave rate：studies with a new animal model. J Urol 2002；168(5)：2211-2215
9) Madbouly K, El-Tiraifi AM, Seida M, et al：Slow versus fast shock wave lithotripsy rate for urolithiasis：a prospective randomized study. J Urol 2005；173(1)：127-130
10) 辻 忠男，加藤まゆみ，金田浩幸，他：膵石症に対する内視鏡的治療―内視鏡的膵管バルーン拡張術（EPDBD：Endoscopic Pancreatic Duct Balloon Dilatation）の意義について．胆と膵 2004；25：411-420
11) Binmoeller KF, Jue P, Seifert H, et al：Endoscopic pancreatic stent drainage in chronic pancreatitis and a dominant stricture. long term results. Endoscopy 1995；27：638-644
12) 五十嵐良典，池田真幸，多田知子，他：膵炎とその合併症に対する膵管ステント留置術―経鼻膵管ドレナージ術も含めて．胆と膵 2001；22：151-155
13) 向井秀一，中島正継，安田健治朗，他：膵管狭窄に対する膵管ステント留置術とその問題点．胆と膵 1997；18：1207-1212
14) Nauhaus H：Fragmentation of pancreatic stone by extracorporeal shock wave lithotripsy. Endoscopy 1991；23：161-165
15) Sauerbruch T, Holl J, Sackmann M, et al：Disintegration of pancreatic stone with extracorporeal shock wave in a patient with chronic pancreatitis. Endoscopy 1987；19：207-208
16) 中村雄太，乾 和郎，中澤三郎，他：膵石の体外衝撃波破砕療法―特に，膵管狭窄例の処置と有効性．胆と膵 1997；18：1175-1179

（田中聖人，中島正継，安田健治朗）

II 各論：[膵臓]

膵管ステントの実際

　膵管ステントは，当初，胆管ステントと同様，膵管狭窄に伴う膵液の流出障害に対するドレナージとして用いられていたが，近年，ERCP後膵炎の予防としての役割が注目されている．胆管ステントと大きく異なる構造上の特徴は，分枝の閉塞を予防するため，らせん状に側孔が空いているところである．さらに，ERCP後膵炎予防のための膵管ステントには，留置したステントを抜去するために内視鏡を挿入しなくても済むように，自然に十二指腸に脱落することを期待して，膵管側（先端）にフラップが付いていておらず，自然脱落型とも称されている（図1）．通常，ステントの両端にフラップを付けて，迷入・脱落を予防していることの逆の発想である．

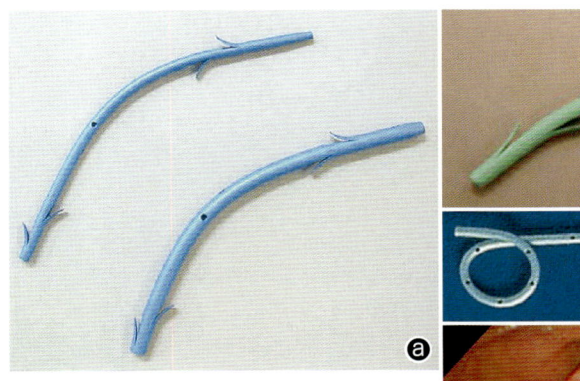

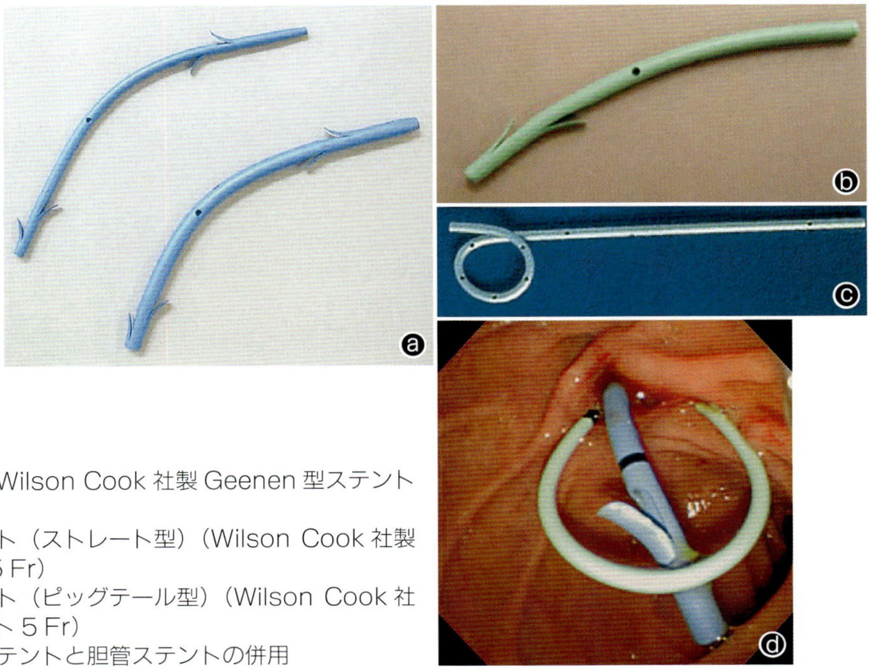

図1 各種膵管ステント
　a：通常の膵管ステント（Wilson Cook 社製 Geenen 型ステント 7 Fr，10 Fr）
　b：自然脱落型膵管ステント（ストレート型）（Wilson Cook 社製 Geenen 型ステント 5 Fr）
　c：自然脱落型膵管ステント（ピッグテール型）（Wilson Cook 社製 Zimmon 型ステント 5 Fr）
　d：ピッグテール型膵管ステントと胆管ステントの併用

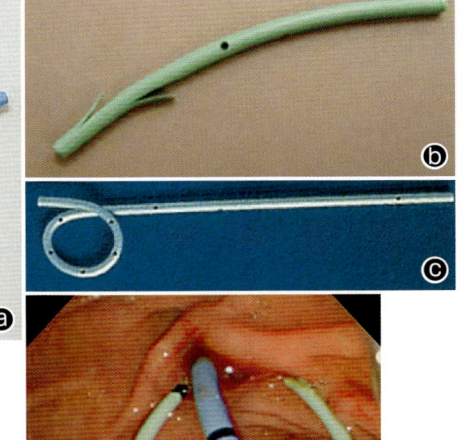

膵管狭窄に対する治療目的の膵管ステントの実際

基本的手技

　膵管狭窄の治療を目的とした膵管ステントの適応は，保存療法で改善を認めない疼痛や仮性囊胞を合併した例であり，多くは，慢性膵炎に伴う高度の膵管狭窄を有している．膵石を合併している例も多く，体外衝撃波結石破砕療法（ESWL）などが先行される．

　膵管インターベンションの方法や，膵石治療についての詳細については他項に譲り，ステント留置に際しての注意点を中心に概説する（図2）．慢性膵炎の膵管狭窄は非常に強固なことが多く，また，膵管の蛇行・屈曲も強いため，ガイドワイヤーによる狭窄突破すら困難なこともある．カニューラが容易に追随できない場合，ステントの留置はさらに難渋することが予想され，ビリアリーダイレーターやバルーンでの前拡張を行うこともあるが，これらの処置具の挿入も容易ではない．また，

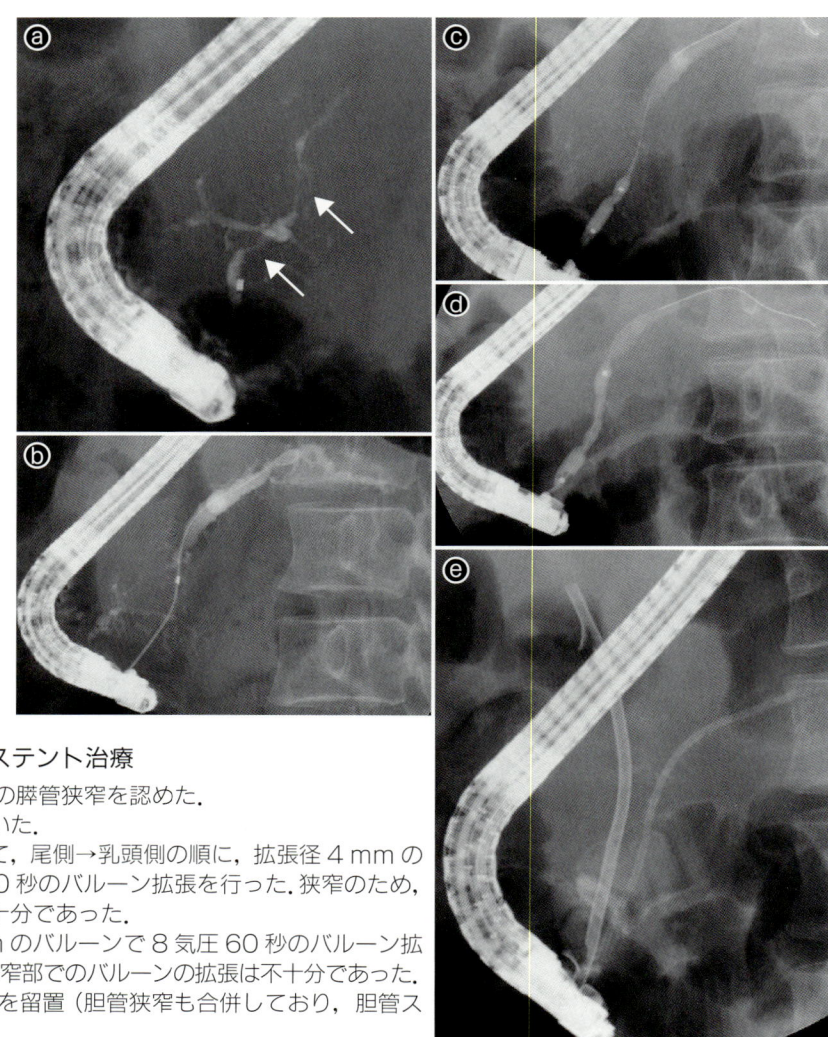

図2 膵管狭窄に対するステント治療
- a：矢印の2カ所に高度の膵管狭窄を認めた．
- b：尾側膵管は拡張していた．
- c：2カ所の狭窄に対して，尾側→乳頭側の順に，拡張径4mmのバルーンで8気圧60秒のバルーン拡張を行った．狭窄のため，バルーンの拡張は不十分であった．
- d：さらに，拡張径6mmのバルーンで8気圧60秒のバルーン拡張を行った．やはり，狭窄部でのバルーンの拡張は不十分であった．
- e：5Frの膵管ステントを留置（胆管狭窄も合併しており，胆管ステントも併用）した．

これらの処置では疼痛の訴えも多く，十分な鎮痛・鎮静剤の投与を行わなければ，体動により検査がスムーズに進まないこともしばしば経験される．そのため，初回に留置するステントは，5〜7 Fr 程度の細いステントにとどめたほうがよい．とりあえず細径でも留置できれば，2回目以降のサイズアップは比較的容易となる．

> **重要**
>
> 手技上のポイントは，スコープと乳頭との距離をなるべく短く保ち，スコープからステントを長く出しすぎないようにしながら，介助者によるガイドワイヤーへのテンションとの協調作業でステントを進めることである（図3）．汎用されている一部の胆管ステントと異なり，現在市販されている膵管ステントは，デリバリーと一体になっていないため，一度挿入し始めると，入れ直しがきかない点も要注意であり，胆管に太径（10 Fr 以上）のステントを確実に入れる技術が必須である．

留置後の管理

留置後は，まず短期的な治療効果を確認することになる．疼痛や高アミラーゼ血症の改善，仮性囊胞の縮小化はよい指標である[1]．その後はどのように管理するかが問題となる．すなわち，"いつ"，"抜去か交換か"の二つの問題があり，さまざまな意見が出ていて結論は得られていないが，1本のステントに関しては，3カ月以内に抜去もしくは交換するのが一般的である[2]．ステントが閉塞すると，一般的な急性膵炎や仮性囊胞以外に，膵管炎と呼ばれる膿性膵液のうっ滞を伴う菌血症を合併することがあり，注意を要する．血清アミラーゼ値は判断の指標にならないことが多い．最終的なステント抜去の直後にも膵炎関連の偶発症を合併することがあり，ただステントを抜去し，造影を行って終了するのではなく，とくに膵管クリーニングを行った際など，自然脱落型のステントもしくは経鼻膵管ドレナージチューブ（ENPD）による膵炎予防策をとったほうがよいように思われる[1]．

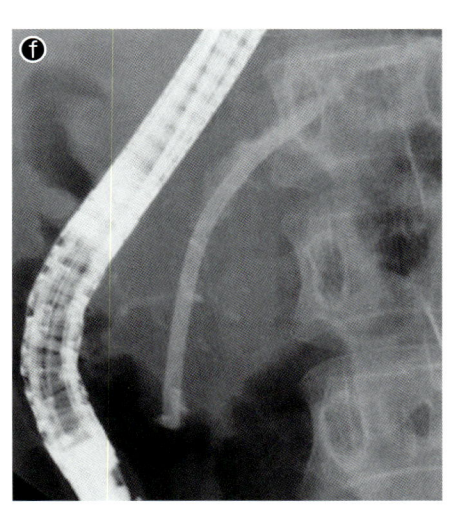

f：1カ月後，7 Fr への交換は容易であった．

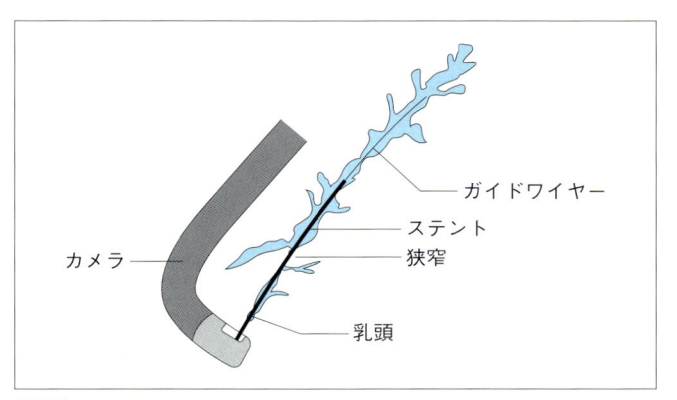

図3 膵管狭窄に対するステント留置のポイント
①Up アングル，左ひねりなど，スコープと乳頭との距離をなるべく短く保つ．
②スコープからステントを長く出しすぎない．

ERCP後膵炎予防のための膵管ステントの実際

近年，ERCP後膵炎の予防に膵管ステントが有用であるとの報告がなされている[3)~5)]が，まずは，ERCP後膵炎の高危険群を理解しておく必要がある．すなわち，患者因子として，女性，若年者，乳頭機能不全，ERCP後膵炎の既往，胆管拡張なし，黄疸なし，などが，また，手技因子として，膵管造影，precut，カニュレーション困難，膵管口切開，術者の経験などが有意な危険因子とされている[6)]．ERCPに携わるすべての者は，十分にこのことを理解し，予防的ステントを考える前に，少なくとも安易なカニュレーション操作や不要な膵管造影は避けるなど，細心の注意を払わなければならない．近年では，不要な膵管造影を回避するために，最初からガイドワイヤーを先進させて胆管のみを造影する，ガイドワイヤーカニュレーション法や，胆管挿管困難例に対し，膵管にガイドワイヤーを留置したうえで胆管を探りなおす，膵管ガイドワイヤー法などの工夫も報告されている．

基本的手技

われわれの予防的ステントの適応は，カニュレーション困難例，とくに膵管ガイドワイヤー法を用いて胆管にアプローチした場合である．先述の慢性膵炎例と異なり，正常膵管の例が多く，ガイドワイヤーを挿入する際に，カニューラ内の造

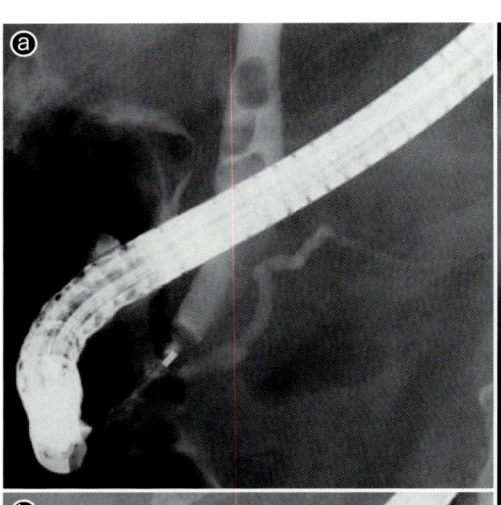

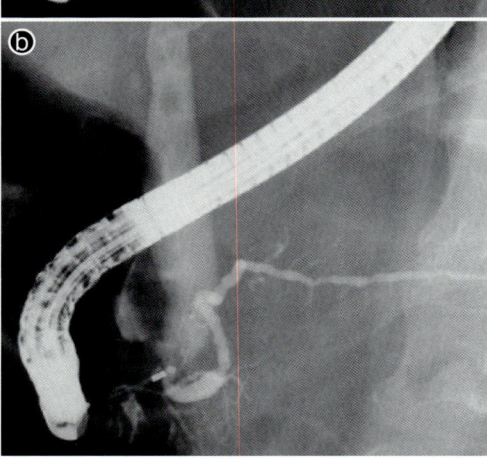

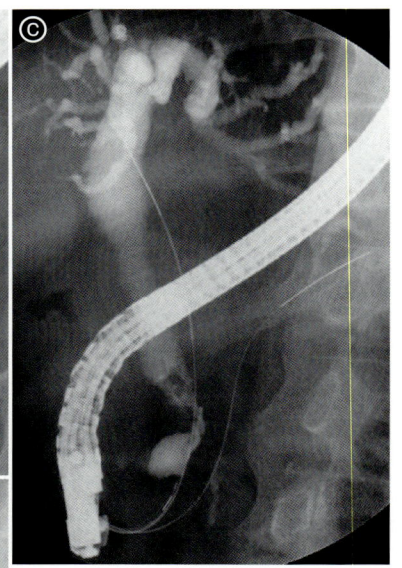

図4 ガイドワイヤー挿入時の留意点
a：胆管への深挿管が困難例．膵管が軽く造影されており，膵管ガイドワイヤー法を用いることとした．
b：引き続きガイドワイヤーを送ったが，このように，膵管が過造影になってしまった悪い例である．透視で過造影の有無を確認するのが望ましい．
c：最初からガイドワイヤーカニュレーション法を行えば，膵管ガイドワイヤー法を行う際にも，まったく膵管造影を行わずにすむ可能性が高い．

影剤を押し込み，膵管内圧がさらに上昇することがあるので注意が必要である．透視モニタで過造影になっていないのを確認しながら0.018インチの細いガイドワイヤーをゆっくり挿入するとともに，カニューラの先端を動かして，1カ所に圧がかかりすぎないように注意したほうがよい（図4）．ガイドワイヤーカニュレーション法を用いた場合は，あらかじめ仕込んだ0.035インチのガイドワイヤーをそのまま用いるため，カニューラ内の造影剤を押し込む心配はないが，逆に膵管走行がわからないため，より慎重にガイドワイヤーを進める必要がある．ガイドワイヤー挿入後は，必要な胆道処置を行い，最終的に膵管ステントを留置する．

> **重要**
>
> 膵管ステントの挿入そのものは非常に容易であり，入りすぎないようにすることに全神経を集中する，といっても過言ではない（図5）．ピッグテール型ステントを用いる場合，あらかじめ，ピッグテールが巻き始める部位にマーキングを施しておく．先述の狭窄治療目的の膵管ステント留置の場合とは異なり，乳頭との距離をやや長めに保ちながら挿入する．マーキングの部分まで挿入されたら，鉗子起上を少しゆるめ，ややダウンアングルをかけて，ステントが膵管に迷入しないように注意を払いつつ，ステントの十二指腸端を鉗子口から押し出す．最後にガイドワイヤーを抜去してステントをリリースするが，この際にも慎重に行わないと，ワイヤーを抜く勢いで，ステントが押し込まれる可能性がある．

多くの予防的ステントの対象となるERCPは胆道系のインターベンションを目的としており，胆管ステントを留置することも多く，どちらを先に入れるか迷うこともある．使用する胆管ステントの口径や，胆管・膵管ガイドワイヤーの安定性によって順番が選択されるが，膵管ステントを先に入れる場合，ピッグテール型を用いる際には，上述のダウンアングルをかけるところで，胆管のガイドワイヤーがたわまないように，また，ストレート型を用いる際には，胆管ステント挿入時に，膵管ステントを押し込まないように，十分に注意する必要がある．

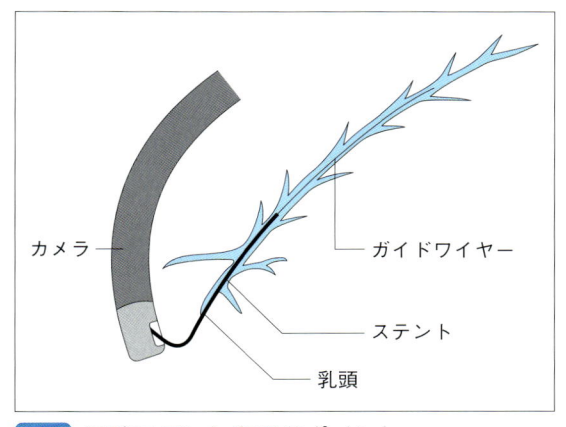

図5 予防ステント留置のポイント
入りすぎないようにすることに全神経を集中する．
① スコープと乳頭との距離はやや長めに．
② マーキングの部分まで挿入されたら，鉗子起上を少しゆるめ，ややダウンアングルをかけて，ステントの十二指腸端を鉗子口から押し出す．
③ ガイドワイヤーの抜去も慎重に．

留置後の管理

術後は，通常のERCPの管理と同じであるが，翌日に腹部X線単純写真でステントの脱落の有無を確認する．この時点で脱落しているのは3割である．脱落していない場合には，後日X線を再検し，脱落を確認する．一般には8割の症例で自然脱落が期待されるが，特に胆管ステントとの並存の場合は，脱落しないことが多い．1週間経っても脱落しない場合は，抜去のための内視鏡を要することもある．

おわりに

慢性膵炎に伴う膵管狭窄に対する治療目的の膵管ステントと，ERCP 後膵炎の予防目的の膵管ステントについて概説した．前者は非常に強い狭窄と闘いながら大胆に，後者は非常に繊細な膵臓を傷つけないように愛護的に，とまったく正反対の心構えで対処することがおわかりいただけたかと思う．いずれにしても，急性膵炎は重症化すると確実に治せる手法がなく，不慣れな術者が行うと傷口を余計に広げる可能性があることを熟知したうえで，より確実な方法で臨んでいただきたい．

文献

1) Sasahira N, Tada M, Isayama H, et al：Outcomes after clearance of pancreatic stones with or without pancreatic stenting. J Gastroenterol 2007；42：63-69
2) Ponchon T, Bory RM, Hedelius F, et al：Endoscopic stenting for pain relief in chronic pancreatitis：results of a standardized protocol. Gastrointest Endosc 1995；42：452-456
3) Fazel A, Quadri A, Catalano MF, et al：Does a pancreatic duct stent prevent post-ERCP pancreatitis？ A prospective randomized study. Gastrointest Endosc 2003；57：291-294
4) Singh P, Das A, Isenberg G, et al：Does prophylactic pancreatic stent placement reduce the risk of post-ERCP acute pancreatitis？ A meta-analysis of controlled trials. Gastrointest Endosc 2004；60：544-550
5) Sofuni A, Maguchi H, Itoi T, et al：Prophylaxis of post-endoscopic retrograde cholangiopancreatography pancreatitis by an endoscopic pancreatic spontaneous dislodgement stent. Clin Gastroenterol Hepatol 2007；5：1339-1346
6) Freeman ML, Guda NM：Prevention of post-ERCP pancreatitis：a comprehensive review. Gastrointest Endosc 2004；59：845-864

（笹平直樹，辻野 武，伊佐山浩通）

II 各論：[膵臓]

経乳頭的膵仮性嚢胞ドレナージとEUS下ドレナージの実際

膵仮性嚢胞に対するドレナージは，従来外科的な開腹下アプローチが主流であったが，術後合併症の観点から，近年は低侵襲的ドレナージが第一選択に施行されるようになってきた．とくに最近の内視鏡技術の進歩や処置具の開発に伴い，内視鏡的ドレナージが普及しつつある[1)~3)]．内視鏡的ドレナージは，アプローチ別に経乳頭と経消化管に大別される．経消化管的ドレナージは，内視鏡直視下法と最近ではEUS-FNAを応用したEUSガイド下法が施行されている．

本稿では，膵仮性嚢胞に対する経乳頭的ドレナージとEUSガイド下ドレナージの適応，手技の実際とコツを中心に概説する．

膵仮性嚢胞の分類とドレナージの適応

1．分類

膵仮性嚢胞は，その成立機序別に急性仮性嚢胞と慢性仮性嚢胞に大別される．前者は急性膵炎による膵管破綻が生じることで膵液漏出や組織の自己消化が背景にある壊死後性仮性嚢胞などが相当し，後者は先行する急性膵炎のエピソードを有さない慢性膵炎に出現する貯留嚢胞を背景としたものとされている[4)]．D'Egidioら[5)]の提唱している分類が理解しやすく（表1），Type 1は急性仮性嚢胞，Type 3は慢性仮性嚢胞に相当する．Type 2は治療的観点からは急性仮性嚢胞とするのが妥当と考えている[2)]．

表1 膵仮性嚢胞の分類

	Post-necrotic (Type 1)	Post-necrotic (Type 2)	Retention (Type 3)
Presentation	Acute	Acute on chronic	Chronic
Underlying disease	Acute pancreatitis	Chronic pancreatitis	Chronic pancreatitis
Pseudocyst wall	Immature/mature	Immature/mature	Mature
Location of pseudocyst	Extrapancreatic	Mostly extrapancreatic	Mostly intrapancreatic
Communication with duct	Rare	Sometimes	Always
ERCP findings	Normal duct	Abnormal duct but no stricture	Ductal stricture

〔文献5〕より引用〕

2. ドレナージの適応

急性仮性囊胞の21〜40%[6)〜8)]が自然経過で消失するが、発症6週以上経過した仮性囊胞には出血、感染、穿通、破裂などの合併症の頻度が高くなる。また、囊胞径が4〜5cm以下では自然消失しやすいと報告されている[9)]。したがって、発症約6週前後の保存的加療で改善せずかつ径5cm以上、または症状の持続、感染、囊胞径の急速増大をみる急性仮性囊胞がドレナージの適応と考えている。

一方、膵管狭窄閉塞や膵石など原因が明らかな慢性仮性囊胞は、無症状であれば経過観察あるいは基本的には原因除去を優先させる。しかし、腹痛などの有症状や感染合併例、あるいは囊胞径の急速増大を示すものはドレナージの相対的適応と考えている。

内視鏡的ドレナージ法と選択

経乳頭的ドレナージは、囊胞が主膵管と交通を有していること、膵管破綻による膵腹水や瘻孔、囊胞より乳頭側の膵管狭窄あるいは結石が

経乳頭的膵仮性囊胞ドレナージ手技の実際とコツ

基本的手技

ERCPを通常どおり行うが、高度な慢性膵炎や仮性囊胞による消化管圧排変位をみることがあり、主乳頭の正面視が困難なことがある。体位変換やスコープ操作を駆使し、乳頭正面視かつ安定したスコープ操作ができる位置を探り、膵管挿管を試みる。感染性囊胞が疑われた場合には、極力軽い膵管造影のみに留める。感染が疑われない場合には、膵管の狭窄や閉塞、囊胞との交通の有無、胆管狭窄の程度をチェックするよう努めるが、過度な膵管造影は術後膵炎や感染を誘発させる可能性があることを念頭に慎重に行う。

われわれは、Tandem™ XL カニューラ（Bos-

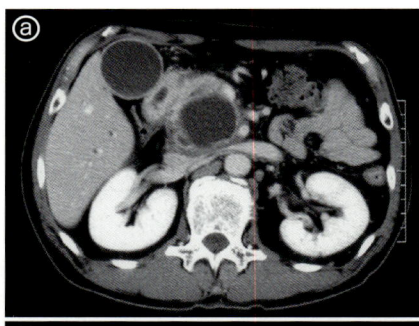

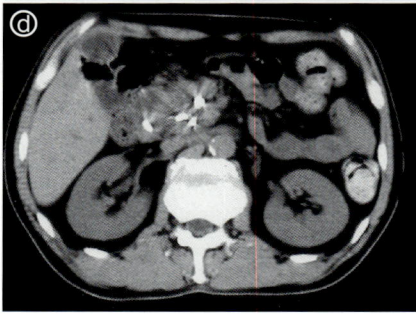

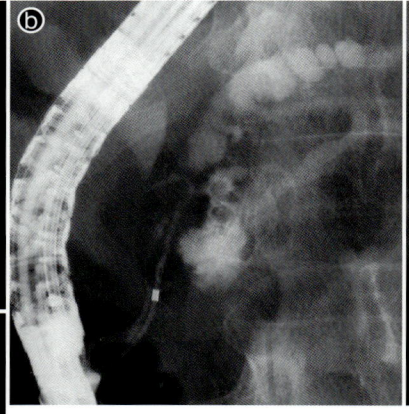

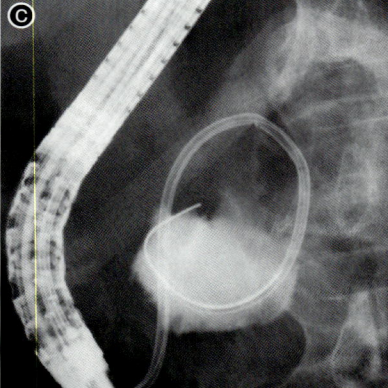

図1 膵頭部仮性囊胞例：感染合併
a：腹部造影CT．膵頭部に囊胞を認める．
b：ERP．膵頭部主膵管は狭窄し、囊胞との交通を認めた．
c：ERP．囊胞内へ guide wire 誘導下に7.5Frのチューブを挿入し外瘻留置とした．
d：腹部単純CT（外瘻後4日目）．囊胞は著明に縮小した．

存在する場合がよい適応となる．ただし，ドレナージチューブを膵管内へ留置するため膵管障害が危惧されることや，チューブ径に制約がある．

一方，経消化管的ドレナージは，囊胞と消化管が密着していることが必須条件となる．内視鏡直視下ドレナージの場合，囊胞による消化管の圧排所見と囊胞と消化管の距離が 10 mm 以内の症例に限定されていたが[10]，最近は EUS ガイド下に施行することで適応はやや拡大している．また，ドレナージチューブによる膵管障害はなく，チューブ径にも制約はない．

経乳頭的と経消化管的ドレナージの使い分けに関する定まった基準は未だ明らかではないが，① 囊胞の成り立ち，② 囊胞の性状や大きさ，③ 消化管との距離，④ 主膵管と交通の有無などが，選択基準となる．もちろん，手技を施行する前には，臨床症状や血液生化学検査，画像診断を行い，囊胞の感染程度の推測，囊胞の局在や主膵管との関係をイメージしておく．とくに癌や腫瘍性囊胞を除外しておくことは重要なことである．

ton Scinetific 社製）もしくは MTW 社製細径カニューラを用いて，guide wire 併用下に造影と吸引を繰り返しながら，膵管造影を行う．膵管と囊胞の交通が確認できたら，囊胞内へ guide wire を挿入し，追従させたカニューラで囊胞内容液を吸引し性状を確認する．その後，5〜7.5 Fr の先端 pig tail 型チューブを囊胞内へ留置し，内視鏡的経鼻囊胞ドレナージとする（図1）．

われわれは，術後の管理面（内容液の変化，チューブ造影等々）を考慮し，初回は外瘻法を基本としているが，囊胞内容液が非感染性であれば，内瘻法である内視鏡的膵管ステント留置（endoscopic pancreatic stenting；EPS）を選択してもよい．

チューブが囊胞内に挿管できない場合には，先端ストレート型のチューブを主膵管内へ留置し，内視鏡的経鼻膵管ドレナージとする．チューブ先端は囊胞内留置が理想だが，囊胞より乳頭側に膵管狭窄が存在する場合は，チューブを膵管内に留置することも有用である[11]．また，膵管狭窄が高度な場合には，胆管拡張用ダイレーターや胆管拡張用バルーンを用いて，狭窄拡張を先行する．ただし，膵尾部囊胞に対してチューブを留置した場合，膵液流出障害を誘発し膵炎を併発することがあるため（図2），5 Fr 径などの細径チューブを用いるか，経消化管的ドレナージを選択することもある．

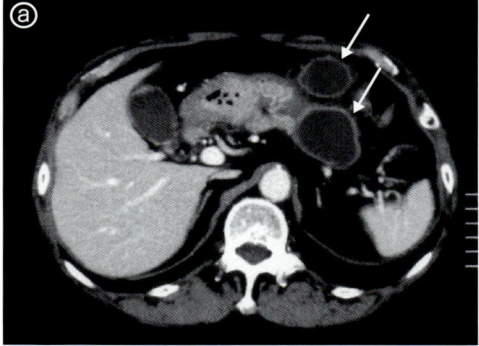

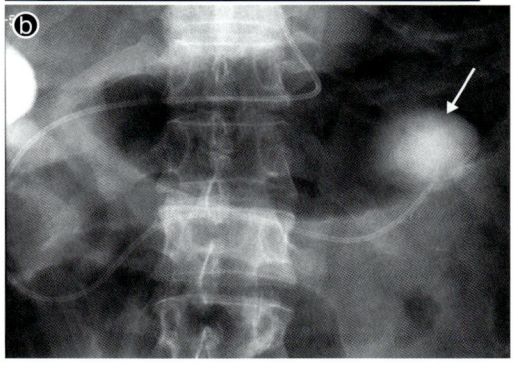

図2 膵尾部仮性囊胞例：経乳頭的ドレナージ後に膵炎を発症した例
 a：腹部造影 CT．膵頭部に囊胞を認める．
 b：ERP．膵尾部膵管と囊胞の交通を認め，5 Fr の先端ストレート型チューブを挿入し外瘻留置とした．留置後5日目には囊胞は消失したが，8日目に膵炎を併発したため，チューブを抜去した．

初回ドレナージ後の管理

ドレナージ後は，臨床症状の推移，排出される内容液の性状や血液生化学検査値を参考に，約1週間目に腹部CTと囊胞造影を行う．囊胞の縮小を確認できたら透視下に外瘻チューブを抜去する．抜去の際，囊胞の縮小や炎症の鎮静化とともに，囊胞内へ挿入したチューブが囊胞壁内や膵実質内に埋没し固定されていることがあり注意を要する．再度ERPを行い，囊胞や主膵管狭窄が残存すると予測されれば，EPSを施行する．膵石が原因となっている場合には，ESWLや内視鏡的除石術を追加する．経乳頭的ドレナージが期待できない場合には，速やかに経消化管的ドレナージの併用や外科的治療を検討する．

EUSガイド下膵仮性囊胞ドレナージ手技の実際とコツ

基本的手技

われわれは，手技施行前にRadial型EUSによる消化管壁と囊胞壁の密着程度を確認している．その際，脱気水併用下で消化管壁層構造を描出すると囊胞壁との密着程度が把握しやすくなる（図3）．また消化管壁と囊胞壁が呼吸性に同期する動きなども参考所見となる．

❶ 穿刺ラインの決定

処置中の体位変換や処置のしやすさから，左側臥位で施行している．スコープはConvex型EUSを用いて，X線透視下に行う．EUSで囊胞を描出したのち，囊胞に対して垂直に近い角度となる穿刺ラインを選ぶ（図4）．刺入角が鋭角なほど，消化管壁内を貫通する距離が長くなり，その後の処

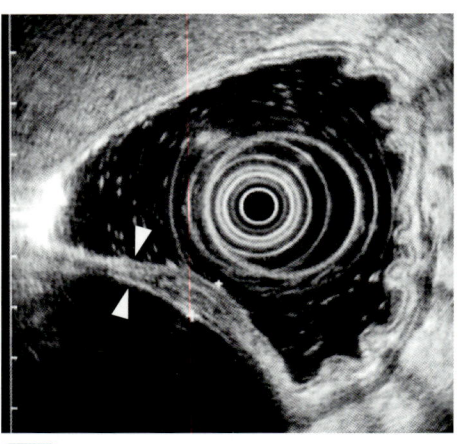

図3 Radial型EUSによる仮性囊胞の描出
胃壁の層構造が不整となり，囊胞壁と密着していることが容易に理解できる．

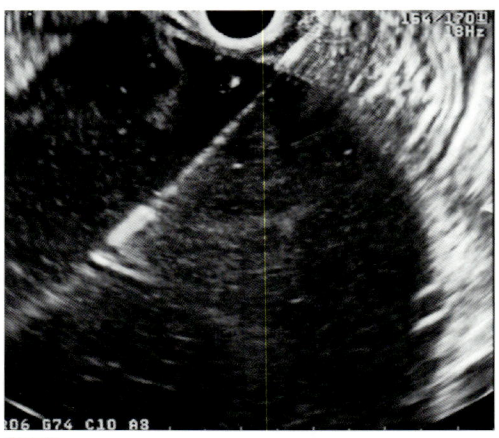

図4 Convex型EUSによる仮性囊胞の描出と穿刺ライン
囊胞壁に対して，可能なかぎり垂直に近い角度で穿刺ラインを選ぶ．さらに，ドプラモード下に，穿刺ライン上に血管を認めないことを確認する．

> **! 重要**
>
> **膵癌に注意**
> 　膵石を伴うアルコール性慢性膵炎に併発した径5cmの単房性囊胞に対して，経乳頭的ドレナージを目的にERPを行ったところ，主膵管の途絶像を認め膵癌だった症例を経験した．本症例は，EUSや腹部CTでは，囊胞が死角となって膵癌の存在を指摘できなかった．また，膵尾部に疼痛を伴う径7cm大の感染性単房性囊胞で，膵頭部に膵癌を認めた症例を経験した．内視鏡的ドレナージを行う前には，その囊胞の成り立ちを十分検討し，とくに膵癌は否定しておく必要がある．

置が施行しにくくなる．また，スコープ先端と穿刺口が離れないような位置をキープすることが必要となるため，安定したスコープ操作が可能な穿刺ラインを選ぶ．さらに，ドプラ表示で穿刺ライン上に太径血管を認めないことを確認する．

　穿刺針は，ECHOTIP®（19G, Cook Medical社製）もしくは通電針（KD-441Q（Olympus社製），Zimmon® needle knife papillotomes（Cook Medical社製）を用いている．ECHOTIPは，先端硬度があるため穿刺は容易であるが，穿刺口が小さいためその後の拡張手技が困難となることがある．一方で，通電針は比較的大きな穿刺口が得られる反面，盲目的な通電となる点や出血を認めることがあり慎重を要する[3]．

❷ 穿刺口の拡張

穿刺ライン決定後，EUS画像下に囊胞を十分な位置まで穿刺し，内容液を吸引し性状を確認する．続いて，穿刺針の内筒を抜去後，guide wireをX線透視下に囊胞内へ十分挿入する．guide wireは，硬度を有するタイプを用いたほうが，その後の処置がしやすいが穿刺針先端によるguide wire損傷をきたすことがあり慎重操作を要する．外筒抜去後，Soehendra® Biliary Dilation Catheters（6Fr，7Fr，9Fr，Cook Medical社製）を用いて，guide wire下に穿刺口を拡張する（図5）．しかし，しばしば強い抵抗感とともに拡張が困難なことがある．いったんダイレーターカテーテルを引き戻して角度を変えて再挿入を試みるか，内視鏡軸とカテーテル軸さらに穿刺ルート軸を併せるような位置を透視下に探るとよい．複数本留置する場合や，感染性の内容液であった場合には，さらに拡張バルーン（6 or 8mm）を用いて穿刺口を拡張する（図6）．

> **! 重要**
>
> **EUS下ドレナージ施行時の体位**
> 　当院では通常，左側臥位で施行しているが，内視鏡軸と穿刺ルート軸の確認やguide wire・留置チューブの挿入方向を確認するため，手技中にたびたび患者の体位変換を行っている．

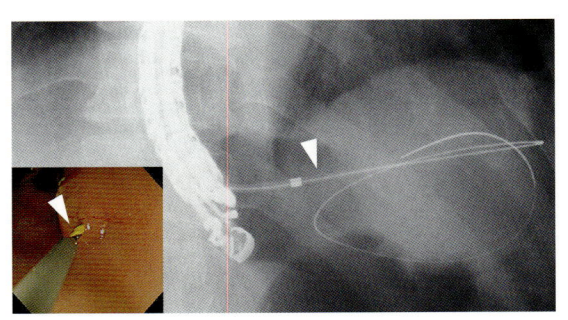

図5 ダイレーターカテーテルによる穿刺口拡張
ダイレーターカテーテルとguide wireの間に段差（矢頭）があるため，穿刺口拡張に難渋することがある．また，穿刺口突破時に力点がずれないように，透視下に軸合わせを行うことを心がける．

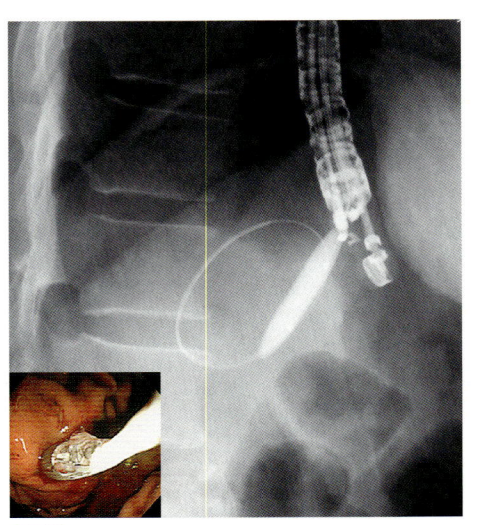

図6 バルーンカテーテルによる穿刺口拡張
複数本留置の際には，6～8 mmバルーンを用いて穿刺口を拡張する．透視下でバルーンのノッチが消失するまで拡張する．

❸ ドレナージチューブの留置

　留置するドレナージチューブの本数，形状，内瘻・外瘻・内外瘻，については未だ議論の多いところである．われわれは，初回ドレナージは内外瘻を基本としている[12]．すなわち，1～2本の内瘻チューブを留置したのち，もう1本を経鼻的に外瘻としている（図7）．この外瘻ルートは，内容液のモニタリング，囊胞造影を施行しやすいなどの利点がある．また，複数本留置することでチューブとチューブ間の"隙間"からのドレナージも期待できる．

　複数本留置の際の工夫として，1本目の留置チューブの脇から再度囊胞内へguide wireを挿入する方法と，Haber RAMP® CatheterやCytoMax II®（いずれもCook Medical社製）を用いて一期的に2本のguide wireを囊胞内へ留置する方法がある（図8）．後者は手技的に容易だが，3.7 mmあるいは4.2 mm以上の鉗子口径を有するスコープが必要となる．

　留置する内瘻チューブの形状は主として7 Fr両端pig tail型を選択している．pig tail型は，先端がテーパーされている点や迷入逸脱防止が期待できる反面，挿入時に力が伝わりにくいことがあり注意を要する．

　一方，ストレート型は挿入は容易だが，迷入逸脱のおそれがある．しかし，いずれも胆道用チューブステントを応用しているのが現状であり，本法に適したチューブの開発が必要である[3]．

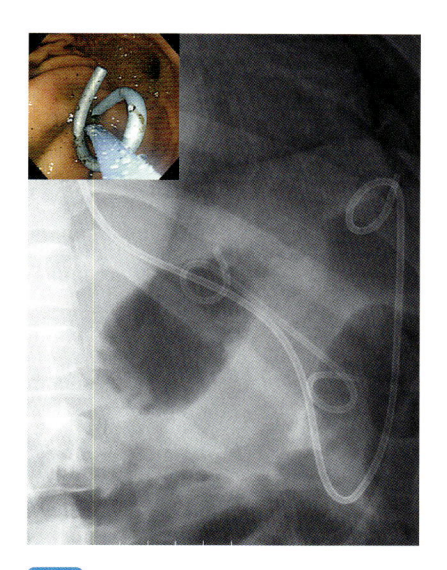

図7 内外瘻留置

7 Fr の両端 pig tail 型ステントと 7.5 Fr の外瘻チューブ（先端 pig tail 型）を留置．

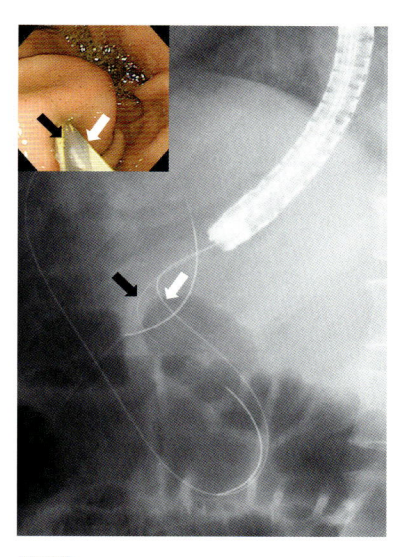

図8 Haber RAMP Catheter（Cook Medical 社製）を用いた guide wire 2 本同時留置

1 本のカテーテル内に 2 本の guide wire が挿入されている．本カテーテルを用いるため，手技の途中で大鉗子口径を有するスコープに交換した．

初回ドレナージ後の管理

ドレナージ後は，経乳頭的の場合と同様に約1週間後に腹部 CT と囊胞造影を行う．囊胞の縮小を確認できたら，外瘻ルートを利用して内瘻チューブに交換する．

内瘻チューブは，囊胞の縮小もしくは消失を確認後に早期に抜去するとの報告が多いが[13]，当施設では飲酒歴を有する患者が多く，生活習慣が改善できることを確認後に抜去している．そのため，1年ほど留置したままのことが多い．

囊胞縮小後の，内瘻チューブの留置期間については，一定した見解が得られておらず今後の検討が必要である．なお，囊胞の縮小が得られない場合には，経乳頭的あるいは経皮的ドレナージの併用，外科的アプローチを考慮する．

🔥 手技のコツ

EUS 下ドレナージ後のチューブ交換

① **外瘻チューブ単独の場合**：経鼻的に留置していたチューブを口から引っ張り出す．チューブ内へ guide wire を挿入し，透視下に guide wire が囊胞内へ十分量到達したことを確認後，大鉗子口径を有する直視型スコープを追従させる．穿刺部位を観察しながら，透視下に外瘻チューブのみを抜去し，新しい内瘻チューブを留置する．

② **内外瘻チューブの場合**：透視下に外瘻チューブを抜去する．この際，guide wire をチューブ内に挿入した状態で施行したほうがコントロールしやすい．その後，直視型スコープで既留置中の内瘻チューブの脇から，ERCP 用造影カテーテルなどを用いて guide wire を囊胞内へ挿入し，新しい内瘻チューブを留置する．内瘻チューブの脇へのアプローチに難渋する際には，Swing tip（Olympus 社製）や用手的に先端に角度をつけた造影カテーテルなどを用いるとよい．

おわりに

膵仮性囊胞に対する内視鏡的ドレナージは，手技としてはほぼ確立されているが，未だ専用の処置具が本邦では市販されていない．また，長期成績を含むほかの低侵襲的ドレナージとの比較検討など，本法の位置づけを明確化していく必要があり，今後の産学共同多施設検討を期待したい．

文献

1) 長川達哉，那賀俊博，藤永 明，他：内視鏡的膵仮性囊胞ドレナージ．消化器内視鏡 2002；14：1081-1089
2) 糸井隆夫，祖父尼淳，糸川文英，他：急性仮性囊胞の内視鏡的経乳頭的治療．胆と膵 2006；27：891-897
3) 潟沼朗生，真口宏介，土屋 愛，他：超音波内視鏡下膵仮性囊胞ドレナージ術．消化器内視鏡 2008；20：637-644
4) Bradley III EL：A clinical based classification system for acute pancreatitis. Summary of the International Symposium on Acute Pancreatitis, Atlanta, Ga, September 11 through 13, 1992. Arch Surg 1993；128：586-590
5) D'Egidio A, Schein M：Pancreatic pseudocysts；a proposed classification and its management implications. Br J Surg 1991；78：981-984
6) Warshaw AL, Rattner DW：Timing of surgical drainage for pancreatic pseudocyst. Clonical and chemical criteria. Ann Surg 1985；202：720-724
7) Bradley EL, Clements JL, Gonzalez AC：The natural history of pancreatic pseudocysts：A unified concept of management. Am J Surg 1979；137：135-141
8) Sankaran CH, Walt AJ：The natural and unnatural history of pancreatic pseudocysts. Br J Surg 1975；62：37-44
9) Gouyon B, Levy P, Rusznieski P, et al：Predictive factors in the outcome of pseudocysts complicating alcoholic chronic pancreatitis. Gut 1997；41：821-825
10) Rogers BFG, Clicurel NJ, Seed RW：Transgastric needle aspiration of pancreatic pseudocyst through an endoscope. Gastointestinal Endosc 1975；21：133-134
11) Catalano MF, Geenen JE, Schmalz MJ, et al：Treatment of pancreatic pseudocysts with ductal communication by transpapillary pancreatic duct endoprothesis. Gastrointest Endosc 1995；42：214-218
12) Itoi T, Tsuchiya T, Sofuni A, et al：Enodscopic ultrasonography-guided simultaneous internal and external drainage of infected pseudocyst. Dig Endosc 2006；18：71-77
13) Yusuf TE, Baron TH：Endoscopic transmural drainage of pancreatic pseudocysts：results of a national and international survey of ASGE members. Gastrointest Endosc 2006；63：223-227

（岡部義信，加治亮平，石田祐介）

II 各論：[膵臓]

膵癌に対するEUS-FNIによる腹腔神経叢ブロック

現在WHOが推奨する癌性疼痛管理の主体は，オピオイド系薬剤の投与である．しかし，薬物療法に十分反応しない症例もあり，長期にわたるオピオイド使用や使用量の増加によって，新たに副作用の出現がみられることも少なくない[1),2)]．従来からこのような症例が神経ブロックの良い適応とされてきたが，より早期から癌の全過程において神経ブロックを併用することで，より質の高い緩和療法が得られる可能性が指摘されるようになっている．

腹部癌性疼痛に対しては，以前より経皮的および術中の腹腔神経叢ブロックが行われていたが，いずれもリアルタイムに穿刺針先端を確認できず，さまざまな偶発症が報告されてきた．これに対して，1996年にWiersemaら[3)]が，EUSガイド下に腹腔神経叢ブロックを行う手技（EUS-CPN；EUS-guided celiac plexus neurolysis）を報告したが，この方法はリアルタイムに穿刺針が確認できるため，より安全性が高く，現在欧米ではある程度認知された手技となっている．一方，本邦ではまだその認知度は低く，施行している施設も少ないのが現状である．

腹腔神経叢ブロック療法の意義

神経ブロックには，知覚神経ブロックと交感神経ブロックがあり，本稿で解説する腹腔神経叢ブロックは交感神経ブロックに属する．

生体において痛みの原因が発生すると，知覚神経から後根・脊髄・脊髄視床路・視床を経て中心後回へとシグナルが伝わり，痛みが自覚される．一方，痛みの生じた局所には脊髄反射路を通じて，障害部を支配する遠心性神経（運動神経と交感神経）の興奮とそれに基づく筋の反射性攣縮・血管収縮が起こり，そのために乏血・酸素欠乏・代謝異常が発生し，これらの酸素欠乏・代謝産物が誘因となって発痛物質が生成されて，これらがまた知覚神経を刺激する．このように疼痛反応の悪循環が形成され，さらに疾患や痛みに対する不安・心配・恐怖がさらに交感神経を刺激し，悪循環を促進する．

神経ブロックは，この痛みの悪循環をいずれかの部位で断つことにより，除痛・減痛効果を発揮する．また，交感神経ブロックでは知覚脱失や運動障害を伴うことはなく，鎮痛効果とともに血管拡張作用による血流増加も得られるため，支配領域の血流改善が期待でき，臓器保護の面からも効果が期待できるという報告もある[4),5)]．

腹腔神経叢の解剖

腹腔神経叢は腹部大動脈前面で，横隔膜下，腹腔動脈・上腸間膜動脈の起始部の左右に広がる神経網の総称であり，横隔膜裂孔の真下，横隔膜脚の前方に位置する．また，ここに入る内臓神経は横隔膜の頭側より横隔膜を貫いて，横隔膜下の腹腔神経叢に達する．腹部大動脈の前面にはその全長にわたって交感神経叢が広がって

いるが，腹腔神経叢はもっとも密度の高い集まりであり，この交感神経求心性線維は胃・胆囊・膵臓・肝臓・小腸・上行結腸・横行結腸・脾臓・精巣・大網からの疼痛の経路となっている[4]．

腹腔神経叢ブロックの変遷と概略

腹腔神経叢ブロックは1914年Kappis[6]により開腹術中の局所麻酔術として報告され，以来，触診法，X線，CT，超音波ガイド下法として発展してきた．アプローチ法としては前方接近法と後方接近法があり，開腹時・USガイド下などに行われる前方接近法と，透視下もしくはCTガイド下に背部から穿刺する後方接近法（傍脊椎法，経椎間板法）がある．

後方接近法では，椎体の損傷による腰痛や針の誤穿刺，薬剤による神経損傷・気胸・大動脈解離などの重篤な合併症が報告されている．一方，前方接近法は後方接近法に比較して簡便で，椎体や腰神経などを損傷することなく行え，より安全性が高いとされている．前方接近法の有効率はこれまでの報告を平均すると約85％（後方接近法では約80％）とされているが[5]，一方では，腹部臓器が穿刺経路の邪魔となって穿刺が行えない場合や，皮下脂肪，消化管ガスで深部エコーが減衰し，腹腔動脈が描出されず施行不可能なこともあった．

これに対して，1996年Wiersemaらによって開発されたEUS-CPNは，前方接近法のこうした弱点を克服し，安全性・簡便性が著しく向上した．すなわち，リアルタイムに経胃的に穿刺することにより，至近距離から他臓器の介在なく腹腔神経叢に到達することが可能であり，従来法に比して安全性が著しく向上した（図1）[7]．

なお，腹腔神経叢は内臓痛覚神経（内臓痛）に関わっているが，骨転移，腹水貯留による腹壁伸展や癌性腹膜炎などに伴う体性痛には関与していないため，すべての腹部疼痛に効果があるわけでない．またすでに大量の麻薬を使用している場合や，高度な腫瘍の浸潤を示す症例においては，ブロックによる治療効果が期待できない場合がある．さらに，全身状態の低下した末期の癌患者に対しては血圧低下が致命的になる危険性もあるため慎重な適応選択が必要であり，比較的全身状態のよい段階での本法の導入

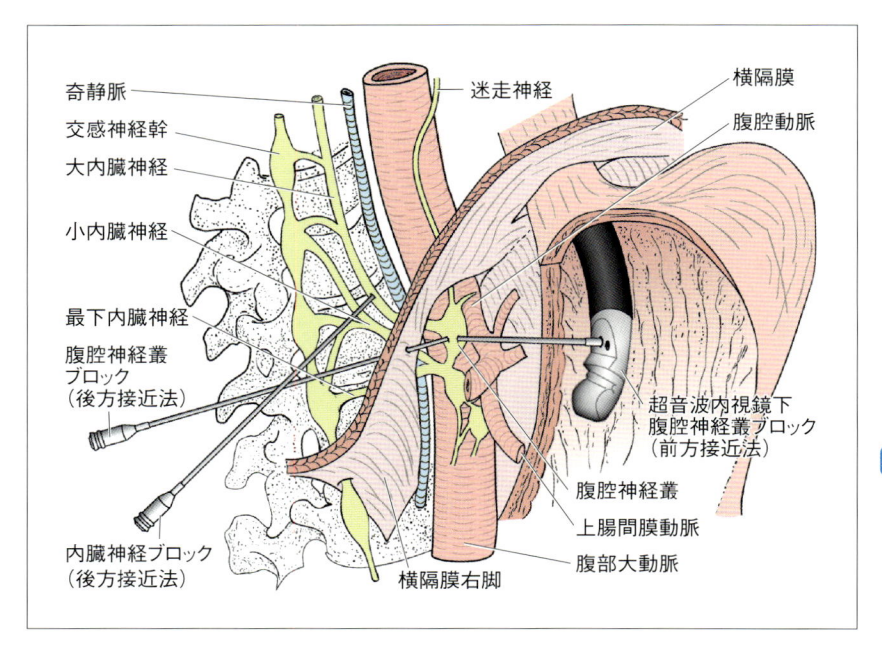

図1 腹腔神経叢と内臓神経の解剖学的位置
内臓神経ブロック（後方接近法）と超音波内視鏡下腹腔神経叢ブロックの針先の位置
〔文献7）より引用〕

が望まれる．

EUS-CPNの適応と禁忌

　腹腔神経叢領域の癌性疼痛が，EUS-CPNのおもな適応と考えられている．施行時期としては，オピオイド系薬剤でのコントロールが困難となってから行われることが一般的であるが，腫瘍が進展することによって腹腔神経叢部へ浸潤する症例もみられることから，より早い段階でEUS-CPNを行うほうが，その効果を十分に引き出すことができるとする考えもある．

　一方，禁忌としては，①凝固異常（INR＞1.5），②血小板減少（＜50,000/μl），③鎮静困難，④解剖学的にアクセス困難，などが挙げられる[8]．また，アルコール不耐症，胃静脈瘤合併例では慎重に適応を検討する必要がある．

偶発症と対策

　偶発症としては，交感神経がブロックされることに起因するものが主であり，血管拡張による血圧低下や腸蠕動亢進による下痢などがみられる．術中術後の血圧低下に備えて，術前より輸液を行い，昇圧剤も準備しておく．起立性低血圧は術後から数週間認めることもあるため，術後数日は，ベッドからの起立時には一度坐位になり，数分間たってから起立するよう指導する．下痢の多くは一過性であり止痢剤などで対処できる．

　そのほか，軽度なものとしては，エタノール注入による酩酊状態や一過性の疼痛増強がある．

　重篤な偶発症としては，エタノール過剰投与による脊髄の虚血によって起こる対麻痺や血腫・後腹膜膿瘍などが報告されている．対麻痺はAdamkiewicz動脈などの損傷によって起こるため，局注量には十分注意する必要があるが，実際の発生頻度はかなり低いと思われる．また，脊髄損傷に関しては，本法が前方接近法であることから極めてまれとされている[5),8)]．

成　績

　Gunaratnamらの報告[9]によると，手術不能膵癌患者にEUS-CPNを施行したところ，術後2週間で対象患者全体の78％で癌性疼痛の緩和が得られたとしている．緩和持続期間は8〜12週で，化学療法や化学放射線療法を併用するとEUS-CPN単独群に比べ有意に緩和効果が得られたと述べている．また最近のLevyらの報告[8),10),11)]では，上部消化管EUS検査を行った患者の81％で腹腔神経節が同定可能であったとし，手術不能膵癌患者でEUS下に腹腔神経節を同定し直接穿刺ブロック（EUS-CGN：EUS-guided direct celiac ganglia neurolysis）を施行したところ，癌性疼痛が16/17（94％）で有意に緩和されたとする良好な成績も報告しており，癌性疼痛に対するEUS-CPNの有用性が十分に示されている．

　当関連施設では，2003年7月から2008年3月までに45例の膵・胆道の癌性疼痛患者に対してEUS-CPNを施行している．疼痛評価にはvisual analogue scale（VAS）を使用し，術前VASは全例7以上であったが，治療後VAS 0〜2を消失，3〜5までを緩和，6以上を無効としたところ，術後の疼痛評価は，消失が21例47％，緩和が14例31％で，合わせて有効率78％であった．

　なお1回目の治療で効果無効であった6例，および緩和であった8例に対し，約2週間後に追加施行を行っているが，無効例で4例67％に緩和が得られ，緩和例で4例50％に疼痛消失が得られている．効果持続期間は2〜56週間で，平均10.9週間であった．偶発症は下痢23％，一過性低血圧14％，酩酊7％，一過性腹痛7％がみられたが，いずれも対症療法にて改善している．

EUS-CPB/CPN の実際

使用器材・薬剤

① 使用機器

穿刺針の追跡が可能なコンベックス/リニア型の超音波内視鏡と超音波観測装置（当院ではOlympus社 GF-UCT240-AL5 に Aloka社 ProSound α5 を接続）．

② 穿刺針

EUS-FNA で使用する 22 G 穿刺針が一般的に用いられる．

③ 薬剤

薬剤は左右の腹腔神経叢に注入するが，1カ所当り 0.25％ブピバカイン 1〜2 ml を前投与し，その後，無水エタノールを投与する．また，エタノールに造影剤を約 8％程度混ぜることで，術中の透視下および術直後の CT によるエタノールの広がりを確認可能としている（図2）．

基本的手技

術中の sedation が浅いと，エタノールによる一過性の疼痛の増強に対して激しい体動を認めることがあるため，当院ではミタゾラム・ペンタゾシンにて十分な sedation を行ってから施行している[8]．EUS-CPN によって一過性に副交感神経優位となり，術中術後に血圧低下，徐脈などの変化をきたす可能性があるため，術中および術後しばらくは呼吸循環モニタリングを行う．また，内視鏡治療前の絶飲食による脱水状態はこれらの偶発症を助長し危険であるため，術前には前もって補液を 500 ml 程度行っている．さらに，介助者を患者頭側および体幹部につかせて，薬剤注入による一過性の痛みによる不意の体動に備える．穿刺針はスタイレットをあらかじめ抜いておき，ルート内を薬剤で満たして完全にエア抜きしておくことで，空気の混入を防いでいる．

① 食道胃接合部を越えて胃体下部までスコープ

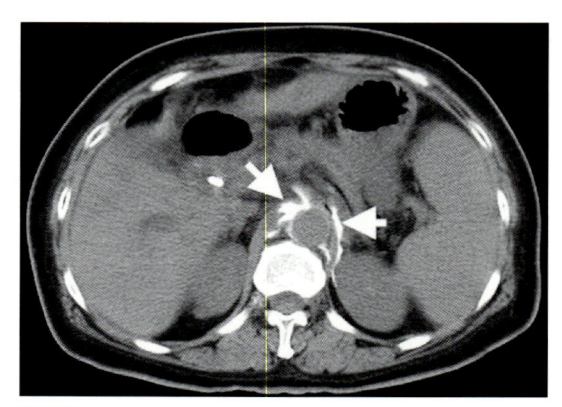

図2 EUS-CPN 直後の腹部 CT
左右の腹腔神経叢に造影剤（エタノール）が分布していることを確認する．

> **重要**
> 良好な治療効果を期待するには，腹腔動脈根部の両側にエタノールを注入することが重要である．エタノールは左側に広がりやすい傾向をみとめるため，実際には腹腔動脈根部頭側および右側を中心に穿刺・注入を行うとよい．

を挿入し，脈管・膵を捉えながら，引き抜き操作および時計方向への軸回転により腹部大動脈を描出する．
② 食道胃接合部直下まで引き抜くと腹腔動脈起始部が描出できる（図3）．
③ この分岐部の左右に腹腔神経叢が存在するが，スコープを時計および反時計方向に反復回転させながら腹腔動脈起始部左右を観察し，穿刺ポイントを決める．腹腔動脈起始部の左右に注入しても左側優位に注入されることが多いため，最近では腹腔動脈起始部直上と右側に穿刺注入するようにしている．
④ EUS-FNAと同じ要領で，穿刺ライン上の介在血管の有無をカラードプラにて確認しながら経胃的に穿刺を行い，あらかじめ決めておいた穿刺ポイントに針先が到達したら，血液逆流の有無を確認した後に薬液を注入する(図4)．注入時に抵抗があれば即座に注入を中止するよう助手に説明しておく．
⑤ 術中のバイタルに問題がなくても，帰室後に低血圧などのバイタルの変化を伴うことあり，術後も補液下に約2時間は慎重に経過観察を行う．

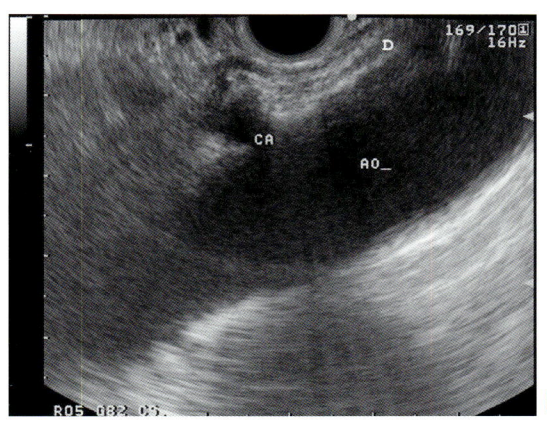

図3 腹腔動脈起始部の描出

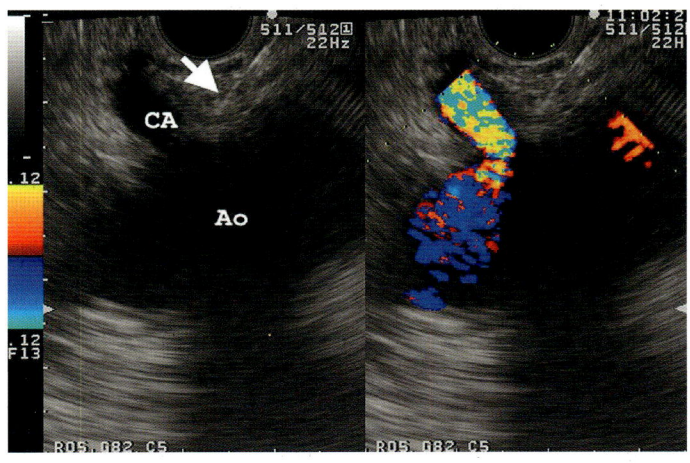

図4 EUS-CPN施行中の超音波画像
（右はカラードプラ画像）
穿刺ラインに介在血管のないことをカラードプラ画面で確認しながら穿刺する．

おわりに

本法は，EUS-FNA をある程度経験した術者であれば，比較的容易に施行できる手技である．EUS-CPN のみで腹部癌性疼痛のすべてに対処することは不可能であるが，その特長を理解して積極的に取り入れることは癌性疼痛を管理するうえで重要な選択肢の一つとなりうる．

文献

1) Ventafridda V, Tamburini M, Caraceni A, et al : A validation study of the WHO method for cancer pain relief. Cancer 1987 ; 59 : 850-856
2) Yeager MP, Colacchio TA, Yu CT, et al : Morphine inhibits spontaneous and cytokine-enhanced natural killar cell cytotoxicity in volunteers. Anesthesiology 1995 ; 83 : 500-508
3) Wiersema MJ, Wiersema LM : Endosonography-guided celiac plexus neurolysis. Gastrointest Endosc 1996 ; 44 : 656-662
4) 若杉文吉 監修：ペインクリニック―神経ブロック法第1版．1988，医学書院，東京
5) 前 知子，福内明子，尾崎 眞：神経ブロックの適応と限界．消化器外科 2005 ; 28 : 1901-1909
6) Kappis M : Erfahrungen mit Lokalanasthesia bei Bauchoperation. Verh. Dtsch Ges Chir 1914 ; 43 : 87-89
7) 塩屋正道，安田一朗，向井 強，他：EUS-FNI における腹腔神経叢ブロック．消化器内視鏡 2008 ; 20 : 651-656
8) Levy MJ, Wiersema MJ : Initial evaluation of the efficacy and safety of endoscopic ultrasound-guided direct ganglia neurolysis and block. Am J Gastroenterol 2008 ; 103 : 98-103
9) Gunaratnam NT, Sarma AV, Norton ID, et al : A prospective study of EUS-guided celiac plexus neurolysis for pancreatic cancer pain. Gastrointest Endosc 2001 ; 54 : 316-324
10) Levy MJ, Rajan E, Keeney G, et al : Neural ganglia visualized by endoscopic ultrasound. Am J Gastroenterol 2006 ; 101 : 1787-1791
11) Gleeson FC, Levy MJ, Papachristou GI, et al : Freguency of visualization of presumed celiav ganglia by endoscopic ultrasound. Endoscopy 2007 ; 39 : 620-624

（塩屋正道，安田一朗，岩田圭介）

II 各論：[乳頭部]

乳頭部腫瘍の診断

　十二指腸乳頭部腫瘍は比較的まれな疾患で、その多くは癌であるが、乳頭部の解剖学的な特徴から早期に黄疸などの症状を呈することが多い。そのため早期発見されやすく、膵癌や胆管癌など、ほかの膵頭部領域の悪性腫瘍に比べて予後が期待できる。また、上部消化管内視鏡検査の普及により、無症状で発見される機会も増えており、内視鏡的乳頭切除術（endoscopic papillectomy；EP）や縮小手術など、新たな試みがなされている。消化器内視鏡医は、腫瘍の早期発見に努め、質的診断と治療法決定のための確実な進展度診断ができる必要がある。

十二指腸乳頭部腫瘍の病態

　『胆道癌取扱い規約』[1]によると、十二指腸乳頭部（A）はOddi筋に囲まれた部分であり、胆管、膵管が十二指腸壁（十二指腸固有筋層）に貫入してから十二指腸乳頭開口部までと定義されている。また、解剖学的に乳頭部胆管（Ab）、乳頭部膵管（Ap）、共通管部（Ac）、大十二指腸乳頭（Ad）に分けられている。十二指腸内腔より見た粘膜の境界は内腔に突出した部分のみであり、周囲のはちまきひだ、輪状ひだ、十二指腸縦ひだ、小帯は乳頭部には含まれず、十二指腸（D）として扱われる（図1）。

　十二指腸乳頭部腫瘍は、消化管腫瘍全体の約5％を占める疾患とされ、十二指腸のなかでもっとも悪性新生物が発生しやすい場所である。また、十二指腸乳頭部腫瘍の約90％は癌であり、胆道癌の約13％を占める。組織型では乳頭状腺癌や管状腺癌が多く、次いで腺腫、頻度は多くないが、カルチノイド、平滑筋腫、悪性リンパ腫なども発生する。

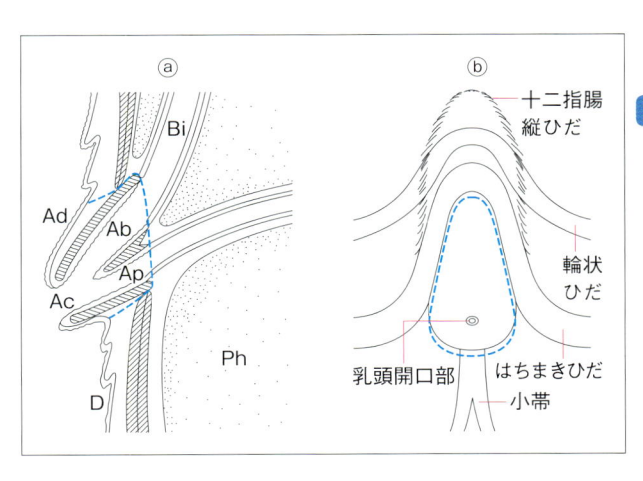

図1

a：乳頭部の範囲および区分
〔胆道癌取扱い規約（第5版）[1]より引用〕
Oddi筋は十二指腸固有筋層を貫き、膵管胆管へ次第に移行する.
Ab：乳頭部胆管，Ap：乳頭部膵管，Ac：共通管部，Ad：大十二指腸乳頭，Bi：下部胆管，Ph：膵頭部，D：十二指腸

b：大十二指腸乳頭粘膜の範囲（破線内）
〔胆道癌取扱い規約（第5版）[1]より引用〕
乳頭部にAdは含まれるが、はちまきひだ、輪状ひだ、十二指腸縦ひだ、小帯は含まれない.

十二指腸乳頭部病変をUSやCT検査で正確に診断できる確率は低く，実際には十二指腸乳頭部腫瘍の存在診断は，上部消化管内視鏡でなされることが多い．ただ，ルーチンで行われる場合には直視鏡を用いるため，乳頭部全体を観察することができない．したがって，十二指腸乳頭部に病変を疑った場合には必ず側視鏡で観察することが重要である．

十二指腸乳頭部腫瘍の内視鏡所見

まず，大十二指腸乳頭粘膜（Ad）の所見に着目し，腫瘤・顆粒状変化，色調の変化，びらん・潰瘍性変化の有無がポイントとなる．

十二指腸乳頭部癌の内視鏡所見（図2）は，乳頭部の腫大に加えて，表面の発赤，びらん，易出血，凹凸不整，不整な潰瘍形成，不均一な顆粒状変化や粗大結節様変化などが認められ，その肉眼型は『胆道癌取扱い規約』で図3のごとく分類されている．しかし，実際には腫瘍の

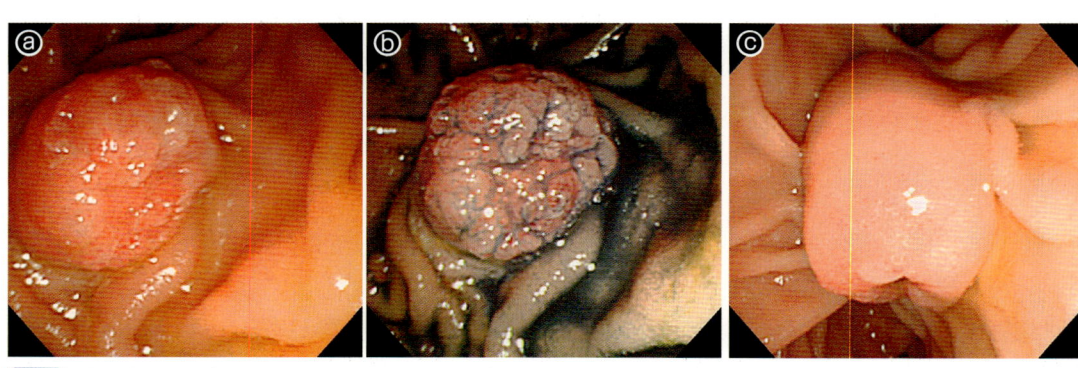

図2 乳頭部癌の内視鏡像
a，b：露出腫瘤型の通常観察像（a）と色素散布像（b）．発赤，凹凸が目立ち，
　　　顆粒状変化も不均一である．
c：非露出腫瘤型．異常な口側隆起の腫大を認める．

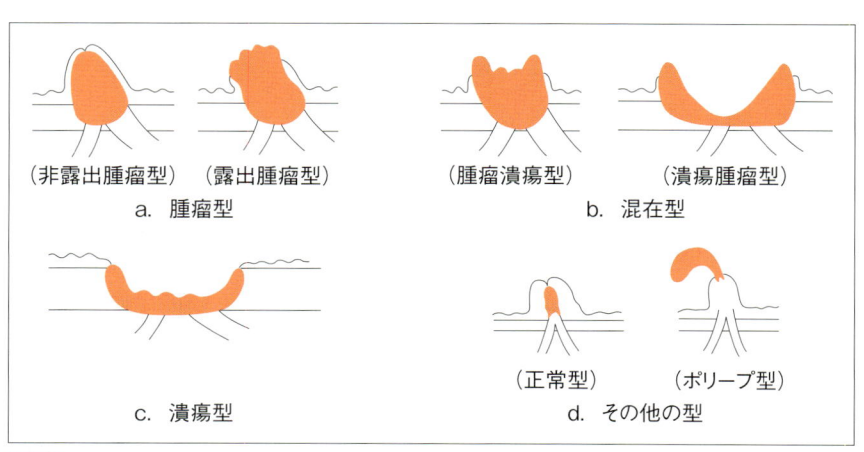

図3 乳頭部癌の肉眼型
〔胆道癌取扱い規約（第5版）[1]より引用〕

a. 腫瘤型　（非露出腫瘤型）（露出腫瘤型）
b. 混在型　（腫瘤潰瘍型）（潰瘍腫瘤型）
c. 潰瘍型
d. その他の型　（正常型）（ポリープ型）

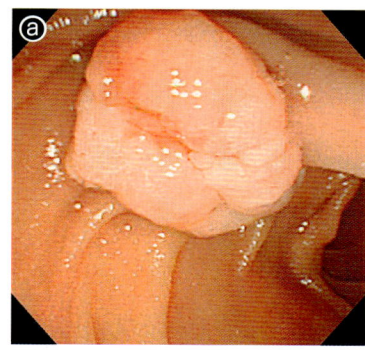

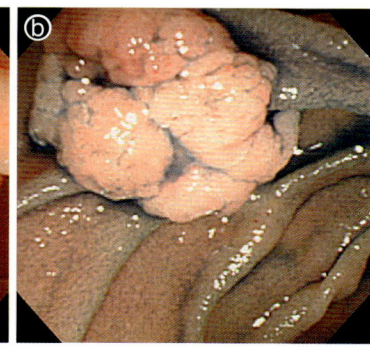

図4 乳頭部腺腫の内視鏡像
全体に褪色調で，凹凸も目立たず，均一な顆粒状の粘膜である．
a：通常観察像，b：色素散布像

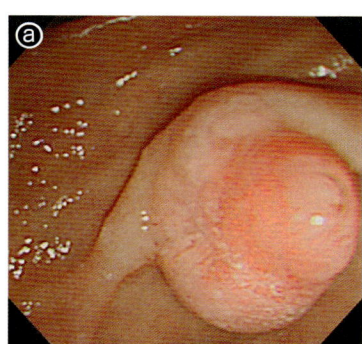

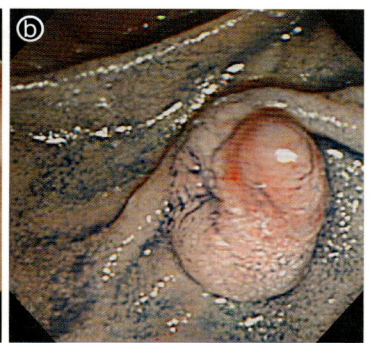

図5 カルチノイド
上皮性の変化は目立たず，粘膜下腫瘍様である．
a：通常観察像，b：色素散布像

形態はさまざまであり，とくに大きくない病変では内視鏡所見だけでは診断・鑑別が容易でない症例もある．また，腫瘤型では腺腫，乳頭炎，Brunner's腺腫，総胆管結石の嵌頓など，ほかの良性疾患との鑑別が困難なこともある．

十二指腸乳頭部腺腫の内視鏡所見（図4）は，乳頭部の腫大，結節状，あるいは球状の隆起性病変と認められるが，癌と異なり，均一な褪色調の顆粒状粘膜を呈していることが多く，柔らかい印象を受ける．一部にびらん，発赤を伴うことがあるが，潰瘍形成はみられない．カリフラワー状と表現されることもある．

カルチノイド（図5）は，ほかの消化管カルチノイドと同様に黄色調で表面に血管拡張や陥凹を伴い，粘膜下腫瘍的要素を有する病変としてみられる．

生検の実際

十二指腸乳頭部腫瘍は前述したように，内視鏡所見のみでの診断には限界がある．また，十二指腸乳頭は，正常例においても時に腫大がみられることがあり，質的診断において生検は必須である．

乳頭部腫瘍は，病理学的に乳頭開口深部のAc領域で異型度がもっとも高く，この部位からの生検が重要である．したがって，生検の際にはAd領域だけではなく，場合によっては乳

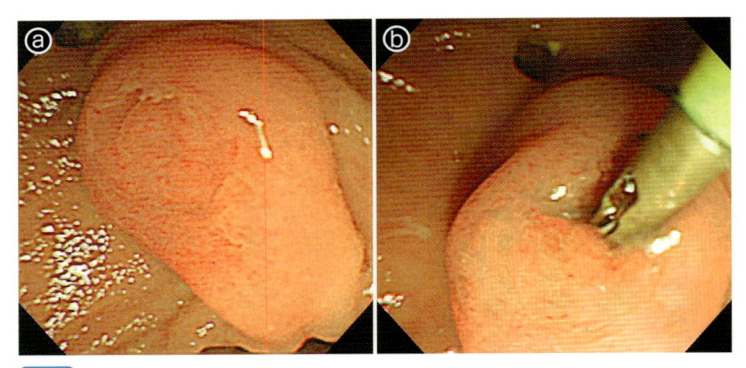

図 6 乳頭開口部からの生検
　a：乳頭部は全体に腫大し，開口部周囲に発赤した粗糙な粘膜を認める．
　b：開口部に生検鉗子をあてて，できるだけ Ac に近い深部の生検を試みる．病理診断は高分化腺癌だった．

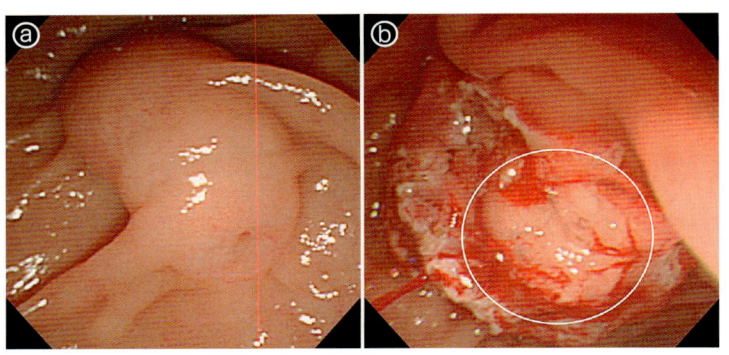

図 7 非露出腫瘤型腫瘍の生検
　a：乳頭部に非露出腫瘤型の腫瘍性病変を認める．
　b：EST を行うと，白色調の柔らかい印象の腫瘍が露出され（丸印），同部の生検を行った．病理診断は腺腫だった．

頭開口部深部からの生検を試みる（図6）．出血，膵炎などの合併症に注意しながら，複数の検体採取を行うことはもちろん，非露出腫瘤型であれば内視鏡的乳頭切開術（endoscopic sphincterotomy；EST）を行い，腫瘍を露出させて生検する（図7）ことや，ふつうの生検のみで診断に苦慮する場合には，完全生検目的での EP も行う必要がある．

　乳頭部癌と乳頭部腺腫の鑑別のため生検を行う場合，時に偽陰性となり診断を過小評価してしまうことがある．しかし，実際には腺腫，あるいは腺腫様組織に混在する癌巣を，内視鏡的に確実に見分けて判断し，生検することは困難である．したがって，乳頭部癌の腫瘍周辺部にはしばしば腺腫様組織の遺残があることに留意する必要がある．乳頭部の生検でたとえ腺腫と診断されても，ほかの部分には癌が存在したり，あるいは癌病変そのものであったりする可能性もあるため，慎重に対処しなければならない．

　また，乳頭炎のために乳頭部の発赤や腫大，びらんを伴う例では，時に生検診断においても良悪の判定が困難となることなども理解しておく必要がある．

表1 「胆道癌取扱い規約」による乳頭部癌の T staging

pT_1 : pDu_0　$pPanc_0$
pT_2 : pDu_1　$pPanc_{1a}$
pT_3 : $pDu_{2,3}$　$pPanc_{1b}$
pT_4 : any　$pPanc_{2,3}$

pDu_0 ：癌浸潤が Oddi 筋内にとどまるもの
pDu_1 ：癌浸潤が Oddi 筋を越えるが，十二指腸固有筋層に達しないもの
pDu_2 ：癌浸潤が十二指腸固有筋層に達するもの
pDu_3 ：癌浸潤が十二指腸漿膜に達するか，それを越えるもの
$pPanc_0$ ：癌浸潤が Oddi 筋内にとどまるか，十二指腸壁内にとどまるもの
$pPanc_1$ ：
　$pPanc_{1a}$ ：癌浸潤が Oddi 筋および十二指腸壁を越えるが膵実質に達していないもの
　$pPanc_{1b}$ ：癌浸潤が膵実質に達するが 5 mm 未満のもの
$pPanc_2$ ：癌浸潤が膵実質に達し，5 mm から 20 mm にあるもの
$pPanc_3$ ：癌浸潤が膵実質に達し，20 mm 以上に及ぶもの

〔胆道癌取扱い規約（第 5 版）[1] より引用〕

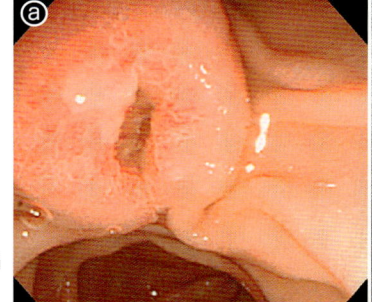

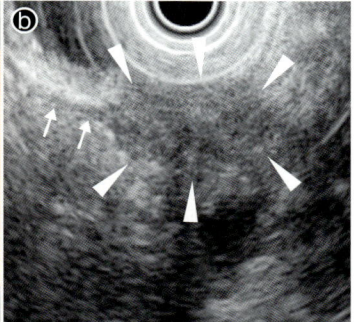

図8 乳頭部癌の内視鏡像と EUS 像
a：非露出腫瘤型の乳頭部癌．
b：乳頭部に低エコー腫瘤（矢頭）が描出され，十二指腸筋層（矢印）を越え，膵への浸潤を認める．

乳頭部腫瘍の進展度診断

腫瘍の進展度診断は治療方針の決定に非常に重要である．Ad 領域は内視鏡診断が可能である一方，壁への垂直方向への進展や膵管あるいは胆管の軸方向への進展を診断するには，ERCP による造影所見に加えて超音波内視鏡（endoscopic ultrasonography；EUS）と細径超音波プローブによる管腔内超音波検査（intraductal ultrasonography；IDUS）が必要である．

1．EUS による進展度診断

EUS は通常 radial type のものを用いる．乳頭の描出にはコツが必要である．スコープを十二指腸下降脚まで進め，ゆっくり引き抜きながら膵実質，胆管，および主膵管を描出する．胆管，または膵管を十二指腸側に追っていくと，低エコー帯に描出される十二指腸固有筋層を貫き胆膵管が合流する部位が描出され，それが乳頭である．乳頭部腫瘍がある場合，スコープ先端のバルーンを過剰に膨らませると，腫瘍をつぶして十分に観察できなくなることがあり，注意が必要である．乳頭および乳頭部腫瘍の存在

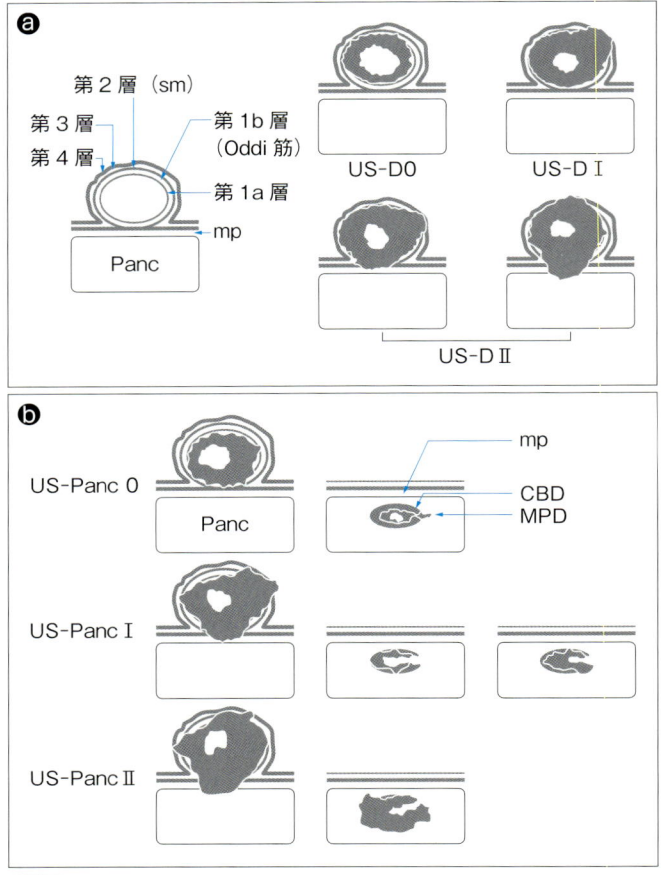

図9 IDUSによる十二指腸浸潤（a），および膵浸潤（b）の診断基準

〔三好広尚，他：胃と腸 1997；32：143-149[7)]より引用〕
CBD：総胆管
MPD：主膵管

診断ができたら，十二指腸固有筋層を目印として『胆道癌取扱い規約』（表1）により十二指腸浸潤（pDu）と膵浸潤（pPanc）を判定し，T-stagingを行う．腫瘤像と十二指腸固有筋層（第4層の低エコー層）が離れているものは病理学的にDu_0（T_1），Du_1（T_2）に相当する．固有筋層と腫瘤像が接しているものは病理組織学的にDu_2（T_3），$Panc_1$（T_2 or T_3）に相当し，腫瘤像が明らかに膵実質内に及んでいるものは$Panc_2$以上（T_4）となる（図8）．

pDu_0とpDu_1，$pPanc_0$と$pPanc_1$，すなわちpT_1とpT_2の鑑別はOddi筋を越える腫瘍の浸潤の有無によるが，Oddi筋が描出できる割合についてはさまざまな報告があり[2)~6)]，今後のさらなる症例の蓄積が必要と思われる．

2．IDUSによる進展度診断

IDUSはERCPに引き続いて施行するため，外来での実施は困難であるが，乳頭部の狭い範囲での観察に優れ，通常のEUSと比較して走査も容易である．

正常十二指腸乳頭部の場合，共通管粘膜とプローブが密着していれば図9[7)]のように乳頭部の構造が描出され，それをもとに進展度診断を

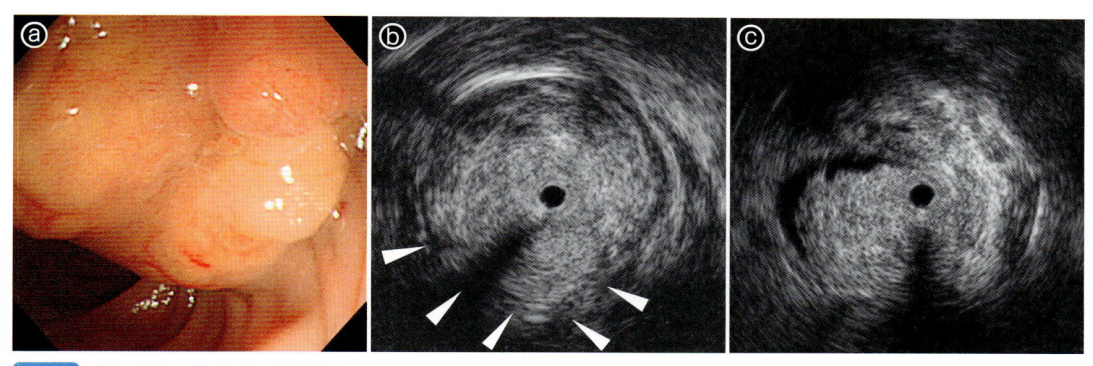

図10 露出腫瘤型の乳頭部癌
a：内視鏡像．
b：腫瘍は十二指腸固有筋層を越えて浸潤している（矢頭）．
c：下部胆管の内腔にも腫瘍が進展している．

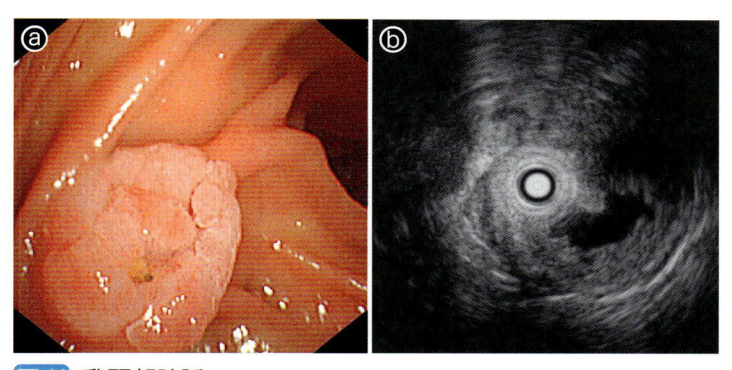

図11 乳頭部腺腫
a：内視鏡像．
b：乳頭部を越えて下部胆管に腫瘍が進展し，内腔の壁が肥厚・不整となり，狭小化している．

行う．乳頭部腫瘍が存在する場合，これらの層構造の把握が困難であることが多いが，吸水ボタンで可能なかぎり十二指腸内腔の空気を吸引し，送水ボタンで少量の水を乳頭部の周囲にためることにより，十分に腫瘍が描出できる症例もある．実際には，EUS と同様，十二指腸固有筋層を目印として，pDu，pPanc を判定し，T-staging を行う（図10）．

Oddi 筋の描出については，EUS と同様に見解の相違があり[4)~6)]，今後の症例の蓄積が待たれる．

3．EP 施行時の画像所見について

一方，EP を行う際，非常に重要なのが，胆管，膵管への進展の評価である．これについては EUS，IDUS いずれについても高い診断能を有しており，EP を行う際には必須の検査といえる．胆管，膵管内進展がみられるのは癌だけではなく，腺腫にもみられることを注意すべきである．進展の画像所見としては，十二指腸固有筋層より膵側の胆管・膵管内に腫瘍から連続する隆起，壁の肥厚であり，これらの所見がみられた場合は腺腫であっても EP の適応外となる（図11）．

おわりに

十二指腸乳頭部腫瘍の内視鏡診断について概説した．EUSやIDUSによる進展度診断についてはいまだ議論の余地があり，今後の症例の蓄積が客観的評価を決めるうえで重要となってくる．

文献

1) 日本胆道外科研究会 篇：胆道癌取扱い規約（第5版）．2003，金原出版，東京
2) Yasuda K, Mukai H, Cho E, et al：The use of endoscopic ultrasonography in the diagnosis and staging of carcinoma of the papilla of Vater. Endoscopy 1988；20：218-222
3) Mitake M, Nakazawa S, Tsukamoto Y, et al：Endoscopic ultrasonography in the diagnosis of depth invasion and lymph node metastasis of carcinoma of the papilla of Vater. J Ultrasound Med 1990；9：645-650
4) Itoh A, Goto H, Naito Y, et al：Intraductal ultrasonography in diagnosing tumor extension of cancer of the papilla of Vater. Gastrointest Endosc 1997；45：251-260
5) 高橋邦幸，真口宏介，潟沼朗生，他：EUS/IDUSによる乳頭部癌の進展度診断．胆と膵 2004；25：475-479
6) Ito K, Fujita N, Noda Y, et al：Preoperative evaluation of ampullary neoplasm with endoscopic ultrasonography (EUS) and transpapillary intraductal ultrasonography (IDUS)―A prospective and histopathologically controlled study. Gastrointest Endosc 2007；66：740-747
7) 三好広尚，中澤三郎，芳野純治，他：十二指腸乳頭部癌の診断．胃と腸 1997；32：143-149

（加藤博也，河本博文）

II 各論：[乳頭部]

乳頭部腫瘍の内視鏡治療

近年，十二指腸乳頭部腫瘍に対する内視鏡的十二指腸乳頭切除術の存在が認められつつある．もともと本邦では，乳頭部癌に対する姑息的治療として報告された経緯があるが[1]，現在では，おもに腺腫例に対する根治術として位置づけられるようになってきている[2)～11)]．ただし，その適応，手技の実際，合併症対策，長期予後など課題は山積みでまだ十分に確立した治療法ではない．本稿では比較的経験の多い著者らのこれまでの知見を基に，内視鏡的乳頭切除術の手技のコツや注意点などについて言及する．

適 応

内視鏡的乳頭切除術は，内視鏡的切除可能な範囲内にとどまる乳頭部腫瘍に対して，外科的治療に代わって，内視鏡的に根治することを目的とした治療法である．理論上，内視鏡的には最大でも十二指腸固有筋層貫通部の乳頭部胆膵管レベルの深さまでしか切除できないため，腫瘍の進展はそれより十二指腸側にとどまることが必要条件である．ただし，それらを確実に術前診断することは必ずしも容易ではなく，進展度診断にはERCPに引き続き施行する胆膵管内からの管腔内超音波検査法（IDUS）が有用であるが本稿では詳細は割愛する[12),13)]．

本手技に対しては診断的切除という考え方もあるが，リスクを伴う手技でもあるため安易に実施するのは避けたい．著者らはあくまで根治術として実施しているが，根治を目指すためには浸潤のない腫瘍，すなわち腺腫または腺腫内癌を対象として，胆膵管内進展を伴わないかあっても切除範囲内にとどまる腫瘍を適応とする必要がある．

本治療手技の実際を論ずるに際しては，確実な診断こそがもっとも重要なことであることを心に留めておきたい．

準 備

全身麻酔下に実施する必要はないが，胆膵管へのアプローチも想定して，透視室にて通常のERCPおよびその関連手技を実施するのと同様の準備が必要である．止血処置まで考慮すれば処置用の口径の太いスコープを用意するか最初から用いるのがよい．またスコープに関しては，切除標本の回収や止血など，十二指腸スコープでの対応が困難になった場合に備えて直視鏡も準備しておきたい．止血には，局注針に各種薬剤とクリップを用意するのがよい．また幸い著者らは経験がないが，穿孔例の報告もあり，施設ごとの事情もあろうが外科との連携をとっておくのも重要かもしれない．

内視鏡的十二指腸乳頭切除術の実際

基本的手技

1 スネアリング

切除に際しては直視鏡ではなく病変を正面視できる後方斜視鏡である十二指腸スコープを用い，スネアリングは口側から肛側方向へ行う．切除の深さは，水平方向に広くかけることと絞扼時の押しつける力で決定されることを認識し，より確実な完全切除には大きな切除を心掛ける必要がある．深い切除を得るために，胆管内に挿入したバルーンカテーテルを引っ張りながらスネアリングする方法もあるが[9]，その際には視野の確保に注意を要する．また，肛側からスネアリングする方法もあるが，スネアに力が伝わりにくく十分な切除は難しい．

スネアは，完全切除を目的とするならば，なるべく硬めのものか，滑りにくい針付きを使用するのがよい[11]．同じ硬さであれば，口径の小さいものを選択したほうが，硬さを保持できるため，必要以上に大きなスネアを用いないのもコツである．

> **重要**
> 乳頭部腫瘍の内視鏡的切除に際しては，十二指腸スコープを使用し，病変を正面視して口側から肛側方向へスネアリングする．スネアは適切な大きさ，硬さのものを選択する．

2 高周波装置の設定

切除に際して，著者らは切開電流を用いての一括切除を基本としている．混合波や凝固波を用いると通電時間も長くなり，直接的な膵への影響として切除後膵炎発症のリスクが高くなり，また標本上の切除断端の評価も困難となりやすいためである．

比較的浅い切除となった場合は，切除面には十二指腸粘膜下層が露出して黄色調を呈してほとんど出血を認めないが，その際には胆膵管の同定が困難なことが多い（図1）．それにより完全切除が得られれば問題ないが，実際にはその程度の切除では断端陽性になることが多い．

一方，深い十分な切除が得られると，切除面の肛側に十二指腸固有筋層が露出し，口側寄りにOddi筋に囲まれた胆膵管が別々に観察される

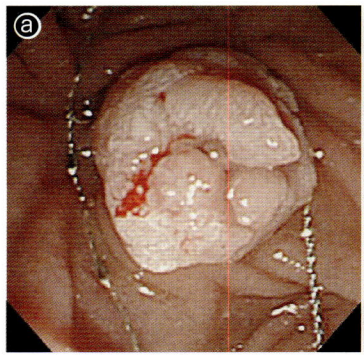

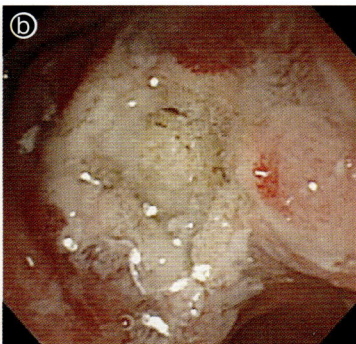

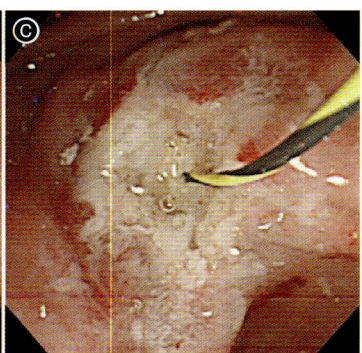

図1 乳頭部腺腫例
a：比較的典型的な褪色調を呈する乳頭部腺腫例に対して，口側から針付きスネアがかけられている．
b：切除直後の内視鏡所見では，切除面に筋層は認めず，出血もまったくない．胆膵管口も明らかでない．
c：膵管カニュレーションに成功し，膵管内にガイドワイヤーが留置されている．

（図2）．その際には筋層表面から高頻度に出血を認める．最近では，出血の点からはESTの際に主流となっているエンドカットモードにより安全に切除しうるという考えもあるが，その場合は膵への直接的影響が危惧され，出血より膵炎を避けることを優先することのほうが重要であるというのが症例を重ねてきた著者らの見解である．無論，直接的ダメージによる膵炎発症に対しては後述する膵管ステントも効力をもたない．

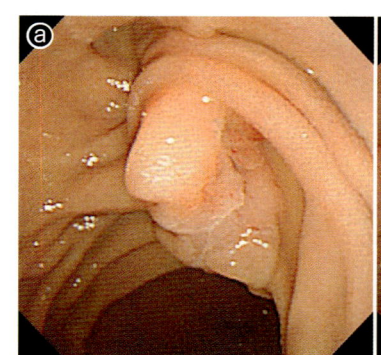

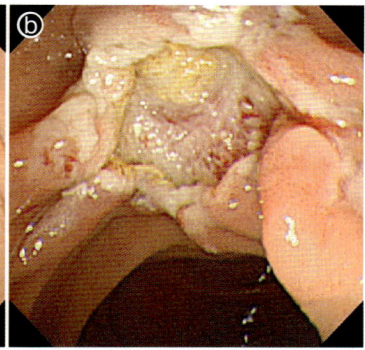

図2 乳頭部腺腫例
a：褪色調上皮性変化を呈する乳頭部腺腫の所見である．
b：切除直後の内視鏡所見では，切除面に筋層が露出し，口側にはOddi筋層に囲まれた胆膵管口を別々に認識できる．

> **⚠️ 重要**
> 出血のリスクからは混合波や凝固波を用いるのも一考できるが，膵炎予防や正確な病理診断を得る点からは，切開電流を用いた切除がよい．

③ 局注

また著者らは内視鏡的乳頭切除術に際しては，生理食塩水などの局注はほとんど用いない．これは他の消化管病変と異なり，病変が十分に持ち上がらずに周囲粘膜のみが持ち上がり，かえって手技を困難にすることと，深い切除を得るためには局注を用いないほうがよいためである．ただし，肛側や前後壁側に腫瘍の進展を認め大きな切除となる場合は，穿孔も危惧されるため，乳頭部から少し離れた部位に局注することもある．

④ 切除標本の回収

切除直後から多量の出血など大きな問題のないかぎり，引き続き切除標本の回収をまず行う．病理組織学的な診断は術後経過の対応のために必須であり，迅速かつ確実に回収したい．回収は必ずしも容易ではなく，通電時と同様もしくはそれ以上に術者にストレスのかかる瞬間である．十二指腸スコープを用いているため三脚鉗子などの使用は困難で，胆管結石除去用のバスケット鉗子を用いると比較的スムーズに回収できる．ただし，大きな切除標本の場合，幽門輪の通過が困難なことがあり，直視鏡と透明フードを用意しておくとよい．また，体動や消化管の蠕動により，肛側へ転がってしまうと回収が困難となるため，確実なセデーション下にスコープの挿入から切除に至るまでのスムーズな手技の実践が求められる．

⑤ 術後処置

さらに術後処置として，状況に応じた止血術と，必要に応じた胆膵管ステンティングを行い終了する．

切除後処置

1．膵管ステンティング

 出血がほとんどなければ，まず膵炎予防のための膵管ステントを留置する．膵管への過負荷を避けるため，7 Fr 以下の細めのステントがよい．

 著者らの経験では，本治療法導入当初は出血より膵炎の合併が多いことが問題であったが，膵管ステンティングの導入により膵炎予防効果を得ている[11]．膵炎合併には膵管ステント留置や副乳頭機能が関与しており，自験例によれば，副乳頭機能良好型では膵炎の合併はなく，不良型では膵管ステント留置により予防効果を認めている．したがって，膵炎予防という観点に限れば，副乳頭機能良好例では，膵管ステントを留置する必要はない．ただし，出血例では止血術により膵管口や胆管口を損傷してしまう危険も考慮してステンティングを行っておくほうが安全かもしれない．

 十分な切除が行われていれば，前述のごとく胆膵管口は Oddi 筋に囲まれて，切除面の口側端付近に容易に認識できる．膵管口の同定が困難な場合，胆管内 IDUS により膵管口の位置を確認するというテクニックも身につけておくとよい．万一，膵管カニュレーションを試みるも不成功に終われば，かえって膵への負担を増加させ膵炎のリスクを高めることになることを念頭におかねばならない．その点からも不用意な浅い切除は，不十分な切除となるばかりでなく，たいへん危険な結果を招きうることを熟知しておく必要がある．

2．胆管ステンティング

 術後胆管炎の頻度は低く，基本的に胆管ステントの留置は必要ないと考えるが，時に一過性の肝胆道系酵素の上昇を認めることがあり，その予防としては有用である．その点よりもむしろ出血に対する止血処置で，胆管口を閉塞しないようにする目的で留置することのほうが多い．

3．止　血

 出血は予知することが難しく，完全切除を目指した大きな切除を試みるほどそのリスクは高まるため，本治療法の経験が増すほど出血をきたしやすい印象をもつ．

 止血に際しては，通常の消化管出血と同様に局注療法も有用であるが，動脈性の拍動性出血に対しては，クリッピングがよい．また，切除面の肛側寄りに筋層が露出していれば出血は必発であり，直後に出血がなくとも，クリッピングなどにより対処しておくのがよい．クリッピングは十二指腸スコープ使用時には操作性が悪く，チャンネル径の大きい処置用の十二指腸スコープを用いた方がスムーズである．また場合によっては，直視鏡に代えて実施するのもよい．膵管ステンティングをまず実施すると前述したが，止血手技の習熟が得られたら，先に確実な止血を行ってから，ゆっくりとステンティングを実施するほうが手技の完成度としては高いと思われる．

 時に，切除直後からの出血により切除面をまったく認識できなくなることがあるが，あわてず確実に止血した後，あるいはその途中で膵

> **重要**
>
> 切除後処置として出血および膵炎対策がもっとも重要である．出血に対しては，クリッピング，局注などが有用であり，後出血予防も考慮するとよい．膵炎発症予防としては，切除時の直接的影響を最小限にとどめるよう留意し，副乳頭機能不良例においては切除直後に膵管ステントを留置しておくのが望ましい．

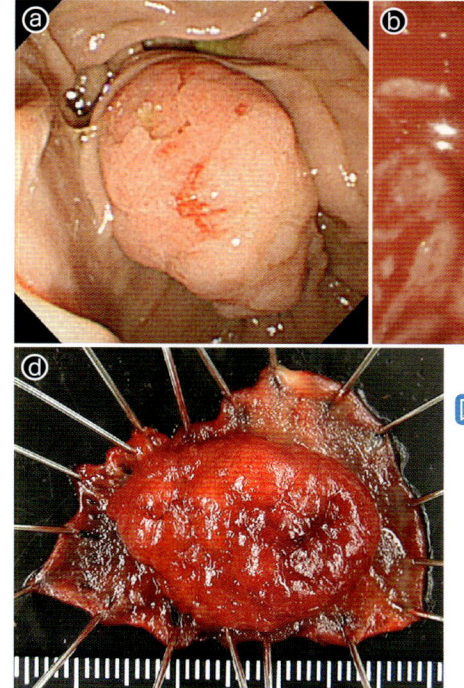

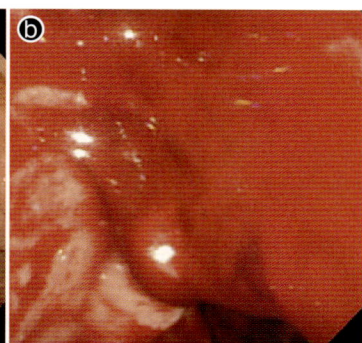

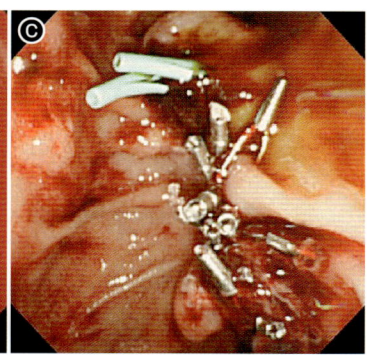

図3 乳頭部腺腫内癌例
a：内視鏡的切除の対象としては比較的大きな病変で，内視鏡的には腺腫または腺腫内癌レベルと診断されるが，術前生検診断は腺腫であった．
b：切除直後より噴出性出血を認め，切除面は認識不能となっている．
c：局注療法とクリッピングにより止血され，胆膵管内にステントが留置されている．
d：切除標本上，水平方向に十分な切除がされている．病理組織学的には腺腫内癌と診断された．

管ステンティングを実施する．その際には当然膵管口は内視不能であるが，術前に胆膵管の走行と胆膵管口をイメージし，切除直後に出血で観察不能となる前に胆膵管口の位置を確認しておくことが重要である（図3）．

おわりに

十二指腸乳頭部腫瘍に対する内視鏡的乳頭切除術の手技のコツや注意点に関して，その心構えも含めて，著者らの考えを中心に述べた．本手技は，その適応から細かい手技の実際に至るまで，未だ正答のない状態であり，時代の流れとともに改善していかねばならない．胆膵系の内視鏡手技としては，もっともリスクの高い手技のひとつであり，常に危険な偶発症と背中合わせであることを認識し，安易な考えで実施すべきものではないことをあえて追記しておく．

文献

1) 鈴木　賢，韓　東植，村上義史，他：内視鏡的に摘除しえた十二指腸乳頭部腫瘍の2例．Progress of Digestive Endosc　1983；23：236-239
2) Binmoeller KF, Boaventura S, Ramsperger K, et al：Endoscopic snare excision of benign adenomas of the papilla of Vater. Gastrointest Endosc　1993；39：127-131
3) 伊藤彰浩，塚本純久，内藤靖夫，他：内視鏡的に切除し得た十二指腸乳頭部腺腫の1例．Gastroenterol Endosc　1995；37：1890-1896
4) Norton ID, Geller A, Petersen BT, et al：Endoscopic surveillance and ablative therapy for periampullary adenomas. Am J Gastroenterol　2001；96：101-106
5) Desilets DJ, Dy RM, Ku PM, et al：Endoscopic management of tumors of the major duodenal papilla：refined techniques tom improve outcome and avoid complications. Gastrointest Endosc　2001；54：202-208
6) Norton ID, Gostout CJ, Baron TH, et al：Safety

and outcome of endoscopic snare excision of the major duodenal papilla. Gastrointest Endosc 2002 ; 56 : 239-243
7) Aiura K, Imaeda H, Kitajima M, et al : Balloon-catheter-assisted endoscopic snare papillectomy for benign tumors of the major duodenal papilla. Gastrointest Endosc 2003 ; 57 : 743-747
8) Catalano MF, Linder JD, Chak A, et al : Endoscopic management of adenoma of the major duodenal papilla. Gastrointest Endosc 2004 ; 59 : 225-232
9) Harewood GC, Pochron NL, Gostout CJ : Prospective, randomized, controlled trial of prophylactic pancreatic stent placement for endoscopic snare excision of the duodenal ampulla. Gastrointest Endosc 2005 ; 62 : 367-370
10) Bohnacker S, Seitz U, Nguyen D, et al : Endoscopic resection of benign tumors of the duodenal papilla without and with intraductal growth. Gastrointest Endosc 2005 ; 62 : 551-560
11) Itoh A, Hirooka Y, Goto H : Endoscopic diagnosis and resection therapy of the tumor of the major duodenal papilla. New Challenges in Gastrointestinal Endoscopy. 2008, 403-414, Springer, Japan
12) Itoh A, Tsukamoto Y, Naitoh Y, et al : Intraductal ultrasonography for the examination of duodenal papillary region. J Ultrasound Med 1994 ; 13 : 679-684
13) Itoh A, Goto H, Naitoh Y, et al : Intraductal ultrasonography in diagnosing tumor extension of cancer of the papilla of Vater. Gastrointest Endosc 1997 ; 45 : 251-260

（伊藤彰浩，廣岡芳樹，後藤秀実）

II 各論：[最近の話題]

NBIを用いた電子胆膵管鏡

　胆管や膵管といったアクセスが容易ではない領域に消化管内視鏡のコンセプトを取り込んだ胆道鏡・膵管鏡は別項で詳述されているように画期的な検査・治療手技の一つであった．しかし，その画像のクオリティーに関しては開発されて[1]から約30年を過ぎてもファイバースコープという特性のため，すでに電子スコープとなっていた消化管内視鏡に比して十分とはいえなかった．それを乗り越えたのは2003年に登場した電子胆膵管鏡であろう．細径スコープゆえのCCDの大きさや明るさといった問題はあるものの，従来の画面に比して十分に大きく明瞭な画像は今後のこの領域での新しい展開を期待させるものであった．さらに近年，消化管領域で確立されている新しい画像強調法であるNBI（Narrow Band Imaging）がこの電子胆膵管鏡に新たなインパクトを与えた．本稿ではNBIを用いた電子胆膵管鏡による胆管・膵疾患の診断意義と展望について述べてみたい．

NBIとは

　NBIとはオリンパスメディカルシステムズ社により開発された工学的画像強調技術である．具体的には内視鏡観察光の分光特性を変更することで粘膜表面の血管や粘膜微細模様の強調表示を行う[2)~4)]．

NBIの原理[4)]

　光が生体組織に照射されると一部は表面で反射される．反射されない光は生体組織内に入り，血液中のヘモグロビンによって吸収される．ヘモグロビンが可視波長域（400～700 nm）のうちの415 nmと540 nmの光を強く吸収するので血液が赤く見える．光は一方で反射吸収以外に細胞核で散乱を受けて拡散的に伝播していく．この散乱の程度は波長依存性であり，短い波長（青色）から長い波長（赤色）にかけて緩やかに散乱が弱くなる．これは生体組織では拡散する深さの違いとして現れ，散乱が強い青色光は生体内では浅く，散乱が弱い赤色光はより深く，広く拡散していく．

　NBIの主たる目的が血管とその周囲粘膜とのコントラストを向上させることであることより，血管に強く吸収され，粘膜表層で強く反射・散乱される光を用いればよいこととなる．図1に人舌裏粘膜の内視鏡像を示す．それぞれの画像は415 nm，500 nm，540 nm，600 nmの狭帯域光で撮影されたものである．415 nm画像では，表面の微細な血管パターンが描出され，波長が長くなるにつれて深部の太い血管パターンが描出されている．

　こうした基礎的検討結果から，消化管内視鏡におけるNBIシステムでは表層の毛細血管観測用に415 nm，そしてより太い血管の観測用に540 nmの2バンドが狭帯域照明光として選択

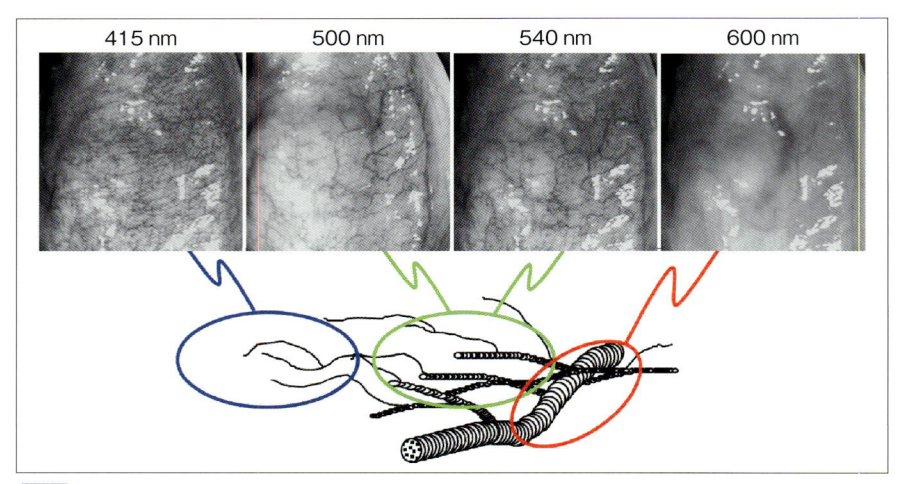

図1 人舌裏粘膜の内視鏡像

〔後野和弘：臨牀消化器内科　2006；21：33-38[4)] より引用〕

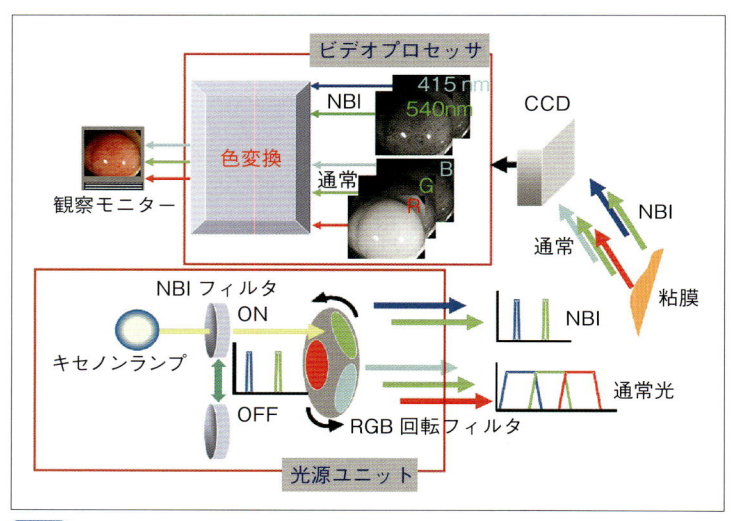

図2 NBIシステムの構成

〔後野和弘：臨牀消化器内科　2006；21：33-38[4)] より引用〕

された．

　図2にNBIシステムの構成を示す．キセノンランプとRGB（赤・緑・青）回転フィルタとの間には，NBI用の415 nmと540 nmの2バンド特性の光学フィルタが設置されている．NBI観察時にはキセノンランプからの光は2バンドの狭帯域光となる．この光がRGB回転フィルタに入射する．RGB回転フィルタのBフィルタとGフィルタが光路へ入るタイミングで各々415 nmと540 nmの狭帯域光が粘膜に照射される．

　実際の内視鏡画面ではCCDにてこれら二つの狭帯域画像をカラー画像にする必要がある．どの波長の狭帯域画像をどのカラー（RGB）チャンネルに割り当てるかについても視覚的特性を考慮して，試行の末に415 nmをBとGチャンネルに割り当てることで表層血管を明暗に近い茶色調パターンとして，540 nmをRチャ

ンネルに割り当てることで深層血管をシアン系の色調パターンとして認識できるようにした．

電子胆膵管鏡への NBI の応用

　前述した NBI の主たる対象は，消化管表面の微細な血管像や粘膜構造であった．したがって，咽頭などの耳鼻科領域から食道から大腸に至るまでの消化管領域の表在癌や早期癌診断がもっとも得意とするところである．しかし NBI を用いても拡大機能を有さない内視鏡による通常観察では消化管の早期癌や表在癌は領域をもった色調変化としてしか描出されず，本来の特性を生かした微細血管の観察には拡大内視鏡による拡大観察が必要であった．ちなみに NBI 拡大高画素電子内視鏡 GIF-Q240Z（オリンパス）を用いると毛細血管の中を動く赤血球が観察可能である．

　このように，当初は，消化管内視鏡用に開発された NBI であったが，近年 NBI システムの搭載された光源（CLV-260SL，オリンパスメディカルシステムズ）の登場により電子胆膵管鏡にも応用可能となった．消化管用スコープには手元の操作部に NBI と通常光の切替ボタンが装備されているが，電子胆膵管鏡では光源に装備されたボタンで通常光と NBI モードとを切り替える．なお，NBI を使用可能な電子胆膵管鏡にはすでに発売されている経口胆膵管鏡（CHF-B260，CHF-BP260）と間もなく発売される経皮経肝胆道鏡（CHF-XP260）の 2 種類があるが，本稿では経口胆膵管鏡に関して述べる．

　この電子胆膵管鏡と NBI の組み合わせであるが，NBI 専用の消化管スコープと異なりいくつかの問題点がある．大きな問題は電子胆膵管鏡は拡大機能や高画素 CCD を有していないことである．水深下の観察であることより若干の拡大画像とはなっているものの，微細な毛細血管の広狭不整などの所見を観察することは困難であるといわざるをえない．また，胆管内腔は消化管内腔に比べて細いために通常それほどの違和感は感じないが，拡張した胆管の場合には光量不足となる場合もある．こうした問題はスコープの脆弱性も含めて細径スコープという特性上避けられない問題であるが，今後の技術革新に期待したいところである．

　また消化管の NBI 診断と大きく異なる点は胆管，膵管の解剖にある．胆管は筋層が菲薄で膵管に至っては筋層は見られないこと，ともに炎症により線維化が容易に起こり，その程度もさまざまであることより，消化管のような NBI 観察時にアトラスとなるような正常内視鏡像が得にくいという問題がある．

NBIを用いた電子胆膵管鏡診断の実際

適応

適応は，診断を目的とした通常の胆膵管鏡の適応，すなわち胆管・膵管狭窄や隆起性病変の良悪性鑑別診断や表層拡大型腫瘍の進展度診断である．

装備

NBIシステム対応のオリンパス社の260Vシリーズの電子経口胆膵管鏡（CHF-B260，CHF-BP260）および電子経皮経肝胆道鏡（CHF-XP260）に光源（CLV-260SL）が必要である．すなわち経口胆膵管鏡の場合には通常，親スコープと合わせて2台の光源が必要となる．なお各スコープのスペックは別項を参照されたい．

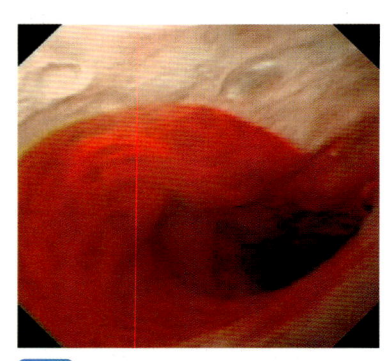

図3 NBI観察における胆汁
赤色の液体として描出される．

内視鏡観察および生検

前述したごとく拡大機能と高画素数CCDを有さない胆膵管鏡では，現時点のNBIのアドバンテージは通常光に比べて粘膜の微細血管構造と粘膜表面構造がより明瞭に観察できる点であろう[5)～12)]．以下に，胆管および膵管におけるNBI観察について述べる．

1 胆管観察

> **重要**
>
> NBIによる胆管観察でもっとも問題となるのが胆汁である（図3）．黄色の胆汁はNBI観察下では赤色となり，その状況下では十分な評価が困難である．十分な生理食塩水による灌流が必要であるが，強い注水による胆管内圧の上昇はcholangio-venous refluxを引き起こすため注意を要する．

われわれは十分なESTを行い，必要以上に注水しても乳頭から十二指腸へ流出するようにしている．十分な灌流により目的の胆管内病変の周囲を生理食塩水で満たした後，適宜注水を加えながら白色光による通常観察を行う．その後，光源側のスイッチを切り替え，NBIモードとする．切替に要する時間はわずか1秒程度である．NBIモードにすると狭帯域光のため通常光と同じ場所での観察でも若干暗くなることに注意する．またこれは膵管同様であるが，ガイドワイヤーの擦れや腫瘍などからの出血（赤色）は黒く描出される．生検は専用の1mm鉗子で行うが，生検鉗子が挿入されている状態ではさらに灌流困難となるため，生検時は通常光に戻して生検を行うほうがよい．なおCHF-B260は0.035インチのガイドワイヤーや専用の生検鉗子が入るが，CHF-BP260は

いずれも用いることができない．

強い狭窄を有する症例では狭窄を越えての胆管の評価が困難な場合もある．こうした場合には狭窄手前の評価を行い，最後に狭窄に次回スコープが通過できる程度のステント（経口胆膵管鏡なら10 Fr）を留置すると，翌日以降の検査時にはスコープの通過が可能となる[13]．

❷ 膵管観察

胆管と異なり膵液は透明であるためNBI観察時に色調は問題とならないが，対象の多くは膵管が拡張しているIPMN症例となることから粘液が観察のうえで問題となる．できるだけ灌流や吸引により粘液を取り除きたいところではあるが，実際には鉗子口径が大きいCHF-B260でも容易ではない．

膵管口が十分に開大していない場合には膵管口切開も考慮する．NBIの優れたところは粘液が多少ある場合でも通常光よりも表面構造がより明瞭に描出できる点である（図4）．

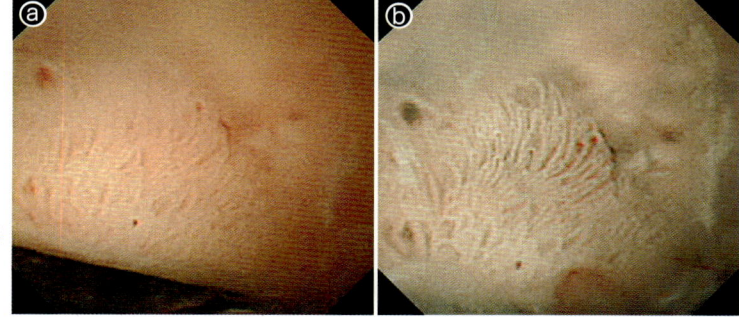

図4 IPMNにおけるNBI観察
 a：白色光
 b：NBI

> **⚠重要**
> 強い注水は術後膵炎の原因となるため十分に注意しなければならない．また胆管と異なり，膵管では強い屈曲を認めることが多く，ガイドワイヤー誘導下でも挿入困難な場合もあり無理な挿入は膵炎を引き起こす可能性もあり禁物である．

胆膵管NBI診断

現在の胆膵管鏡スペックを考えると，われわれは，現時点での胆膵管鏡の到達点は，通常光で診断困難な胆管・膵管狭窄や隆起性病変の良悪性鑑別診断あるいは表層拡大型腫瘍の進展度診断の克服ではなく，通常光よりも明瞭な粘膜の微細血管構造と粘膜表面微細構造の描出と考えている．これまでにわれわれが胆管病変において，この二つの要素に関して検討した結果では，通常光に比べてNBI観察では有意に粘膜の微細血管構造と粘膜表面微細構造の描出に優れており，この結果が正確な狙撃生検の指標になる可能性を明らかにした[5]（図5，6）．しかし，一方でNBI診断のみでの良悪性の鑑別診断は現時点では困難であることも示唆してきた．

一方，膵管病変，とくにIPMNにおいてもNBI観察は通常光観察よりも粘膜の微細血管構造と粘膜表面微細構造においてより詳細な観察が可能であり，今後NBIを用いたIPMN診断の可能性が

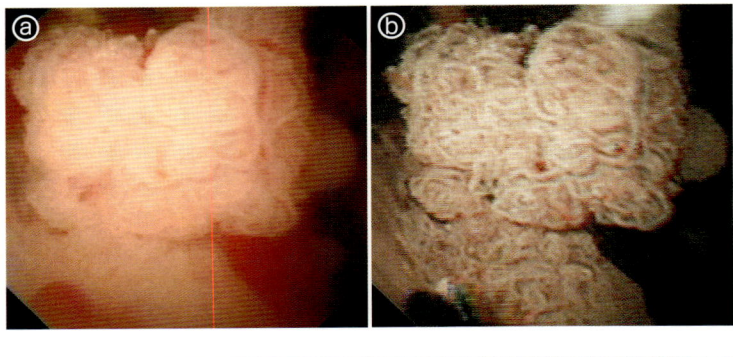

図5 胆管癌におけるNBI観察
a：白色光
b：NBI

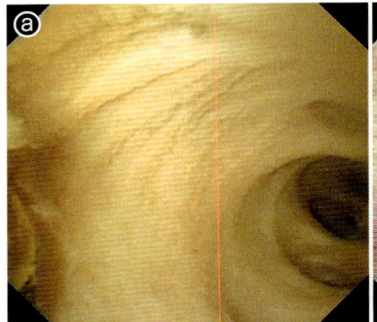

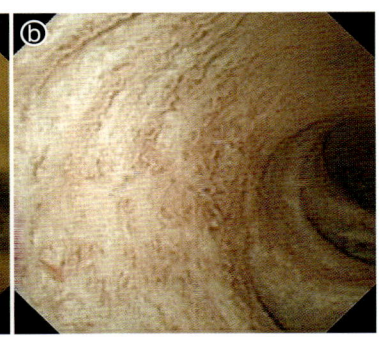

図6 NBIによる胆管粘膜表面構造描出能の向上
a：白色光
b：NBI

今後の展望

　スコープの脆弱性の問題は今に始まったことではないが，NBIが発展していくためには耐久性の向上は必須であろう．逆にこれまでの親子式経口胆膵管鏡ではなく，直接胆膵管鏡によるNBI観察も直接胆膵管鏡の挿入技術が確立したものとなれば非常に興味深い．また高画素CCDと合わせた拡大機能の装備や光量といった現在のスペックの改良と同時に，胆膵管cyto-endoscopeや共焦点胆膵管内視鏡などの"生検が困難な場所であるからこそ"の"virtual biopsy"が可能な胆膵管内視鏡の登場に期待したい．

文献

1) Nakajima M, Akasaka Y, Fukumoto K, et al：Peroral cholangiopancreatoscopy (PCPS) under duodenoscopic guidance. Am J Gastroenterol 1978；66：241-247
2) Gono K, Obi T, Ohyama N, et al：Appearance of enhanced tissue features in narrow-band endoscopic imaging. J Biomed Opt 2004；9：568-577
3) Gono K, Yamazaki K, Doguchi N, et al：Endoscopic observation of tissue by narrow-band illumination. Opt Rev 2003；10：211-215
4) 後野和弘：NBIのイメージング理論．臨牀消化器内科 2006；21：33-38
5) Itoi T, Sofuni A, Itokawa F, et al：Peroral cholangioscopic diagnosis of biliary tract diseases using narrow-band imaging (with video). Gastrointest Endosc 2007；66：730-736
6) Itoi T, Shinohara S, Takeda K, et al：Improvement of choledochoscopy-choromoendoscopy, autofluorescense imaging, or narrow-band imaging. Dig Endosc 2007；19：S95-S102

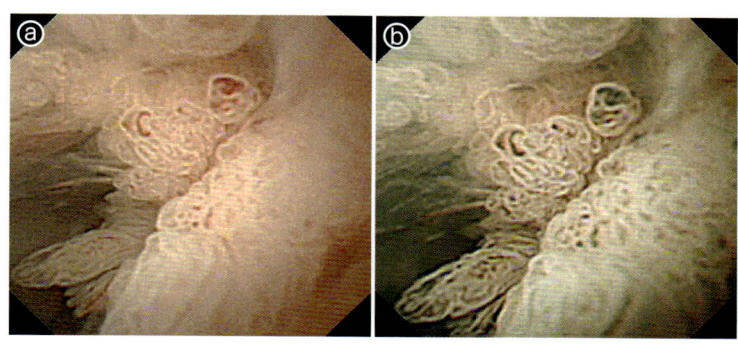

図7 IPMN における NBI 観察
a：白色光
b：NBI

示唆されている[8),9)]（図7）．

なお，NBI を行うことにより従来の胆膵管鏡よりも手技に伴う偶発症が多くみられたということはなかった．

> **重要**
> 電子胆膵管鏡での生検は実は難しい．理由としてはスコープの屈曲が強い場合には鉗子チャンネルから生検鉗子が出ないことや，鉗子がチャンネルから出ても，十分な視野が得られないことが挙げられる．無理な操作は鉗子チャンネル内にピンホールを作ったり，胆管穿孔の原因となるため注意する．

---

7) Itoi T, Sofuni A, Itokawa F, et al：What's new on the cholangioscopy?—Is narrow-band imaging cholangioscopy next generation? Dig Endosc 2007；19：S87-S94
8) Itoi T, Sofuni A, Itokawa F, et al：Initial experience of peroral pancreatoscopy combined with narrow-band imaging in diagnosis of intraductal papillary mucinous neoplasms of the pancreas. Gastrointest Endosc 2007；66：793-797
9) Itoi T, Sofuni A, Itokawa F：Diagnosis of pancreaticobiliary diseases using cholangioscopy and pancreatoscopy with narrow-band imaging. Niwa H, Tajiri H, Nakajima M, et al (eds)：New Challenges in Gastrointestinal Endoscopy. 2008, pp466-471, Springer, New York
10) Kida M, Minamino T, Ooka S, et al：New application of narrow band imaging for cholangiopancreatoscopy. Dig Endosc 2007；19(Suppl)：S72-S78
11) Igarashi Y, Miura T, Okano N, et al：Endoscopic diagnosis of intraductal papillary mucinous neoplasm using peroral pancreatoscopy with narrow band imaging. Dig Endosc 2007；19(Suppl)：S105-S108
12) Tanaka K, Yasuda K, Uno K, et al：Evaluation of narrow band imaging for peroral cholangiopancreatoscopy. Dig Endosc 2007；19(Suppl)：S129-S133
13) Itoi T, Sofuni A, Itokawa F, et al：Role of peroral cholangioscopy in the preoperative diagnosis of malignant middle and lower bile duct cancers：a preliminary study using 10 Fr plastic stent. Dig Endosc 2005；17：S57-S59

（糸井隆夫，土屋貴愛，栗原俊夫）

II 各論：[最近の話題]

EUS-FNAを用いた胆管ドレナージ

　超音波内視鏡下穿刺生検法（EUS-FNA）は，1992年にVilmannら[1]によって初めて報告されて以来，欧米では急速に普及を遂げた検査法である．EUSの特徴である高解像度の超音波画像を用いて，リアルタイムに病変を観察しながら，安全かつ確実に組織が得られるため，膵病変，消化管粘膜下腫瘍，リンパ節腫大，など多くの領域で確定診断法として高く評価されてきた．最近では，EUS-FNAを応用した手技が広く行われるようになった．EUS-FNAを応用した手技は，膵囊胞ドレナージ，腹腔神経ブロック，腫瘍内薬剤注入などへと発展をみせ，最近ではEUS-FNAを含めて，Interventional EUSと称されるようになった[2]．最近，著者らも，EUS-FNAの手技を応用し，EUS下胆管ドレナージを行っている．EUS下胆管ドレナージは，手技的には完成された手技といえるが，処置具の改良の必要性は感じている．今回は，現時点でわれわれが行っている手技について解説させていただく[3~6]．

EUS下胆管ドレナージの種類

　EUS-FNAを用いた胆管ドレナージは，大きく以下の二つに分けられる．
① EUS下に胆管を穿刺後，ガイドワイヤーを胆管内から十二指腸乳頭部を経由して十二指腸内まで挿入する．その後，ガイドワイヤー誘導下に経乳頭的ドレナージを行う方法（rendezvous technique）
② EUS下に胆管を穿刺後，穿刺ルートを利用して直接ドレナージチューブを胆管内へ挿入する方法
に分けられる．

　①の方法は，経消化管的に胆管を穿刺後，ガイドワイヤーを乳頭部まで誘導し，次に経乳頭的処置を行うため，手技がやや煩雑である．偶発症の点では，胆管穿刺による腹膜炎以外に，急性膵炎のリスクも伴うため，rendezvous techniqueを選択することは，通常では少ないと思われる．

　②の方法は，穿刺経路として，経十二指腸，経胃の二つの経路が選択肢として挙げられる．穿刺対象としては肝外胆管，肝内胆管の二つが挙げられる．実際の臨床では，経十二指腸肝外胆管ドレナージまたは経胃肝内胆管ドレナージが行われることが多い．経十二指腸肝外胆管ドレナージは，中下部胆管狭窄症例に適応となる．十二指腸球部から肝外胆管までの距離は短く，EUS上ほぼ接するように描出される．穿刺および穿刺後に行う穿刺ルートの拡張も，経胃ルートに比べると容易である．手技的にも安定しており，われわれは好んでこのルートを選択している．

　経胃肝内胆管ドレナージは，左肝内胆管を穿刺対象として行われることが多い．このルートでも一期的内瘻化が可能であり，おもに上部胆管狭窄症例に対して行われている．ただし，胃

壁から胆管までの距離が経十二指腸ルートに比べて長く，刺入部である胃壁，穿刺ルートに含まれる肝臓ならびに穿刺対象である胆管をドレナージチューブ挿入前に拡張する必要があるため，経十二指腸ルートに比べて手技的な難易度がやや高い．また，チューブ挿入後の逆行性感染のリスクも懸念されている．

今回は，EUSに精通していれば，手技的にも比較的容易であると考えられる経十二指腸肝外胆管ドレナージについて解説させていただく．

経十二指腸肝外胆管ドレナージについて

われわれは，経十二指腸肝外胆管ドレナージをEUS下胆管十二指腸吻合術（EUS-guided choledochoduodenostomy；EUS-CDS）と称してきた．EUS-CDSは，まだ始まって間もないため[2]，手技に関して若干の施設差が存在する．穿刺針の種類，穿刺時の通電の有無，拡張法およびステントの種類などである．これらの点は，今後の症例の蓄積により解決していくものと思われるが，本稿では，われわれの施設で実際に行っている方法について説明させていただく[3),6)]．

EUS-CDSの適応

2009年現在，EUS-CDSに関する臨床試験（Phase I／II）を行っており，われわれの施設では，EUS-CDSの適応を切除不能悪性中下部胆管狭窄としている．EBDまたはPTBD施行不能例というような制約は設けていないが，EUS-CDSの安全性，有効性が臨床試験によって明らかにされるまでは，外科手術の可能性を残す症例には，この手技を行うべきではないと考えている．今現在の一般的な適応としては，EBD施行不能例が適応になると思われる．

EUS-CDS の方法[3),6)]

前処置

定型的な内視鏡検査の前処置を行う．鎮痛・鎮静にはペンタゾシン・ミダゾラムを使用している．

基本的手技

① 経口的にコンベックス型超音波内視鏡を十二指腸球部に挿入し，内視鏡的に十二指腸球部に病変がないことを確認する．

② EUS 下に十二指腸球部から肝外胆管を長軸に描出する．このときに，超音波内視鏡の先端を肝門部方向に位置させることが重要である．

③ 同部位で超音波内視鏡下穿刺吸引生検に用いる穿刺針（NA-200H-8022：Olympus）を用いて EUS 下に肝外胆管を穿刺し（図1），胆汁が吸引されることを確認した後，X線透視下に穿刺針から造影剤を注入し肝内胆管まで造影する（図2）．

④ 胆管造影後に穿刺針を抜去し，胆管の走行など

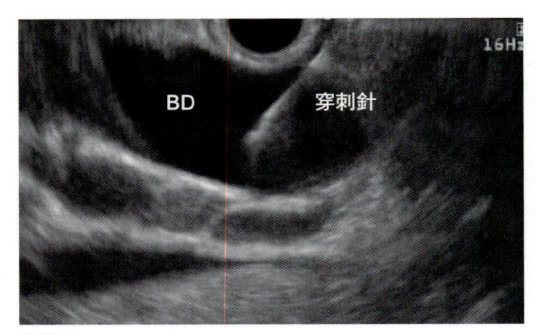

図1 EUS 下総胆管穿刺

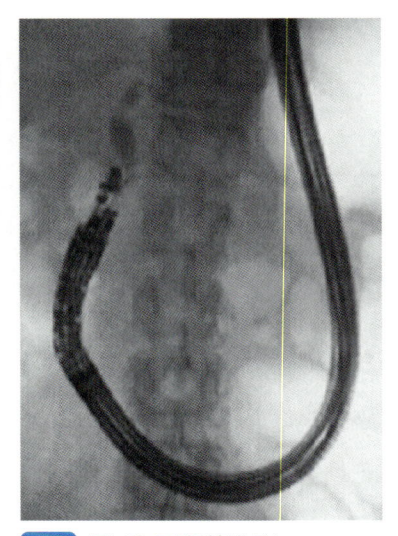

図2 EUS 下胆管造影

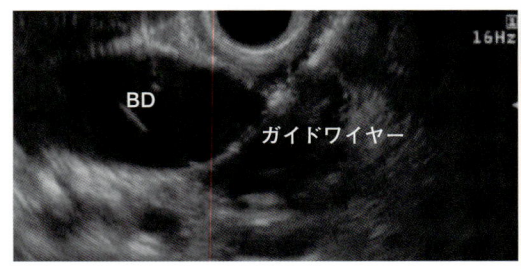

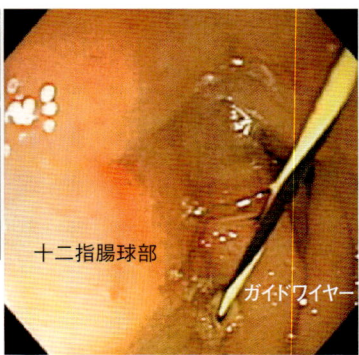

図3 胆管内へのガイドワイヤー挿入

を確認しておく．
⑤ ニードルナイフ（Zimmon® papillotomy knife：Wilson-Cook）をEUSガイド下に切開電流にて通電しながら肝外胆管に刺入する．
⑥ ニードルナイフの内針を抜去し，外筒内に0.35インチのガイドワイヤー（Jagwire™：Boston Scientific）を肝内胆管内まで挿入する（図3）．
⑦ ガイドワイヤーに被せて3種類の胆管拡張用ダイレーター（Soehendra® Biliary Dilator Catheter：Wilson-Cook）を6 Fr，7 Fr，9 Frの順に胆管内に挿入し瘻孔を拡張する（図4）．
⑧ ガイドワイヤーに被せて8.5 Fr，5 cmのEBDプラスチックステント（Tannenbaum®：Wilson-Cook）を胆管内に挿入する（図5）．
⑨ X線透視下および内視鏡下にチューブの位置を確認後，出血などの有無を確認して手技を終了する．

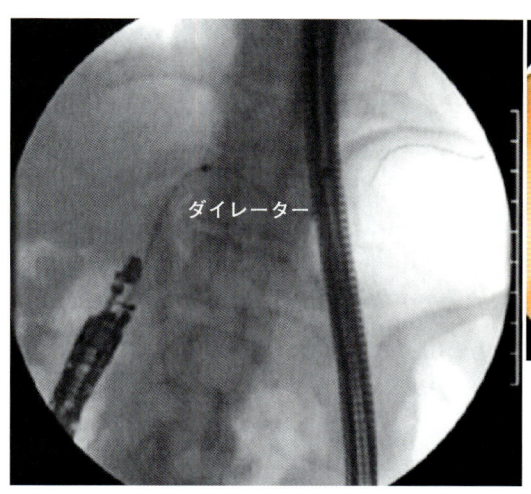

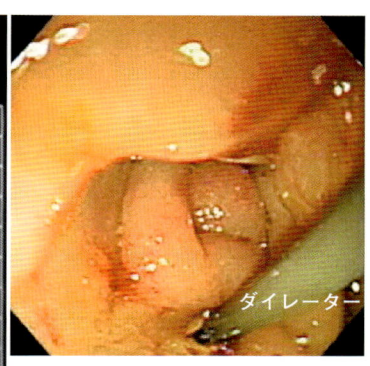

図4 胆管拡張用ダイレーターの挿入

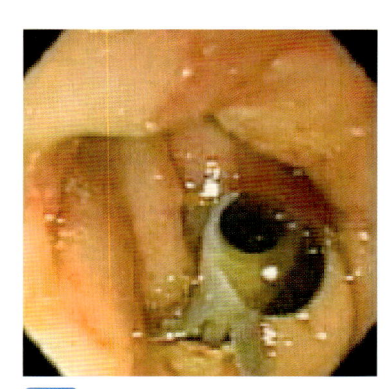

図5 ステント挿入

> 🔺重要
>
> 〈手技のポイント〉
> ・十二指腸球部で内視鏡先端を肝門部方向に向け，内視鏡を固定する．
> ・通電針を使用することで，瘻孔の拡張を容易にする．
> ・ガイドワイヤー挿入後もX線透視のみに頼らず，EUS画像も併用することで，内視鏡軸とガイドワイヤー軸のずれが最小限にとどまり，拡張およびステント挿入が容易となる．
> ・ステント挿入時は，ステント迷入を避けるため，内視鏡像も併用する．

まとめ

EUS下胆管ドレナージのなかでも，EUS下胆管十二指腸吻合術（EUS-CDS）について解説した．EUS-CDSの安全性と有効性は現在まで少数例での報告にとどまっており[6]，今後の症例の蓄積により詳細は明らかにされると思われるが，われわれの考えるEUS-CDSの最大の利点は，成功率が高いこと，術後急性膵炎のリスクがないことが挙げられる．2009年現在までにわれわれは19例に対しEUS-CDSを行ったが，手技の成功率は100％で，重篤な合併症は1例も認めなかった．今後，デバイスの改良などで，手技の難易度が低くなり，安全性が増せばEBDに代わる手技になると思われる．

文献

1) Vilmann P, Jacobsen GK, Henriksen FW, et al：Endoscopic ultrasonography with guided fine-needle aspiration biopsy in pancreatic disease. Gastrointest Endosc 1992；38：172-173
2) Giovannini M, Moutardier V, Pesenti C, et al：Endoscopic ultrasound-guided bilioduodenal anastomosis：a new technique for biliary drainage. Endoscopy 2001；33：898-900
3) Yamao K, Sawaki A, Takahashi K, et al：EUS-guided choledochoduodenostomy for palliative biliary drainage in case of papillary obstruction：report of 2 cases. Gastrointest Endosc 2006；64：663-667
4) 石井紀光，山雄健次，他：超音波内視鏡下胆管十二指腸吻合術．辻 忠男 編：胆道・膵の治療．2007，174-177，メジカルビュー社，東京
5) 山雄健次，水野伸匡，高橋邦之，他：超音波内視鏡ガイド下経十二指腸的胆道ドレナージを施行した乳頭部癌の1例．膵臓 2006；21(4)：353-357
6) Yamao K, Bhatia V, Mizuno N, et al：EUS-guided choledochoduodenostomy for palliative biliary drainage in patients with malignant biliary obstruction：Results of long-term follow-up. Enoscopy 2008；40：340-342

（原 和生，山雄健次，後藤秀実）

II 各論：[最近の話題]

造影 EUS による膵疾患診断

造影 EUS の進歩

　超音波内視鏡（EUS）検査は，体表式超音波，CT，あるいは MRI 検査と比較して空間分解能に優れていることから，胆膵疾患の診断にもっとも有用な検査である[1]が，造影による血行動態評価という点では劣っていた．CO_2 バブルを腹腔動脈あるいは上腸間膜動脈より注入し，EUS にて膵腫瘍性病変の血行動態を評価する造影 EUS 法は膵腫瘍性病変の質的診断に非常に有用である[2]が，血管造影時に内視鏡を挿入するという点で侵襲的な検査であった．

　経静脈性超音波造影剤 Levovist®（シェーリング）が開発された後，体表式超音波検査では，造影ハーモニックイメージングによる実質染影像観察が可能となり消化器疾患の質的診断能が向上した[3]〜[5]．一方，EUS では，コンベックス型および電子ラジアル型が開発され，カラーおよびパワードプラ法による血行動態の評価が可能となった．また，Levovist は擬似ドプラ信号を発生することにより，その検出感度を上昇させ，腫瘍内の血流密度の差を明確にすることを可能にした[6]．しかしながら，パワーあるいはカラードプラ法では，blooming artifact が認められる点と微細血流が検出されないために実質染影像が得られない点が問題であった[7]．

　OLYMPUS-ALOKA 社で新しく開発された eFLOW モードは，blooming artifact を少なくし，血管を実際の状態に近く描出することが可能となった[8]．また，肝腫瘍性病変診断目的で臨床使用認可されるようになった第二世代超音波造影剤 Sonazoid®（第一三共製薬）は，低音圧にて共振し二次高調波成分を発生することから，低音圧を使用する EUS において造影ハーモニックイメージングを可能とした．この造影ハーモニックイメージングにより EUS において初めて実質の染影像が可能となった[9],[10]．

超音波造影剤および使用装置

　経静脈性超音波造影剤は，超音波信号にて共振あるいは破壊されるマイクロバブルで構成されている（図 1a）．Levovist は，99.9％のガラクトースと 0.1％のパルミチン酸の混合物で，空気がバブルに内包されている．一方，Sonazoid は perfluorobutane が脂質膜で覆われたバブルである．両造影剤ともに使用時に注射用蒸留水を添加して攪拌することにより，白色の懸濁液とする．Levovist は，300 mg/ml の濃度で 7 ml を，Sonazoid は 15 μl/kg をワンショットで静脈内投与する（図 1b）．

　カラーおよびパワードプラモードを用いる場合にはコンベックス型あるいは電子ラジアルスコープを必要とする．また，造影ハーモニック用モード（ExPHD モード）を用いる場合には画像表示に ALOKA 社製 Prosound SSD α-10 を，内視鏡に OLYMPUS 社製電子ラジアル式スコープ（GF-UE260-AL5）を用いる．

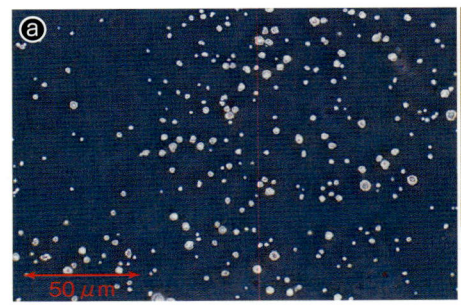

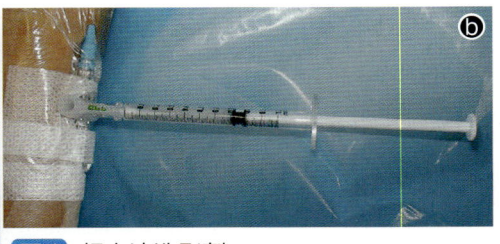

図1 超音波造影剤

a：マイクロバブルの顕微鏡像（Levovist）．マイクロバブル径は1～3μmである．
b：Sonazoidの静脈内投与．白色の混濁した超音波造影剤を確保されたルートの手元からワンショットで静脈内投与する．

パワードプラ，カラードプラおよびeFLOWモードを用いた造影EUS

パワーおよびカラードプラモードでは，膵内の比較的大きい血管が描出される．これらの血流表示モードにおいて，超音波造影剤投与により血流信号が増強し，目的の病変の血行動態を評価しやすくなる．しかしながら，実際の血管径よりも太く強調されるblooming artifactを避けることができない（図2）．

ALOKA社製画像表示装置Prosound SSD α-10では，新しい血流表示モード（eFLOWモード）が搭載されている（図3）．eFLOWモードでは，送信信号を広帯域にし，それに最適化したフローフィルタと画像処理でパワーあるいはカラードプラで認められるclutterとnoiseを減らすことにより高分解能化に成功し，血管のblooming artifactを防ぐことが可能となった．

これらの血流表示モードで造影を行う場合，まず，通常のFundamental Bモードにて膵病変の存在を確認し，周辺の膵実質が腫瘍と同じ画面に描出される位置にプローブを固定する．次にパワードプラ，カラードプラあるいはeFLOWモードに切り替え，造影前の膵実質の

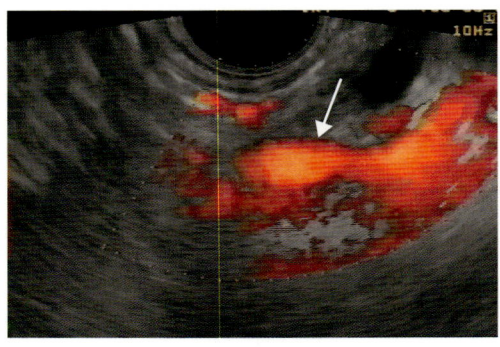

図2 造影パワードプラにおけるblooming artifact

造影剤投与後，実際の血管径よりも太く描出されるblooming artifactが認められる（矢印）．

血流シグナルが検出されないレベルまでゲインを落とし，フォーカスポイントを腫瘍の最深部に設定する．超音波造影剤をワンショットで静脈内投与する．投与後，膵実質内に血流シグナルが検出され，リアルタイムに腫瘍および周辺膵実質における血管構築が観察される．

膵充実腫瘍性病変は周辺膵実質の血流密度と比較することにより「Hypovascular」，「Isovascular」および「Hypervascular」の3つの型に分類される（図3）．通常型膵癌の場合にはHypovascular型，内分泌腫瘍の場合にはHypervascular型を呈することが多い．また，

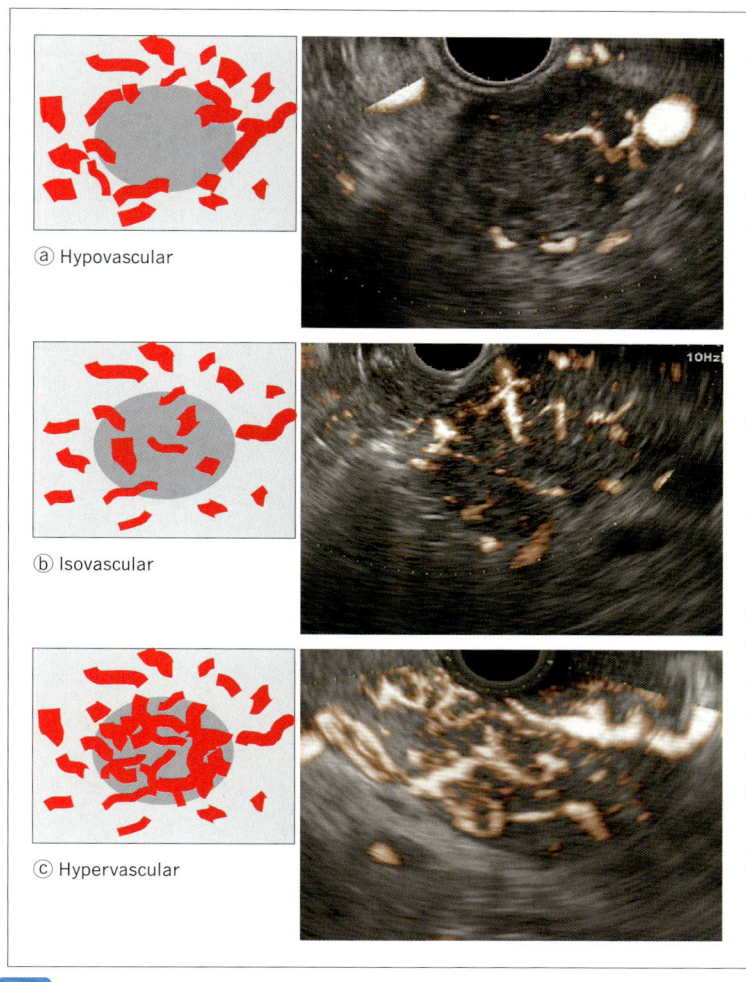

図3 eFLOWモードを使用した場合の膵腫瘍性病変の造影パターン
周辺膵実質との血流密度の比較により3パターンに分類される.
　a：Hypovascular. 腫瘍は周囲の膵実質と比較すると血流密度に乏しく，辺縁の血流が腫瘍を取り囲むように強調される.
　b：Isovascular. 腫瘍内の血流密度は周辺の膵実質と同等で，血流に一定した方向性は認められない.
　c：Hypervascular. 腫瘍内の血流密度は周辺膵実質と比較すると豊富である.

腫瘍性病変の場合，辺縁の血流あるいは内部へ向かう血流が強調されるのに対して，腫瘤形成性膵炎の場合，腫瘤内部の血流に方向性がないという点は鑑別診断上重要と考えられる.

造影ハーモニックEUS

上述のドプラモードにより膵腫瘍内部の比較的太い血管の描出が可能となるが，造影CT等で見られる実質の染影像は得られない. Levovistを用いた場合，二次高調波成分を発生させるためには高音圧を必要とするため，低音圧を

使用するEUSでは二次高調波信号による造影ハーモニックイメージングは実現できなかった．一方，Sonazoidは，低音圧にて共振し二次高調波成分を発生することから，広帯域の探触子および造影ハーモニック対応モードを用いることにより，低音圧を使用するEUSにおいても造影ハーモニックイメージングを可能とした．

近畿大学，OLYMPUS社およびALOKA社の共同研究により，造影ハーモニック対応のEUSシステムが開発され，EUSにおいてSonazoid投与後の造影ハーモニック像が得られることが確認された[9),10)]．この造影ハーモニック法を用いることにより，造影剤による膵実質染影像が詳細に観察されるようになった．

使用する造影ハーモニックモード（ExPHDモード）は，二次高調波成分とPhase shiftを合成し，造影剤からの信号を選択的に描出する（図4）．MI値を0.3に，focus pointを病変の最下点に設定し，Sonazoid 15 μl/kg投与後，リアルタイムで膵実質を観察する．通常のFundamental Bモード画像をモニター画像として同時に描出する．Sonazoid投与約10秒後に造影剤からの強い点状信号が出現し，その後膵実質全体に造影剤が分布し，実質染影像が得られる（図5）．Sonazoid投与20秒後に輝度変化率は最高に達し，数分間実質染影像が観察できる．

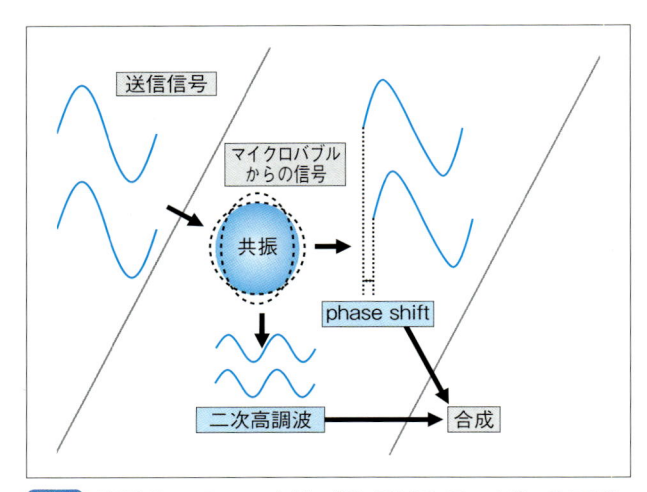

図4 造影ハーモニック法（ExPHDモード）の原理

EUS探触子からの送信信号によりマイクロバブル（超音波造影剤）が共振を起こすと，マイクロバブルから二次高調波およびphase shiftが認められる信号が発生する．ExPHDモードではこれらの信号を合成して，マイクロバブルからの信号を強調させる．

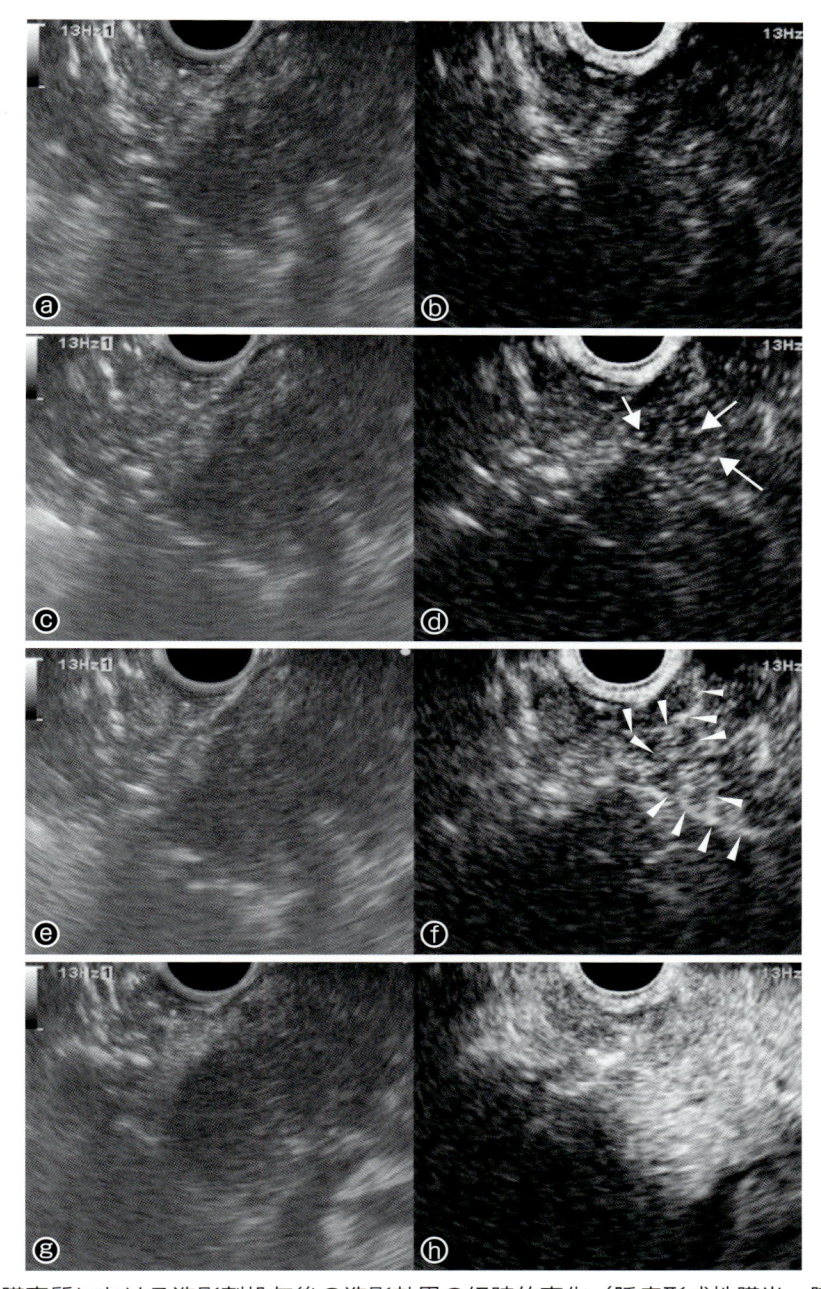

造影 EUS による膵疾患診断   263

図5 膵実質における造影剤投与後の造影効果の経時的変化（腫瘤形成性膵炎，膵鉤部）
左（a, c, e, g）：モニターモード．右（b, d, f, h）：造影ハーモニックモード
a, b：造影剤投与前．造影ハーモニックモード（b）では膵実質像は確認されない．
c, d：造影剤投与13秒後．膵実質内に造影剤からの点状高信号（d, 矢印）が確認される．
e, f：造影剤投与16秒後．膵実質内における樹枝状の血管像（f, 矢頭）が認められる．
g, h：造影剤投与20秒後．造影剤により膵実質内が均一に染まる．

造影ハーモニック EUS による膵病変の観察の実際

　造影ハーモニック画像では，正常膵に均一な染影像が見られる．膵管および胆管が avascular な構造物として描出されるために通常の Fundamental B モードと比較すると膵管および胆管の観察が容易となる(図6)．とくに膵管内乳頭粘液性腫瘍において拡張膵管内に構造物が認められた場合，Fundamental B モードによる観察では，その構造物が粘液塊であるのか乳頭増殖した腫瘍であるのか鑑別に苦慮することが多い．造影ハーモニックモードでは血流の有無により粘液塊と腫瘍部の鑑別が容易となる(図6)．また，Fundamental B モードにおいて低エコー腫瘤として描出される充実性病変では，炎症性腫瘤と腫瘍との鑑別診断が重要となる．また，腫瘍であっても通常型膵癌，内分泌腫瘍等の質的診断が必要となる．

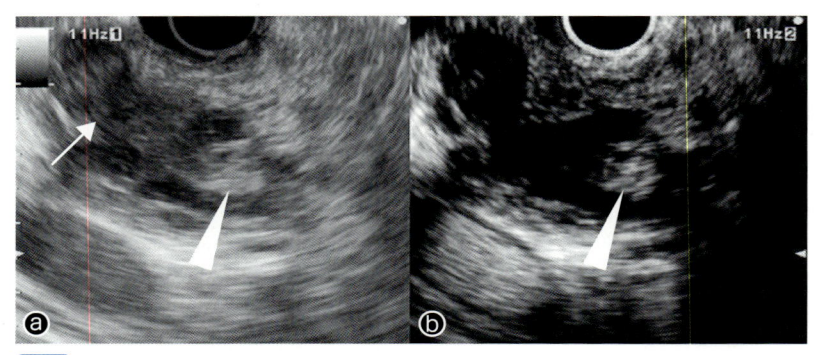

図6 膵管内乳頭粘液性腫瘍
a：モニターモード．
b：造影モード．
　モニターモードでは，膵頭部に拡張した主膵管が認められ，内部に構造物(矢印，矢頭)が見られるが，腫瘍部か粘液塊であるかの鑑別が困難である．造影モードでは，膵管内腔と膵実質のコントラストが明瞭となる．矢頭部の構造物に明らかな血流が確認され，乳頭状腫瘍増殖部であることが確認される．一方，矢印部では一部のみ染影が確認され，そのほとんどが粘液塊であることが証明される．

> **重要**
> 造影ハーモニック EUS では，膵管あるいは胆管内腔と膵実質とのコントラストが明瞭となり，膵管および胆管内病変の詳細な観察が可能となる．

膵腫瘍性病変の造影パターン

造影ハーモニック EUS では，Fundamental B モードで認められる低エコー腫瘤を，造影による内部構造の描出により，4 パターンに分類することができる（図 7）．

❶ Avascular 型

病変内にまったく血流が認められない造影パターンで，膵炎に伴う壊死巣等において認められる（図 7，8）．

❷ Hypovascular 型

病変内の血流は認められるも不均一な染影が認められ，周辺膵実質と比較すると hypovascular である造影パターンである（図 7，9）．通常型膵癌のほとんどがこの Hypovascular 型を呈し，腫瘍内部に膵癌に特異的な蛇行した血管像，緩徐な血流等の所見が認められる．

❸ Isovascular 型

腫瘍内部の染影が均一で，周辺膵実質と比較すると同程度であるため，その境界が不明瞭な造影パターンである（図 7，10）．腫瘤形成性膵炎の場合，B モードで低エコー腫瘤として認められることがあるが，造影するとこの Isovascular 型を呈することが多い．

❹ Hypervascular 型

腫瘍内部が周辺膵実質と比較すると hypervascular である造影パターンであり，内分泌腫瘍で認められることが多い（図 7，11）．

> **⚠重要**
> 通常の Fundamental B モード EUS にて低エコー腫瘤として認められた病変でも，造影ハーモニック EUS により 4 つの造影パターンに分類され，その質的診断に重要な役割を担うこととなる．

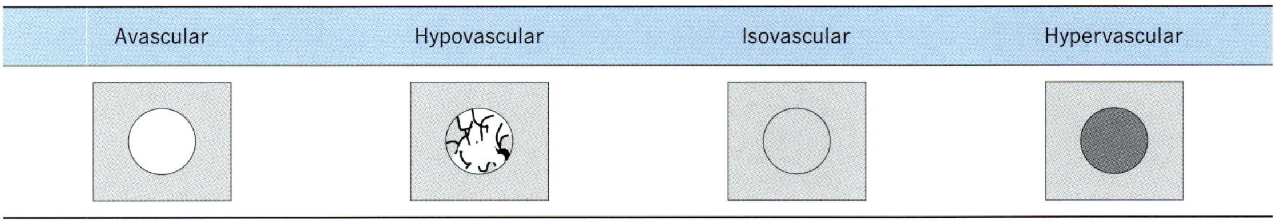

| Avascular | Hypovascular | Isovascular | Hypervascular |

図7 造影ハーモニック法による膵腫瘍性病変の造影パターン
- Avascular 型　　　：腫瘤内にまったく血流信号が確認されない．
- Hypovascular 型　：腫瘤内の血流は周辺膵実質と比較すると hypovascular であるが，不均一な染影が認められる．
- Isovascular 型　　：腫瘤内部は均一に造影され，周辺膵実質と同程度の血流のため，その境界は不明瞭である．
- Hypervascular 型：腫瘤内の血流は周辺膵実質より豊富である．

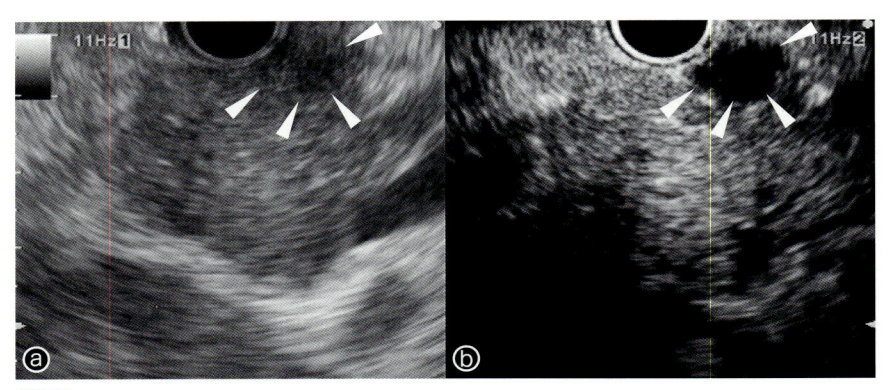

図8 Avascular 型の典型例

膵炎後の脂肪壊死巣．モニターモード（a）にて膵頭部に 13 mm の低エコー充実性病変（矢頭）を認める．造影ハーモニックモード（b）では，同病変内に血流信号をまったく認めず，その輪郭（矢頭）が明瞭化している．

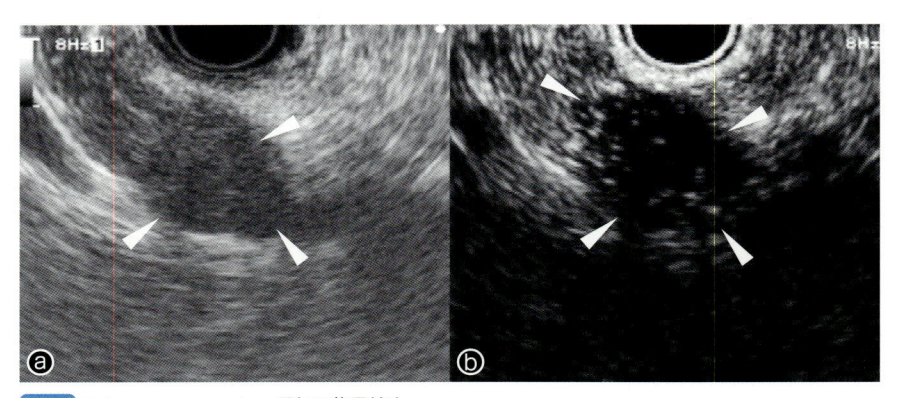

図9 Hypovascular 型の典型例

膵管癌．モニターモード（a）にて膵尾部に約 20 mm の低エコー腫瘤（矢頭）を認めるが，正常部との境界は不明瞭である．造影ハーモニックモード（b）では，腫瘤部内（矢頭）に血流信号は認めるが，周辺膵実質と比較すると hypovascular であり，周辺膵実質との境界が明瞭となる．

文献

1) DeWitt J, Devereaux B, Chriswell M, et al：Comparison of endoscopic ultrasonography and multidetector computed tomography for detecting and staging pancreatic cancer. Ann Int Med 2004；141：753-763
2) Kato T, Tsukamoto Y, Naitoh Y, et al：Ultrasonographic and endoscopic ultrasonographic angiography in pancreatic mass lesions. Acta Radiologica 1995；36：381-387
3) Kitano M, Kudo M, Maekawa K, et al：Dynamic imaging of pancreatic diseases by contrast enhanced coded phase inversion harmonic ultrasonography. Gut 2004；53：854-859
4) Fukuta N, Kitano M, Maekawa K, et al：Estimation of the malignant potential of gastrointestinal stromal tumors：the value of contrast-enhanced coded phase-inversion harmonic US. J Gastroenterol 2005；40：247-255
5) Inoue T, Kitano M, Kudo M, et al：Diagnosis of gallbladder diseases by contrast-enhanced

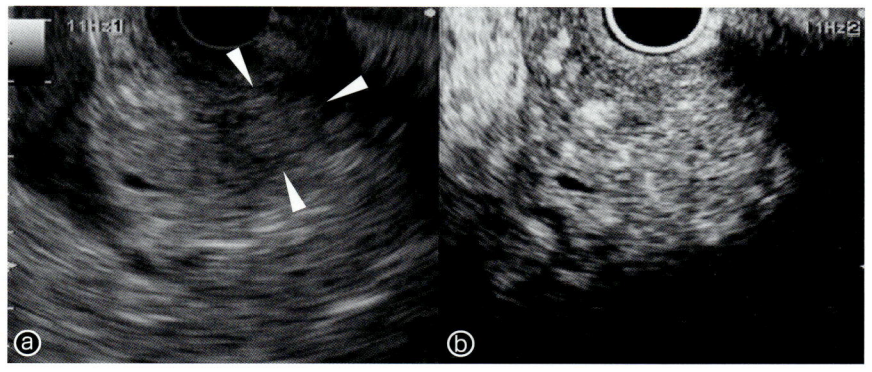

図10 Isovascular 型の典型例

閉塞性黄疸を合併した腫瘤形成性膵炎．モニターモード（a）にて膵頭部に 17 mm 大の低エコー腫瘤（矢頭）を認める．造影ハーモニックモード（b）では，腫瘤部内部は周辺膵実質と同程度に均一に染影され，その境界は不明瞭である．

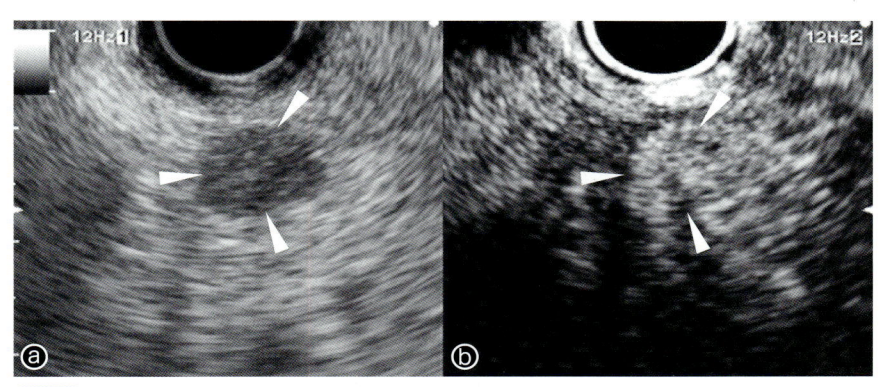

図11 Hypervascular 型の典型例

内分泌腫瘍．モニターモード（a）にて膵頭部に 11 mm 大の低エコー腫瘤（矢頭）を認める．造影ハーモニックモード（b）では，腫瘤部内部（矢頭）は周辺膵実質と比較すると血流が豊富である．

phase-inversion harmonic ultrasonography. Ultrasound Med Biol 2007 ; 33 : 353-361
6) Sakamoto H, Kitano M, Suetomi Y, et al : Utility of contrast-enhanced endoscopic ultrasonography for diagnosis of small pancreatic carcinomas. Ultrasound Med Biol 2008 ; 34 : 525-532
7) 北野雅之，坂本洋城，前川 清，他：膵腫瘍の造影EUS診断．特集：EUSによる診断と治療―現状と将来展望．臨牀消化器内科 2005 ; 20 : 1551-1558
8) Das K, Kitano M, Sakamoto H, et al : Comparison of endoscopic ultrasound guided directional e-FLOW using microbubble contrast agent with power Doppler and color Doppler in solid pancreatic lesions. Ultrasound Med Biol 2009(in press)
9) Kitano M, Kudo M, Sakamoto H, et al : Preliminary study of contrast-enhanced harmonic endosonography with second generation contrast agents. J Med Ultrasonics 2008 ; 35 : 11-18
10) Kitano M, Sakamoto H, Matsui U, et al : A novel perfusion imaging technique of the pancreas : contrast-enhanced harmonic EUS. Gastrointest Endosc 2008 ; 67 : 141-150

（北野雅之，坂本洋城，工藤正俊）

II 各論：[最近の話題]

膵疾患に対するEUS下エラストグラフィー診断の可能性

　病変の悪性度とその組織の硬さには相関があり，一般に，悪性腫瘍は良性腫瘍に比して硬いと考えられている[1),2)]．このような背景のもとtissue elastic imaging という硬度を評価する手法が各種考えられてきている．MRI（magnetic resonance imaging）やCT（computed tomography）を用いた手法も考案されているが，本稿では超音波を用いた tissue elastic imaging のうち，Real-time tissue elastography®（日立）について，その原理とEUSへの応用（EUS-elastography）についての現状と今後を記す．

組織弾性イメージングとReal-time tissue elastography®

1．組織弾性イメージングの原理

　超音波による組織弾性の画像化，すなわちtissue elastic imaging の研究は1990年代にOphirらが提唱したElastographyがその始まりといえる[3)]．この手法は，体表から静圧を加えたときの組織の変形率，すなわち歪み分布の画像化を行ったものであり，図1に示す一次元バネモデルで説明されている．図1では，硬いバネと軟らかいバネが一次元的に連結されたモデ

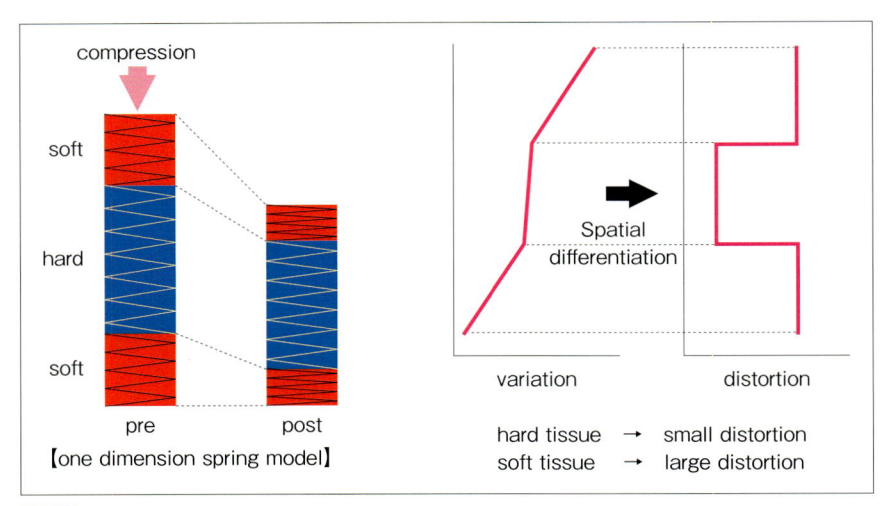

図1 Real-time tissue elastography® の原理
　硬いバネと軟らかいバネが一次元的に連結されたモデルを示している．この一次元バネを圧縮すると硬いバネはほとんど変形しないで平行移動するが，軟らかいバネは大きく変形するため，各部の変異に差異が生ずる．この歪み分布は，組織の弾性分布を反映しており，腫瘍の検出に有用であると考えられている．

ルを示している．この一次元バネを圧縮すると各部は図のような変位分布となる．硬いバネはほとんど変形しないで平行移動するが，軟らかいバネは大きく変形するため，各部の変異に差異が生ずる．したがって，変位分布の空間微分をとることで得られる歪みの大きさにより，硬さ，軟らかさの情報が得られる．この歪み分布は，圧縮の程度に応じて変化する相対的な指標であるが，組織の弾性分布を反映しており，腫瘍の検出に有用であると考えられている[4),5)]．

2．情報の定量化・処理

なお，定量化のためには絶対数値の弾性係数を得ることが必要であるが，実際には体内での応力分布を直接測定することはできないため，歪み分布を用いて弾性係数を推定することになる．しかし，その多くは問題を簡略化するために，歪み方向が断面（平面）内のみと仮定するなど，二次的なモデルに基づいて歪み分布から弾性係数を推定する方法であり，これらは臨床計測では必ずしも適合しない．そのため，弾性係数による定量化は実用に至っていない．表1に超音波断層像（B-mode 画像），歪み画像，弾性係数画像の順で得られる情報の定量性と処理量を示した．

日立メディコでは，臨床に寄与しうる歪み画像を作成するために，下記の2項目を開発または利用した．
① 超高速画像処理ハードウエアの開発
② 複合自己相関法（combined auto correlation method：椎名　毅　先生開発）

複合自己相関法はフリーハンドで安定した画像を得るために重要な技術であり，次にその概略を述べる．超音波受信信号を用いて弾性情報の基となる変位の情報を得る方法であり，まず，圧迫前後の周波数信号のエンベロープ（包絡線）の情報を用いて相関係数の演算を行い，大まかに変位を検出する．次に位相差の情報を用いてこまかい変位を検出していく．ドプラ法を使用していないので，アライアジング（aliasing）の影響を受けず，効率的に高精度に変位を演算できることを特徴としている[6)]．

3．Real-time tissue elastography® 画像の示すもの

図2にファントムを用いた Real-time tissue elastography® 画像を示す．ファントムのベースは比較的軟らかいゲル素材により形成された2本の円柱形ターゲットを内包している．ここで，ベースと内包ターゲットの音響インピーダンスが等しくなるように設計されており，図2bの B-mode 画像では両ターゲットともに検出することができない．一方，図2aに示す Real-time tissue elastography® 画像ではベースとターゲット間の硬さの違いが鮮明に検出されている．

Real-time tissue elastography® は一点のみの硬度表示ではないため（ある一定領域での硬度情報を表示しうる），そこから得られる情報は大きく分けて二つになると考えられる（表2）．

1）一つは，設定された ROI（region of interest）内におけるターゲットの認識で，画像診断における伝統的な手法であるパターン認識（あるいはパターン分類）である．すなわち，周囲組織に比して高硬度である，あるいは低硬度であるという考えである．これは，あくまで ROI 内での相対的な硬度であるため，被験者が異なった場合の対比が必ずしも容易ではない．

組織内において脂肪組織（あるいは結合組織）は異なる個体であってもほぼ同一の硬度を有するという仮定のもとで，SR（strain ratio）というパラメーターが考案され検討されている．SR は優れた考え方ではあるが，対象によっては設定された ROI 内に脂肪組織（結合組織）が含まれない場合〔対象が設定可能な ROI の大きさを

表1 超音波断層象と組織弾性イメージングの比較

	超音波断層象 （B-mode画像）	組織弾性イメージング	
		歪み画像	弾性係数画像
画像化する 物理量	音響インピーダンス の空間微分	変形率 （変位の空間微分）	弾性係数 （ヤング率）
診断情報	形態 （輪郭）	性状 （相対的硬度）	形態 （固有硬度）
定量性	△	○	◎
処理量	少ない	中等量	高度

表2 Real-time tissue elastography®の画像の示すもの

1. Hardness at the specific point
   a：pattern recognition
   b：quantitative assessment
     (SR：strain ratio)
2. Distributed pattern of tissue hardness

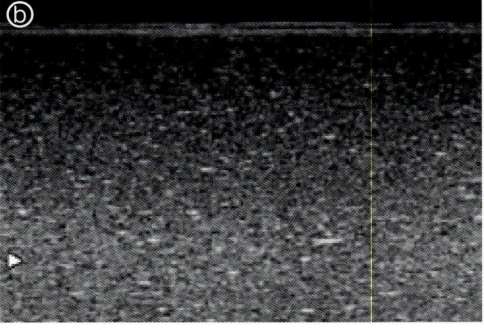

図2 ファントムによるReal-time tissue elastography®画像
 a：Real-time tissue elastography®画像ではベースとターゲット間の硬さの違いが鮮明に検出されている.
 b：B-mode画像では両ターゲットともに検出することができない.

超える場合や，対象付近に脂肪組織（結合組織）が存在しない場合など〕もあり，その場合にはSR自体を計算することが不可能である．また，現有の装置ではSRが計算可能であるのは，検査中に限られるという制約が存在する（正確にはシネメモリー上に存在するデータに対してのみ装置内でSRの算出が可能であり，得られた画像に対して，検査後にSRを算出することは不可能である）．

2）二つめは，得られたReal-time tissue elastography®画像内での硬度分布情報である．一般に肝硬変や慢性膵炎では組織の改変が生じており，硬軟さまざまな組織が混在している．Real-time tissue elastography®ではこの

ような情報も提供しうる．

EUS-elastography

Pentaxと社の共同でReal-time tissue elastography®がEUSで使用可能になった．図3に使用装置を示す．使用内視鏡は電子ラジアル型EUS（EG-3670URK）およびコンベックス型EUS（EG-3870UTK）（ともにHOYA株式会社PENTAXライフケア事業部）であり，使用超音波観測装置はEUB-8500またはHV-900である（日立社）．

本システムを用いて得られた膵疾患に対するEUS-elastographyの現状について，表2の内

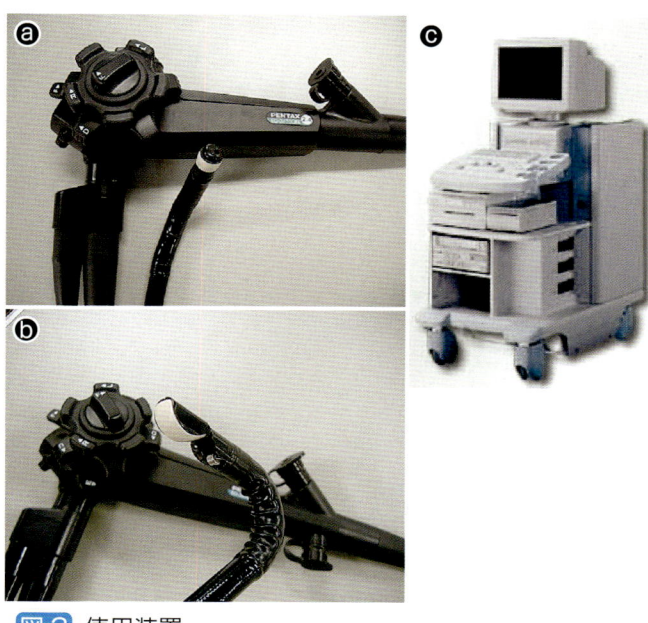

図3 使用装置
a, b：Pentax社製超音波内視鏡使用内視鏡は電子ラジアル型EUS（EG-3670URK：a）およびコンベックス型EUS（EG-3870UTK：b）（ともにHOYA株式会社PENTAXライフケア事業部）．
c：使用超音波観測装置はEUB-8500またはHV-900である（日立社）．

容をもとに述べる．

1. Hardness at the specific point
1) pattern recognition

図4は径約25 mm大の膵頭部癌症例である．B-mode画像では，境界明瞭で不整な低エコー腫瘍が膵頭部に描出されている．

EUS-elastographyでは，腫瘍はROI内の周囲より高硬度な領域として描出されている．なお，高硬度内に認められるやや軟な領域のスポットは不整な癌性腺管を反映していると考えている[5]．

膵内分泌腫瘍では，周囲組織と比して多くの場合にはやや軟または同程度の硬度として描出され，腫瘍内部の硬度は均一である．

2) quantitative assessment（SR）

図5は膵頭部に生じた大きさ約15 mm大の膵癌症例である．B-mode画像では境界明瞭で不整な低エコー腫瘍と描出されている．

EUS-elastography画像では膵癌に特徴的なパターンを示している．プローブ遠位側に存在する結合組織の歪み値と腫瘍内での歪み値との比率は本例では9.01と計算されている．SRの計測に関してはすでに述べた問題点以外に腫瘍内でのROIの設定方法についても十分な検討が必要と思われる．

2. Distributed pattern of tissue hardness

図6は慢性膵炎確診例での膵体部で設定したROI内での硬度分布状況を分析したもので

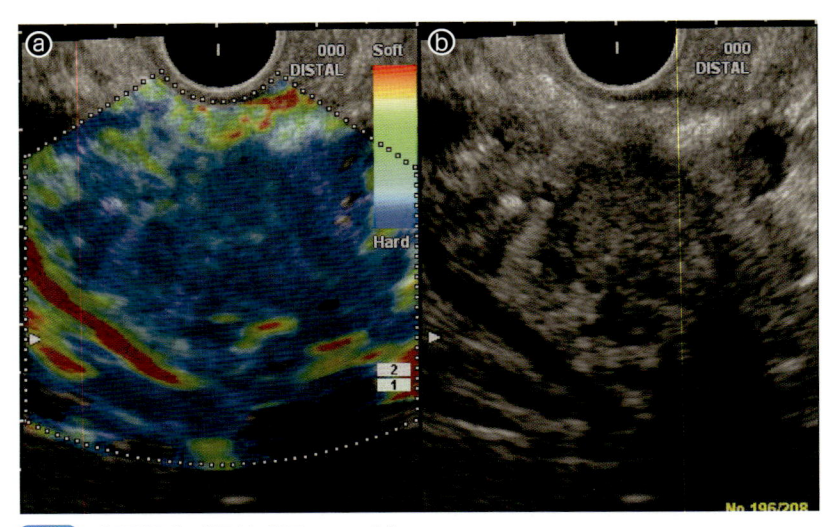

図4 膵頭部癌（径約25 mm大）
　a：EUS-elastography画像では，腫瘍はROI内の周囲より高硬度な領域として描出されている．高硬度内に認められるやや軟な領域のスポットは不整な癌性腺管を反映していると考えている．
　b：B-mode画像では，境界明瞭で不整な低エコー腫瘍が膵頭部に描出されている．

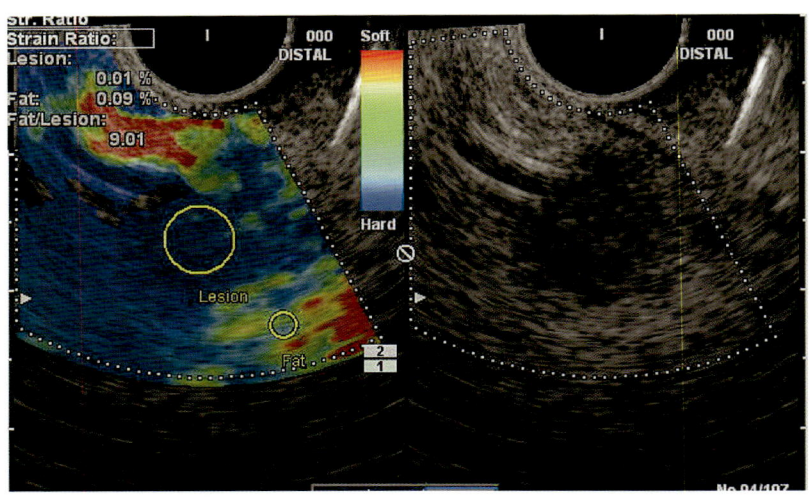

図5 膵頭部癌（大きさ約15 mm大）のSR（strain ratio）
　B-mode画像では境界明瞭で不整な低エコー腫瘍と描出されている．
　EUS-elastography画像では膵癌に特徴的なパターンを示している．プローブ遠位側に存在する結合組織の歪み値と腫瘍内での歪み値との比率は本例では9.01と計算されている．

ある．本システムは日立メディコの開発によるもので，現在，種々の病態の分析に使用している．図で右下のグラフはROI内でのstrain値の分布を示しており，幅が広いほど種々の硬度の組織が存在することを示す．そのほか，自動的にさまざまなパラメーターが算出される．

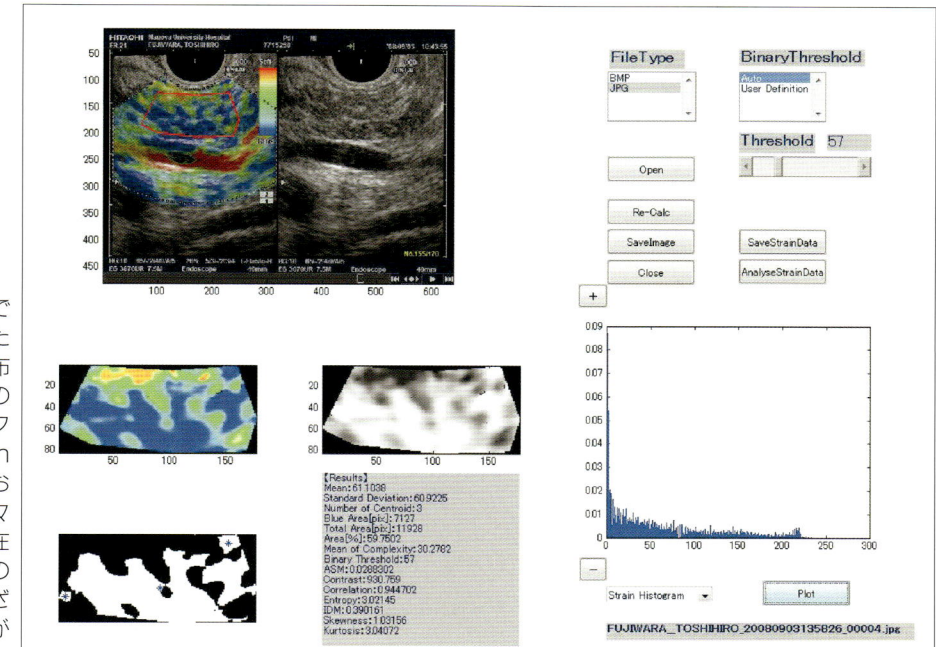

図6 慢性膵炎

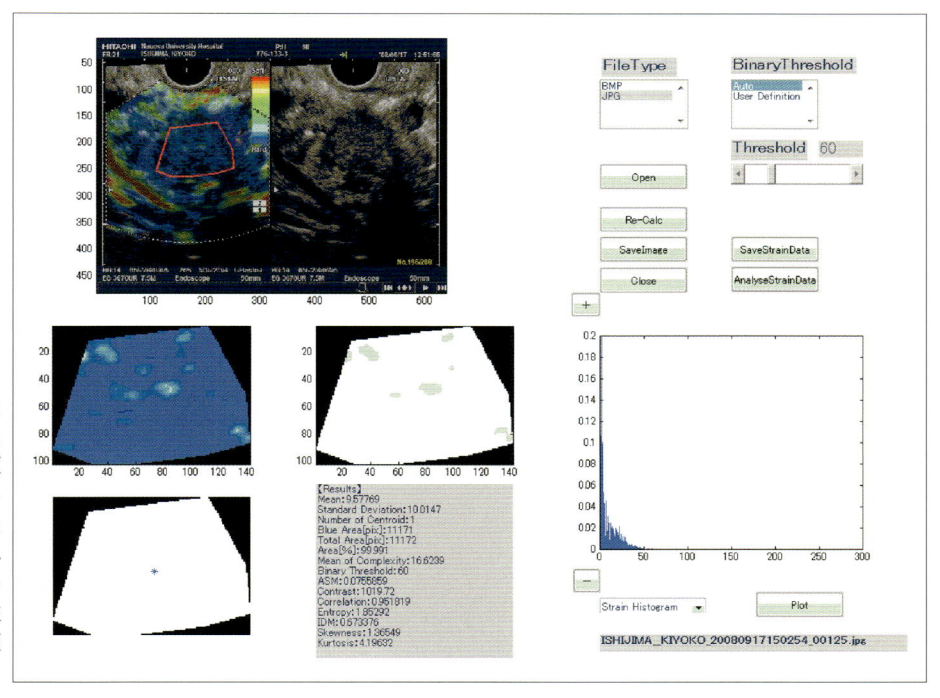

慢性膵炎確診例での膵体部で設定したROI内での硬度分布状況を分析したものである．右下のグラフはROI内でのstrain値の分布を示しており，幅が広いほど種々の硬度の組織が存在することを示す．そのほか，自動的にさまざまなパラメーターが算出される．

図7 膵頭部癌

本例は図4の症例を硬度分布解析システムを用いて各種パラメーターを算出したものである．Strain値はより高硬度中心の狭い領域に分布しており，複雑度は慢性膵炎に比して低い値となっている．

たとえば，Mean of Complexity：複雑度〔＝(周囲長)²/面積〕の平均．値が高いほど面積に対する周囲長が長く，形状が複雑であることを示す，などである．

図7は図4の症例を本システムで各種パラメーターを算出したものである．Strain値はより高硬度中心の狭い領域に分布しており，複雑度は慢性膵炎に比して低い値となっている．

おわりに

Real-time tissue elastography® およびそれをEUSに応用したEUS-elastographyの臨床評価はまだ始まったばかりである．Tissue characterizationとして，B-mode画像，カラードプラ断層法，パワードプラ断層法，造影超音波などとは異なる組織の硬度情報という新たな視点をもたらし，独自の臨床的有用性を生み出すものと考えられる．

文献

1) 岡田一孝，松村　剛，三竹　毅：Real-time tissue elastographyの開発．日本放射線技術学会雑誌 2005；61：811-816
2) Krouskop TA, Wheeler TM, Kallel F, et al：Elastic moduli of breast and prostate tissues under compression. Ultrasonic Imaging 1998；20：260-274
3) Ophir J, Caspedes I, Ponnekanti H, et al：Elastography：a quantitative method for imaging the elasticity of biological tissue. Ultrasonic Imaging 1991；13：111-134
4) Itoh A, Ueno E, Tohno E, et al：Breast disease：clinical application of US elastography for diagnosis. Radiology 2006；239：341-350
5) Uchida H, Hirooka Y, Itoh A, et al：Feasibility of tissue elastography using transcutaneous ultrasonography for the diagnosis of pancreatic diseases. Pancreas 2009；38：17-22
6) Yamakawa M, Shiina T：Strain estimation using the extended combined autocorrelation method. Jpn J Appl Phys 2001；40：3872-3876

（廣岡芳樹，伊藤彰浩，後藤秀実）

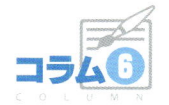

コラム6 それでも胆膵内視鏡が好きだ

　胆膵病変の診断における内視鏡検査はCTやMRが発展してきたなかにあって，今のところかろうじてその中心に居座っている．以前からCT，MRがこのまま改良されれば，ERCPやEUSによる画像診断は消えゆく運命であるというのもあながち嘘ではない．内視鏡を挿入するリスクやERCP後の膵炎発症のリスクを考えれば，CTやMRが内視鏡検査と同等の診断能をもつようになったときが，ERCPやEUSがその役割を終えるときだと思ってきた．実際，MRCPの普及以降，診断的ERCPの件数は減少している．

　たとえ，診断的胆膵内視鏡がなくなっても，ESTによる結石治療はなくならず，胆膵管の狭窄治療やEUS-FNAによる組織病理診断は当分進化しつつ活躍することは間違いない．そう考えると，治療処置のための基礎技術となるERCPやEUS画像診断が廃れることはないというより，基礎技術の重要性が見直されることになると信じている．

　胆膵内視鏡では，検査法の適切な選択のための教育とともに，時に致死的となる膵炎を発症するERCPをいかに安全，確実に行えるかはこれからも大きな課題であり，その基本手技をいかにうまく施行できるかが，応用技術にも反映され，トレーニングの重要性が高まるものと考えている．

　自分ではまだまだ若い世代と思っているが，ERCPで膵癌や胆管癌の診断をしたときの感動やEUSで小さな膵癌が見つかったときの感動を忘れることはない．今，胆膵内視鏡の何をしているときが面白いかと尋ねられたら，不謹慎ではあるが深部挿管のできないERCPをやっているときと答える．最近は腰痛のためあまり長い検査はしたくないが，痛みは大抵，終わった後に感じるものである．スコープの位置を変えたり，カニューラの挿入角度や種類を変えて目的達成を目指す楽しさはいまだに新鮮である．無理をせずにプレカットするべきだという意見も理解するし，もっと簡単にできる処置具を開発しろという意見もそのとおりであるが，「入らないわけはないだろう」と言う悪魔？の囁きはいまだに聞こえている．あまり大きな声では言えないが，胆膵内視鏡医の心の片隅には，いまだにスコープ操作や処置具操作の腕を誇る気持ちが残っているはずである．"昔は腕を競ったなあ"と言える日を期待している!?

（安田健治朗）

■略語・用語一覧

○ 本書内で頻繁に使用される用語・略語を一覧にした．
○ 対応する日本語は，著者によって多少表現の違いがあるが，本文中はあえてそのままの形としている．

略語	欧語表記・対応する日本語
EBD/ERBD	endoscopic biliary drainage/endoscopic retrograde biliary drainage 内視鏡的胆管ドレナージ術/内視鏡的逆行性胆管ドレナージ
EBS	endoscopic biliary stenting 内視鏡的胆管ステント留置術
EHL	electrohydraulic lithotripsy, electronic hydraulic lithotripsy 電気水圧衝撃波破砕術，電気水圧砕石術
ENBD	endoscopic nasobiliary drainage 内視鏡的経鼻胆管ドレナージ
ENGBD	endoscopic nasobiliary gallbladder drainage 内視鏡的経鼻胆嚢ドレナージ
ENPD	endoscopic naso-pancreatic drainage 内視鏡的経鼻膵管ドレナージ
EP	endoscopic papillectomy 内視鏡的乳頭切除術
EPBD	endoscopic papillary balloon dilation 内視鏡的乳頭バルーン拡張術
EPDL	endoscopical pancreatic duct lithotripsy 内視鏡的膵管切石術
EPS	endoscopic pancreatic stenting 内視鏡的膵管ステント留置
EPST	endoscopic pancreatic sphincterotomy 内視鏡的膵管口切開術
ERCP	endoscopic retrograde cholangiopancreatography 内視鏡的逆行性胆膵管造影法/内視鏡的逆行性膵胆管造影法
ERP	endoscopic retrograde pancreatography 内視鏡的逆行性膵管造影法
ESBD	bile duct drainage under EUS, endosonography EUS下胆管ドレナージ術
ESGBD	gallbladder drainage under EUS, endosonography EUS下胆嚢ドレナージ術
ESPD	pancreatic duct drainage under EUS, endosonography EUS下膵管ドレナージ術
EST	endoscopic sphincterotomy 内視鏡的乳頭括約筋切開術，乳頭切開術
EST-AP	endoscopic sphincterotomy of (the) accessory papilla 内視鏡的副乳頭切開術
EST-BD	endoscopic sphincterotomy of (the) bile duct 内視鏡的乳頭胆管切開術
EST-PD	endoscopic sphincterotomy of (the) pancreatic duct 内視鏡的乳頭部膵管切開術
ESWL	extracorporeal shockwave lithotripsy 体外衝撃波結石破砕術
EUS	endoscopic ultrasonography 超音波内視鏡検査，内視鏡的超音波断層法

略語	欧語表記・対応する日本語
EUS-CDS	endoscopic ultrasonography guided choledochoduodenostomy EUS下胆管十二指腸吻合術
EUS-CGN	endoscopic ultrasonography guided direct celiac ganglia neurolysis EUS下に腹腔神経節を同定し直接穿刺ブロックを行う手技
EUS-CPN	endoscopic ultrasonography guided celiac plexus neurolysis EUSガイド下に腹腔神経叢ブロックを行う手技
EUS-FNA	endoscopic ultrasonography guided fine needle aspiration 超音波内視鏡下穿刺吸引細胞診,超音波内視鏡下穿刺生検法
EUS-FNI	endoscopic ultrasonography guided fine needle injection EUSガイド下に薬液を注入する手技
IDUS	intraductal ultrasonography 管腔内超音波検査
MBL/EML	mechanical basket lithotripsy/endoscopic mechanical lithotripsy 機械式バスケット砕石法/内視鏡的機械的砕石術
MDCT	multi-detector-row CT 多列検出器型コンピュータ断層撮影
MRCP	magnetic resonance cholangiopancreatography 磁気共鳴胆道膵管造影
NBI	Narrow Band Imaging 狭帯域光観察
PET	positron emission tomography 陽電子放射断層撮影
POCCS	peroral cholecystoscopy 経乳頭的胆囊鏡,経口胆囊鏡
POCS/PCS	peroral cholangioscopy 経乳頭的胆管（胆道）鏡,経口胆管（胆道）鏡
PDCS	peroral direct cholangioscopy 直接的経口胆管鏡
POPS/PPS	peroral pancreatoscopy 経乳頭的膵管鏡,経口膵管鏡
PTBD/PTCD	percutaneous transhepatic biliary drainage (cholangiodrainage) 経皮経肝胆道ドレナージ
PTC	percutaneous transhepatic cholangiography 経皮経肝胆管造影法
PTCCS	percutaneous transhepatic cholecystoscopy 経皮経肝胆囊内視鏡
PTCS	percutaneous transhepatic cholangioscopy 経皮経肝胆管内視鏡
PTGBA	percutaneous transhepatic gallbladder aspiration 経皮経肝胆囊穿刺吸引術
PTGBD	percutaneous transhepatic gallbladder drainage 経皮経肝胆囊ドレナージ
US	ultrasonography 体外式超音波検査

索 引

和文

あ

アルゴンプラズマ凝固療法（APC）
　122

い

インフォームド・コンセント
　──の成立　41
　──の内容　41

え

遠景（乳頭観察位置）　57

お

親子スコープ　106
音響インピーダンス　269

か

ガイドワイヤー　63
ガイドワイヤーカニュレーション法
　216
カラードプラ　17
カルチノイド　235
外瘻　224
画像診断法　13
管腔内超音波検査法（IDUS）　38,
　175, 241

患者管理　48
癌性疼痛　227
肝内胆管癌　32
肝門部胆管癌　32

き

キャビテーションノイズ　207
機械式結石破砕（EML）　134, 142
機械式砕石バスケット　69
吸引細胞診　65
急性仮性囊胞　220
急性膵炎　25
急性胆管炎　139
共通管部（Ac）　233
距離分解能　98
近接（乳頭観察位置）　57

く

クリッピング　244
クリニカルパス
　ERCPの──　45
　EST・EPBDの──　46
偶発症　41, 62, 245

け

経十二指腸肝外胆管ドレナージ
　255
経消化管的ドレナージ　221
経乳頭的生検　167
経乳頭的（経口）膵管鏡　181
経乳頭的（経口）胆管鏡　105, 131

経乳頭的胆囊鏡　111
経乳頭的治療　147
経乳頭的ドレナージ　219, 220
経皮経肝胆道鏡　113, 114
経皮経肝胆道ドレナージ（PTBD）
　40, 114, 116, 118
経皮経肝胆囊ドレナージ（PTGBD）
　125
経皮経肝胆囊内視鏡（PTCCS）
　125, 126
経皮経肝的胆囊穿刺吸引術
　（PTGBA）　158
経皮経肝的胆囊ドレナージ術
　（PTGBD）　158
経鼻膵管ドレナージ（ENPD）チュー
　ブ　215
経皮的ドレナージ　225
検査法の選択　14
原発性硬化性胆管炎（PSC）　32,
　89, 103

こ

コレステロールポリープ　76
コンベックスプローブ　17
抗生剤　55
硬度分布情報　270
後方接近法　228
個人情報保護　43
子スコープ　105

さ

細胞診　65, 174

膵液 —— 167
　　細胞診断基準　171
　　先細カニューレ　58
　　擦過細胞診　92

［し］

システムの整備　44
シネメモリ　17
シングルバルーン式小腸内視鏡
　　150
止血　244
止血術　243
自己免疫性膵炎　26, 103, 191
　　—— の EUS 診断　197
　　—— の膵管像の分類　195
　　—— 臨床診断基準　192
自己免疫性膵炎合併硬化性胆管炎
　　197
自然脱落型膵管ステント　213
充実性腫瘍　173
　　—— の囊胞変性　178
重症急性膵炎　171
十二指腸固有筋層　238, 239
十二指腸乳頭部　233
十二指腸乳頭部癌　35, 234
十二指腸乳頭部腫瘍　233, 241
十二指腸乳頭部腺腫　35, 235
主膵管狭窄の POPS 所見　182
出血　243
術後胆管狭窄　110
腫瘍播種　80, 168, 173
腫瘍マーカー　13
小膵癌　78
上皮内膵癌　168
針状ナイフ　61
迅速細胞診　82, 83, 170, 173
迅速ショール染色　173
診断過程　14

［す］

スクリーニング検査　14
ストレッチ法　56
膵液細胞診　167
膵炎　242
膵仮性囊胞　25, 176, 214, 219
膵癌　28, 35, 35, 260
　　—— の超音波所見　21
膵管炎　215
膵管ガイドワイヤー留置法　58,
　　216
膵管拡張　168
膵管癌　28
膵管狭窄　220
膵管ステント　38, 61, 67, 143,
　　213, 244
膵管造影　58
膵管内乳頭粘液性腫瘍（IPMN）
　　38, 78, 181
膵管癒合不全　25
膵鉤部の描出　21
膵腫瘍性病変　259
膵石　220
膵腺房細胞癌　29
膵胆管合流異常症　29, 77
膵囊胞　168
膵の超音波診断　19
膵尾部の描出　20

［せ］

セーフティマネージメント　44
セクレチン　163
　米国製 ——　170
セクレチン負荷　168

セクレパン負荷 MRCP　29
生検　64
切開電流　242
説明・同意書　42
穿刺針　223
穿刺生検　167
先天性囊胞　26
前投薬　55
前方接近法　228

［そ］

造影剤　55
造影ハーモニック EUS　261
総胆管結石症　147
　　—— の超音波所見　18
組織細胞学的診断　167
組織診　174

［た］

ダブルバルーン式小腸内視鏡　150
タマネギ型乳頭開口部　57
体外衝撃波結石破砕術（ESWL）
　　40, 69, 201
大十二指腸乳頭（Ad）　233
胆管拡張用バルーン　156
胆管癌　31, 35
　　—— の術前進展度診断　110
　　—— の垂直方向進展　100
　　—— の水平方向進展　102
　　—— の粘膜内進展　102
　　—— の壁内進展　102
　　—— の表層拡大進展　107
胆管鏡　105
胆管狭窄　110
胆管結石　139, 140
　　—— の直視下破砕　107

胆管腫瘍　97
胆管浸潤　99
胆管ステント　244
胆管生検　118
胆管造影　58, 97
　　──困難例　58
胆管胆石　77
胆汁　250
単純性囊胞　26
胆膵管 NBI 診断　251
胆膵管鏡　106
胆膵管口　245
胆膵管ステンティング　243
胆膵内視鏡
　　──研修　50
　　──の教育システム　49
胆膵における超音波内視鏡の適応
　76
胆石症　29
胆石膵炎　139
胆道ステント　153
胆道の超音波診断　17
胆囊・胆管癌　35
胆囊癌　29, 35, 76, 129
胆囊腺筋腫症　128
胆囊腺筋症　29, 76
胆囊ポリープ　76, 128
蛋白分解酵素阻害薬　55

【ち】

中間（乳頭観察位置）　57
超音波診断法　17
超音波内視鏡（EUS）
　　➡ EUS を見よ
超音波内視鏡下穿刺吸引細胞診
　　➡ EUS-FNA を見よ
超音波内視鏡下穿刺術　79

直接的経口胆管鏡　110
貯留性囊胞　26, 176

【つ】

通常型パピロトーム　61
通電針　223

【て】

ティッシュハーモニック　17
ディフ・クイック染色　173
テーパードカテーテル　158
電気水圧衝撃波破砕術（EHL）
　126, 131
電子経口胆膵管鏡　250
電子経皮経肝胆道鏡　250
電子スコープ　107
電子胆膵管鏡　107, 247
電子胆道スコープ　113

【と】

透視下胆管生検　93
動注療法　171

【な】

内外瘻　224
内視鏡的機械的砕石術　134
内視鏡的逆行性膵管造影（ERP）
　175
内視鏡的逆行性胆道膵管造影検査
　（ERCP）　➡ ERCP を見よ
内視鏡的経鼻膵管ドレナージ　65,
　221
内視鏡的十二指腸乳頭切開術　241

内視鏡的膵管口切開術（EPST）
　65
内視鏡的膵管ステント留置（EPS）
　69, 221
内視鏡的膵管切石術　201
内視鏡的乳頭拡張術　38
内視鏡的乳頭括約筋切開術（EST）
　38, 65, 131, 139, 142, 143,
　144, 148, 151, 169
　　──の説明・同意書　43
内視鏡的乳頭切除術　40, 239
内視鏡的乳頭バルーン拡張術
　（EPBD）　38, 65, 139, 140,
　142, 143, 144, 148, 151
　　──の説明・同意書　43
内視鏡的良悪性鑑別診断　120
内瘻　224

【に】

乳頭炎　62
乳頭開口部形態　57
乳頭型胆管癌　111
乳頭機能不全　62
乳頭口側隆起　58
乳頭正面視　56
乳頭部癌　30, 241
乳頭浮腫　62, 171
乳頭部膵管（Ap）　233
乳頭部胆管（Ab）　233
乳頭部胆膵管　241

【の】

囊胞性腫瘍　173

は

パピロトーム　148, 151
パピロトミーナイフ　59
バルーン　68
バルーン分割膵液細胞診　168
パンフレットを用いた説明　47
瀑状胃　56

ひ

非腫瘍性嚢胞　176
表層拡大進展　91

ふ

プッシャーチューブ　156
ブラシ細胞診　65
プラスチックステント　153
プレカット　61, 132
腹腔神経節　229
腹腔神経叢　227
　　──ブロック　227, 228
腹水　80
副乳頭機能　244
副乳頭切開術　202
副乳頭造影　58
腹部エコー検査（US）　35

へ

ヘモグロビン　247

ほ

膨大部切開術　133

ま

慢性仮性嚢胞　220
慢性膵炎　25, 40, 161, 214
　　──診断基準　161
　　──の初期像　163

め

メタリックステント　153
迷走神経反射　91

も

モニタリング　55

ら

ラジアル式超音波内視鏡　71

り

リスクマネージメント　44

れ

レーザーカット　155

わ

ワイヤーカニュレーション　61

欧　文

A

Ac 領域　235
Ad 領域　235

B

Billroth II 法　147, 150

C

Cambridge 分類　162
CHF-B260　107, 250
CHF-BP260　107, 250
cholangiovenous reflux　91
color Doppler imaging（CDI）　98
computer simulation　52
confluence stone　111
conventional spin echo（CSE）　24
Convex 型 EUS　222
cyst in cyst　178

D

deep cannulation　59
delivery system　156
DPC（diagnosis procedure combination）　13
duct-penetrating sign　197

E

EHL（electronic hydraulic lithotripsy）　126, 131

EML (endoscopic mechanical lithotripsy) 134, 142
endocrine tumor 178
ENPD (endoscopic naso-pancreatic drainage) 65
EP (endoscopic papillectomy) 40, 239
EPBD (endoscopic papillary balloon dilation) 38, 65, 139, 140, 142, 143, 144, 148, 151
—— 後膵炎 140
EPDL (endoscopical pancreatic duct lithotripsy) 201
EPS (endoscopic pancreatic stenting) 69
EPST (endoscopic pancreatic sphincterotomy) 65
ERBD (endoscopic retrograde biliary drainage) 148, 151
ERCP (endoscopic retrograde cholangiopancreatography) 36, 38, 147, 148, 161
—— 関連手技 63
—— 研修システム 51
—— 後膵炎 62, 213, 216
—— による自己免疫性膵炎の診断 194
—— の説明・同意書 42
ERP 175
ERP-圧迫撮影法（ERP-CS） 163
EST (endoscopic sphincterotomy) 38, 65, 131, 139, 142, 143, 144, 148, 151
—— ナイフ 66
ESWL (extra corporeal shock wave lithotripsy) 40, 69, 201

EUS (endoscopic ultrasonography) 36, 37, 97, 126, 161, 163, 175, 237
EUS-elastography 268
EUS-FNA (endoscopic ultrasonography guided fine needle aspiration) 37, 79, 165, 254
EUS guided celiac plexus neurolysis (EUS-CPN) 227
EUS guided choledochoduodenostomy (EUS-CDS) 255
EUS guided direct celiac ganglia neurolysis (EUS-CGN) 229
EUS meets VOXEL-MAN 53
EUS ガイド下ドレナージ 219
EUS 下膵管ドレナージ術（ESPD） 37
EUS 下穿刺術 79
EUS 下胆管十二指腸吻合術 255
EUS 下胆管ドレナージ術（ESBD） 37, 254
EUS 研修 52

F

fast spin echo（FSE） 24
ferric ammonium citrate 25

G

Gd-EOB-DTPA 24
gradient echo（GRE） 24

H

Howell Biliary Introducer 94
hyperechoic foci 164
hyperechoic strands 164

I

IDUS (intraductal ultrasonography) 38, 97, 140, 143, 175, 238, 241
IgG4 陽性形質細胞 191
intraductal papillary mucinous neoplasm of the pancreas （IPMN） 26, 38, 177
—— の POPS 所見 182
—— の病理組織学的分類 184

K

knocking door method 85

L

Levovist® 98
lobularity 164
lymphoplasmacytic sclerosing pancreatitis（LPSP） 191

M

MBL (mechanical basket lithotripsy) 148, 151
MDCT 23
mechanical lithotripter 69
metallic stent 153
microcyst 178
minimum intensity projection（MinIP） 23
MRCP 24, 163
MRI 24
mucinous cystic neoplasm of the pancreas（MCN） 27, 178

multiplanar reformation (MPR) 23

N

Narrow Band Imaging (NBI) 38, 110, 247, 251
　――システム 248
　――併用POPS 185
Nd-YAG レーザー 122
NOTES (natural orifice translumenal endoscopic surgery) 40

O

occult pancreato-biliary reflex 29
Oddi 筋 242

P

PCS (peroral cholangioscopy) 131
PDCS (peroral direct cholangioscopy) 110
PDT (photo dynamic therapy) 122
physician-controlled wire-guided cannulation 61
plastic stent 153
POCCS (peroral cholecystoscopy) 111
POCS (peroral cholangioscopy) 105
POPS (peroral pancreatoscopy) 181
pre-cut 66
precutting over the pancreatic stent 61
primary sclerosing cholangitis (PSC) 32, 89
PTBD (percutaneous transhepatic biliary drainage) 40, 114, 116, 118
PTCCS (percutaneous transhepatic cholecystoscopy) 125, 126
PTCS (percutaneous transhepatic cholangioscopy) 113, 116, 118, 120

R

real-time tissue elastography 165, 268
region of interest (ROI) 165

Roux-en-Y 再建 147, 150

S

sausage-like appearance 196
serous cystic neoplasm of the pancreas (SCN) 27, 178
solid-pseudopapillary tumor (SPT) 28, 178
Sonazoid 259
SpyGrass Direct Visualization System 38
super-paramagnetic iron oxide (SPIO) 24

T

tissue elastic imaging 268
tissue harmonic imaging (THI) 98

V

visual analogue scale (VAS) 229
volume rendering (VR) 23

W

woodpecker method 85

胆膵内視鏡診療の実際
―標準的検査法と手技のコツ―

2009年 5月25日 第1版1刷発行

監　修　中島　正継
編　集　安田健治朗
発行者　増永　和也
発行所　株式会社 日本メディカルセンター
　　　　東京都千代田区神田神保町1-64（神保町協和ビル）
　　　　〒101-0051　TEL 03（3291）3901㈹
印刷所　株式会社アイワード

ISBN978-4-88875-217-6　¥10000E

©2009　乱丁・落丁は，お取り替えいたします．

本書に掲載された著作物の複写・転載およびデータベースへの取り込みに関する許諾権は日本メディカルセンターが保有しています．

JCLS　〈㈱日本著作出版権管理システム委託出版物〉
本書の無断複写は著作権法上での例外を除き，禁じられています．複写される場合はそのつど事前に㈱日本著作出版権管理システム（☎03-3817-5670 FAX 03-3815-8199）の承諾を得てください．